肛肠良性疾病
诊断与治疗

Benign Anorectal Disorders
A Guide to Diagnosis and Management

编　著　Nisar Ahmad Chowdri ［印］

　　　　Fazl Q. Parray ［印］

主　译　尹　路　陈春球

上海科学技术出版社

Translation from the English language edition:
Benign Anorectal Disorders. A Guide to Diagnosis and Management
edited by Nisar Ahmad Chowdri and Fazl Q. Parray
Copyright © Springer India 2016
Springer (India) Pvt. Ltd. is part of Springer Science+Business Media
All Rights Reserved

图书在版编目（CIP）数据

肛肠良性疾病　诊断与治疗 /（印）尼萨尔·艾哈
迈德·乔杜里（Nisar Ahmad Chowdri），（印）法兹勒·
帕里（Fazl Q. Parray）编著；尹路，陈春球主译. —
上海：上海科学技术出版社，2017.1
　　ISBN 978-7-5478-3240-0

Ⅰ.①肛…　Ⅱ.①尼…　②法…　③尹…　④陈…　Ⅲ.
①肛门疾病－诊疗　②肠疾病－诊疗　Ⅳ.①R574

中国版本图书馆CIP数据核字（2016）第206322号

肛肠良性疾病　诊断与治疗

编著　Nisar Ahmad Chowdri［印］　Fazl Q. Parray［印］

主译　尹　路　陈春球

上海世纪出版股份有限公司
上海科学技术出版社　出版
（上海钦州南路71号　邮政编码200235）
上海世纪出版股份有限公司发行中心发行
200001　上海福建中路193号　www.ewen.co
上海中华商务联合印刷有限公司印刷
开本 787×1092　1/16　印张 13.75　插页 4
字数 300千字
2017年1月第 1 版　2017年1月第 1 次印刷
ISBN 978-7-5478-3240-0/R·1221
定价：128.00元

内容提要

本书涵盖了常见肛肠良性疾病诊断与治疗的最新进展，由印度该领域著名教授 Nisar Ahmad Chowdri 和 Fazl Q. Parray 编著而成。全书共有 15 章，着重就直肠肛管的解剖和生理、常见肛肠良性疾病等内容，通过清晰的图片、精练的文字进行全面、翔实的描述，尤其精彩的是，对手术技术以分步图解的形式加以阐释，便于读者理解和掌握。

本书具有较强的实用性、可读性，可供外科住院医师、普外科和肛肠专科医师学习使用。

译者名单

主　　译　尹　路　陈春球

参译人员（按汉语拼音顺序排列）

陈春球　同济大学附属第十人民医院

丛殿伟　同济大学附属第十人民医院

金志明　上海交通大学附属第六人民医院

王宇翔　同济大学附属第十人民医院

徐　彬　同济大学附属第十人民医院

尹　路　同济大学附属第十人民医院

郑立君　同济大学附属第十人民医院

中文版前言

　　肛肠良性疾病影响人们的生活质量，但目前临床医师对这方面的知识掌握得不够系统全面，患者因保守治疗的疗效不佳，只能转诊于外科，使得现在肛门结直肠外科的患者明显增多。越来越多的外科医师希望通过学习获得这方面的医学知识，从而减轻患者的病痛。近年，肛肠疾病方面的专著大多集中于对肛门结直肠恶性肿瘤的诊治，很难找到关于肛门结直肠良性病变诊治的专业书籍。今年年初细读了 Springer 公司出版的 *Benign Anorectal Disorders: A Guide to Diagnosis and Management*，该书简单易懂、内容翔实，并配有清晰的图片，非常实用，对普外科以及肛肠专科的年轻医师具有较大的参考价值，故决定将其翻译成中文。

　　本书涵盖了常见的肛肠疾病，详述了与肛肠外科相关的解剖学和生理学知识，以及各种良性肛肠疾病的诊断和外科治疗技术。在一些章节中，如痔、肛瘘、肛周脓肿等常见疾病，编入了目前最新的治疗方法。希望本书能有助于各级医院肛门结直肠外科初级、中级医师的学习。

　　最后，感谢各参译人员，以及出版社的大力支持。

尹　路

2016 年 7 月于上海

英文版序

　　当接到 Nisar Ahmad Chowdri 教授的邀请，为他的 *Benign Anorectal Disorders: A Guide to Diagnosis and Management* 作序时，我的第一反应是无比高兴。因为在印度专业机构，有人正在对自己的知识和特长进行总结，这是一项非常有意义的工作。目前，结直肠外科手术正在大踏步地前行，各种新技术的推广值得嘉许。

　　Benign Anorectal Disorders: A Guide to Diagnosis and Management 涵盖了常见的肛肠良性疾病，包括相关的外科解剖学、生理学知识及肛肠良性疾病的诊断和治疗。由 Chowdri 教授组织印度各地被公认的结直肠外科领域的专家们共同编写。在某些章节，特别是痔、肛裂、肛瘘、肛周脓肿等，作者根据最新文献，全面编入了最新的进展。一本有价值的教科书有必要包括一些过去的内容，所以作者试着舍弃过时的技术，但不放弃必要的知识。

　　此书能满足外科住院医师、普外科和肛肠专科医师的需要。目前，印度各地的肛肠手术大多由普外科医师完成，但这本书同样适用于肛肠专科医师。

　　我很荣幸能在此向大家介绍 Chowdri 教授所完成的令人赞叹的肛肠著作。

Indru T. Khubchandani, MD, MS, FRCS, FACS, FASCRS, FICS (Hon)

Prof. Honoris Causa (Bolivia); Prof. Surgery (University of Complutensis, Madrid)

Adjunct Professor of Surgery; Hahnemann Medical School, Philadelphia, PA

President; International Society of University Colon & Rectal Surgeons

英文版前言一

我无比高兴和满意地完成了 *Benign Anorectal Disorders: A Guide to Diagnosis and Management* 的编写工作，这是我这辈子的梦想。刚开始时，我并没有意识到种种困难。花了 1 年多的时间，我顺利地完成了这本书的编写，这远远超出了我的预期。

肛肠良性疾病不仅对患者造成很大的痛苦，对于外科医师来说也是巨大的挑战，因为任何外科手术干预都可能导致如大便失禁这样的功能缺陷。此部位复杂的解剖也使手术更加困难。

虽然现已出版了很多关于结直肠疾病的书籍，但并没有关于肛肠良性疾病的专著。此书是当今关于肛肠良性疾病的首本书，来自印度国内和国际知名的具有丰富临床经验的结直肠外科医师们，辛勤地参与了此书各章节的编写，本人衷心地感谢他们所做出的贡献。我也尽己所能确保书中关于肛肠疾病诊断和处理内容的全面性，以便于读者学习，使其了解这些疾病的最新治疗进展，同时不失趣味性。

感谢 Naren Aggarwal 先生，即 Springer 公司临床医学执行主编，给我编写这本书的机会，十分感谢他专业细致的指导。我也感谢 Javid Hussain 先生，他以其丰富的经验帮助我编辑此书。最后感谢我的家人和朋友，感谢他们给予我极大的鼓励，如果没有他们的支持和关爱，我也不可能完成这个项目。

我祈愿这本关于肛肠良性疾病的书，不仅对肛肠专科医师有用，也能为住院医师、普外科医师提供帮助。

Nisar Ahmad Chowdri,
MS, FAIS, FICS, FACRSI, FMAS, FACS

英文版前言二

近二十年来，在结直肠专业医师的努力下，患者的生活质量和手术疗效有所改善。随着结直肠外科亚专业手术范围的进一步细化，越来越多的外科医师从事这一专业，并努力对这一亚学科手术进行专门训练。目前，有大量的文献和著作专注于结直肠恶性肿瘤，但很难在图书市场上找到一本真正详细描述肛门结直肠良性疾病的专著。

因此，我们计划出版一本关于肛门结直肠良性病变的书，将有助于结直肠外科住院医师、实习医师、研究生和所有临床医师的学习和实践。我们尽力选择此领域中的权威专家编写各章节。感谢所有的编写者，他们的努力付出使编写此书的梦想成真。我们也尽量使此书语言简洁，文笔风趣，有益于读者的临床实践。希望读者能够通过阅读此书，进一步提高自己的医学知识和结直肠外科临床技能。

Fazl Q. Parray,
MS, FICS, FACRSI, FMAS, FACS

目　录

第1章
直肠肛管解剖
Surgical Anatomy of Anal Canal and Rectum

Ashfaq Hassan and Abdullah Al Mamun

直　肠

直肠是大肠的末端，具有储藏粪便的功能。直肠位于乙状结肠和肛管之间，起于第 3 骶椎（S$_3$），止于肛门，长 10～14 cm。直肠末端位于尾骨尖前下方 2～3 cm，相当于男性前列腺尖部或者女性阴道下端。直肠近端在直肠乙状结肠交界处（距肛缘约 15 cm）与乙状结肠相连；直肠远端在直肠肛管交界处与肛管连接。大肠的主要特点，即结肠带、肠脂垂、结肠袋和界限清晰的肠系膜在直肠是缺失的（Corman，2005；Chapuis 等，2002）。直肠下段扩张的部分称为直肠壶腹。从字面上理解，直肠应当是直的，但实际上它是弯曲的，呈前后和侧方弯曲。直肠上下两侧凸向右，中间凸向左（冠状位）。直肠腔内有皱襞，称为 Houston 瓣。Houston 瓣对于结肠镜检查具有重要的临床意义（Corman，2005；Nivatvongs 和 Gordon，1992；Neugut 和 Pita，1988），由于这些皱襞易于发现及抵达，无肌肉，因此在这些皱襞上取活检较为安全，但是也存在

极小的穿孔风险。

固定直肠的相关筋膜结缔组织包括 Waldeyer 筋膜、直肠侧韧带、直肠膀胱筋膜（denonvilliers）、盆腔腹膜、会阴体（会阴中心腱）等。直肠脱垂时，这些支撑组织可以变得较为薄弱。直肠呈扩张状态，在直立姿势时，肛提肌提供有效的、额外的支持以保持其位置。

肛管直肠环是肛门部最重要的结构，具有维持肛门括约功能，保持正常排便的功能，完全切断此组织可使肛门失禁。肛管直肠环由耻骨直肠肌、外括约肌的深部和内括约肌构成（Coller，1987），直肠指检时可触及。肛管直肠环后方因有大量肌肉存在而更易触及。

直肠周围解剖

了解直肠周围解剖很重要，通过直肠指检能获得直肠周围结构的重要信息。例如，对于直肠癌患者，了解直肠癌周围组织的局部扩散情况对于直肠癌切除术是极其重要的。男性，在直肠前方可触及前列腺、精

囊和膀胱的底部；女性，在直肠前方可触及子宫、子宫颈和阴道后壁。邓氏筋膜将直肠和直肠前方的结构（前列腺、精囊或阴道）分开。直肠的上 2/3 由腹膜覆盖，与盘旋在 Douglas 窝（男性在直肠膀胱凹陷，女性在直肠子宫凹陷）内的小肠相邻。直肠侧方，只有上 1/3 被腹膜覆盖。直肠下 1/3 完全在腹膜外。无论男性还是女性，在直肠后方可触及尾骨和骶骨。直肠和骶尾骨之间由结缔组织分隔，内有直肠血管、淋巴管和从骶前孔出来的低位骶神经。直肠后壁的恶性肿瘤可侵犯这些神经，导致严重的坐骨神经疼痛（Ellis，2002）。直肠周围有肛提肌环绕，直肠末端止于尾骨尖前下 2～3 cm，在此位点穿肛提肌并向后方延续为肛管。直肠侧韧带可被认为是盆筋膜的侧方延续，呈三角形形态，三角形顶点对直肠壁，20%～25% 的直肠侧韧带内有直肠中血管支，直肠侧韧带内也存在盆神经的分支。直肠后方的骶前间隙将直肠系膜、直肠和骶尾骨分开。术中，若

在骶前筋膜的深面进行分离操作，有可能会损伤骶前静脉、骶正中动脉和神经，甚至引起致命的大出血。骶前筋膜向前下延续，在直肠后约 S4 水平，与直肠固有筋膜形成融合筋膜，称为 Waldeyer 筋膜，又称骶骨直肠筋膜。直肠系膜肥厚，被直肠固有筋膜包绕，内含有痔下血管和淋巴管，是直肠癌常见的转移部位。全系膜切除的直肠癌根治术能明显降低术后复发。

输尿管在髂总动脉分叉前方跨过骨盆界线进入骨盆，位于腹膜和髂内动脉之间。女性输尿管与子宫颈和阴道上端的关系密切。

肛 管

肛管是消化道的末端，位于肛门三角区，介于左右坐骨窝之间。肛管的长度取决于它的定义。外科学肛管指肛缘到肛管直肠环平面的部分，长约 4 cm（图 1-1）。解剖或者胚胎学的肛管是指从肛缘到齿状线的

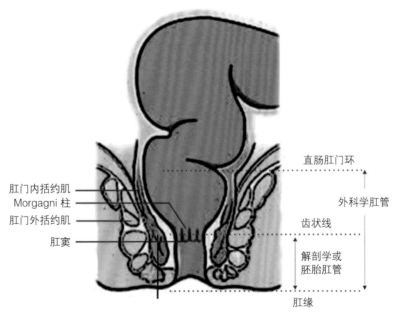

图 1-1　直肠肛管解剖

肛门内括约肌
Morgagni 柱
肛门外括约肌
肛窦
直肠肛门环
外科学肛管
齿状线
解剖学或胚胎肛管
肛缘

部分，仅 2 cm。肛门边缘是肛管的最下缘，距齿状线 1～2 cm。肛门齿状线在肠镜检查时可作为测量基准起点。肛门是肛管最下方的皮下部。

由于耻骨直肠肌的牵拉作用，直肠肛管交界处成角称为肛直角（图 1-2）。肛直角位于尾骨前 2～3 cm，略低于尾骨尖，正对男性的前列腺尖部。肛管与尾骨间通过肛尾韧带相连。肛门后侧方被坐骨肛门窝内的脂肪组织包绕，坐骨肛门窝是一个潜在的肛周感染扩散的途径，内有直肠下血管和神经通过。在肛管前方，会阴体将肛管与男性尿道膜部和阴茎球部（女性为阴道下部）隔开。

肛门括约肌可分为内括约肌和外括约肌。肛门内括约肌是直肠壁横肌纤维延续到肛管部增厚变宽而成，属平滑肌，受自主神经支配，而肛门外括约肌是由环绕在肛门内括约肌周围的骨骼肌构成，受自主神经支配（Felt-Bersma 等，1989）。肛门外括约肌可分为皮下部、浅部、深部（图 1-1），它包绕了直肠肛管内层平滑肌管道。肛门外括

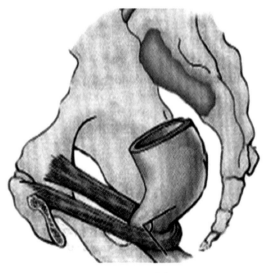

图 1-2　肛直角

约肌最低的部分为皮下部。内、外括约肌交界沟位于内括约肌下缘与外括约肌下部交界处，肛门放松状态下可触及。此沟是内、外括约肌交界的临床标志，在肛裂行内括约肌切断术和肛瘘行括约肌间瘘道结扎术时，此沟是重要的定位标志。经肛门超声内镜检测：肛门内、外括约肌的厚度分别为 2～3 mm 和 6～8 mm，内括约肌呈均质低回声，而肛门外括约肌和耻骨直肠肌以高回声为主。肛门内、外括约肌和耻骨直肠肌对于维持肛门正常排便极其重要。直肠纵肌和部分肛提肌在肛直角水平延续为联合纵肌。联合纵肌沿着肛门内、外括约肌之间下行融合，穿过肛门外括约肌皮下部，为肛门皱皮肌至肛周皮肤。它被认为具有充当连接直肠肛门和骨盆之间的骨性支撑的作用。髂尾肌、耻骨肌、耻骨直肠肌构成肛提肌并形成盆底，对于肛门功能控制至关重要。肛门内、外括约肌控制肛门排气、排便，耻骨直肠肌呈"U"形悬吊于耻骨。

白线

肛管内、外胚层的交界线，称为齿状线。肛门膈膜若不能被直肠穿通，会形成肛门先天性闭锁。齿状线以上是单层柱状上皮；齿状线以下是复层扁平上皮。齿状线以上分布的是交感神经和副交感神经；齿状线以下分布的是躯体感觉神经，此区痛觉灵敏，为手术的有痛区。齿状线以上的血管是直肠上血管，回流入门静脉系统；齿状线以下是肛门血管，经痔下血管回流入腔静脉系统。在齿状线附近门静脉系的静脉与下腔静脉系的静脉有交通。齿状线上、下部分的淋巴，回流入不同的淋巴结，向上经过盆腔内的淋巴管和淋巴结、肠系膜下淋巴结，回流入肠干；齿状线以下的淋巴向下，经大腿根

部的腹股沟淋巴结、髂外淋巴结、腰淋巴结，汇入腰干。肛瓣位于齿状线，是肛道膜的残留。肛瓣上方有肛腺开口，称为肛隐窝。肛腺一般有3～12个，通常位于肛管下半部的黏膜下层、内括约肌内或括约肌间。一般情况下，每个肛腺开口于一个肛隐窝，但也有几个肛腺同时开口于一个肛隐窝。半数肛隐窝并不都与肛腺相连，有相当部分的肛隐窝内没有肛腺开口。肛腺管堵塞可引起肛周感染、脓毒症和肛瘘。

直肠下端黏膜有8～14个隆起的纵行皱襞，称Morgagni柱（肛柱），位于齿状线的头侧。肛乳头位于肛柱的下部末端。齿状线上方肛柱区域长0.5～1 cm的黏膜包含多层立方上皮细胞，由于黏膜下有内痔血管丛而呈深紫色，该区亦称肛管移行区。在肛管移行区的上方，由于上皮细胞转变为单层柱状细胞而呈粉红色。在紧贴齿状线的下方，肛管由复层扁平上皮细胞构成，呈苍白色。吻合器痔固定术中行黏膜下荷包缝合时，这个白色带是有用的定位点。

直肠肛管血供

直肠动脉血供来自直肠上动脉、直肠中动脉、直肠下动脉和骶正中动脉。直肠肛门的主要血供来源于直肠上动脉和直肠下动脉。

肠系膜下动脉是后肠来源血管支，直肠上动脉是肠系膜下动脉的终末延续，它是直肠最重要的血供来源。直肠上动脉在S_3水平分为左、右两支。直肠上动脉位于乙状结肠的右后方，在直肠乙状结肠交界处邻近肠后壁。

直肠中动脉仅供应直肠下部浅层组织血供。直肠中血管通常来源于髂内动脉前分

支，并与邻近动脉形成吻合支。在某些情况下，直肠中血管可来源于臀下动脉。40%～80%的病例可缺失直肠中血管（Didio等，1986；Lawson，1974）。

骶正中动脉是来源于腹主动脉末端的一支小动脉，供应直肠肛门交界区的直肠血供。

直肠下动脉来源于阴部动脉，阴部动脉是髂内动脉的远端分支。低位直肠癌行经腹会阴联合切除术时会触及直肠下动脉。即使是直肠上、下动脉被结扎，直肠肛门区丰富的血管吻合网仍能维持正常的血供。

直肠的静脉汇入直肠上和直肠中静脉。直肠上静脉起自直肠内静脉丛，直肠内静脉丛形成3～5支静脉汇合成直肠上静脉。直肠上静脉汇入肠系膜下静脉，最终可汇入脾静脉。

直肠中和直肠下静脉回流肛管和直肠下段区域血液，汇入髂内静脉，最终汇入下腔静脉。齿状线上、下方的静脉丛扩张可分别对应形成内痔、外痔。

静脉引流对于理解直肠癌血型播散尤为重要，直肠恶性肿瘤可通过门静脉系统扩散到肝，通过下腔静脉系统转移到其他器官。

直肠肛管的淋巴

直肠上2/3的淋巴引流沿直肠上血管经过直肠旁淋巴结和乙状结肠淋巴结回流入肠系膜下血管旁淋巴结。直肠下1/3的淋巴回流有两个方向：向头侧方向，回流入肠系膜下血管旁淋巴结；或者沿直肠中动脉到髂内淋巴结。直肠癌可经淋巴途径向上扩散，主要扩散到肠旁淋巴结，继而转移到肠系膜下血管旁淋巴结。直肠两侧方淋巴可沿直肠中和直肠下血管到髂内淋巴结。齿状线以上的

肛管淋巴回流入肠系膜上动脉旁淋巴结和髂内淋巴结；齿状线以下的肛管淋巴回流入腹股沟淋巴结，少数情况下可沿直肠下动脉到达髂内淋巴结。在女性，淋巴转移可至生殖器官，如子宫、子宫颈、阴道、阔韧带和卵巢。淋巴转移是直肠癌转移的一个重要途径。

直肠肛管的神经

直肠肛管受 $L_{1\sim3}$ 的交感神经（上腹下丛）和 $S_{2\sim4}$ 的副交感神经（勃起神经）支配。左右腹下神经发出交感神经纤维支，进入盆丛与副交感神经纤维共同分布于前列腺、尿道、射精管、输精管、精囊和阴茎海绵体。副交感神经可引起阴茎血管扩张导致阴茎勃起。这些神经在盆腔手术中可能会受损伤。在各种直肠肛门癌手术中，神经损伤可见于：处理肠系膜下动脉根部、分离骶前区（过度牵拉腹下神经，导致逆行射精和膀胱功能障碍）、直肠侧韧带靠近直肠中动脉处（勃起神经受损会导致勃起功能障碍）、精囊和前列腺附近区域（交感神经和副交感神经的损伤可导致勃起和膀胱功能障碍）。经腹会阴直肠切除术（APR）中永久性性功能障碍的发生率为100%（Marcio等，2009），永久性膀胱功能障碍的发生率为7%～59%，阳痿的发生率为15%～45%，射精功能障碍的发生率为32%～42%。然而，对于女性，性功能障碍和膀胱功能障碍可能不会如此明显。

肛门外括约肌是一个随意肌，由阴部神经（$S_{2\sim4}$）的直肠下支和会阴分支支配。肛管的感觉由阴部神经的直肠下分支支配。由于在脊髓括约肌内存在纤维交叉，即使是一侧阴部神经切断，肛管功能仍能完整保留。

直肠肛管的间隙

直肠肛管周围存在潜在性间隙，外科医师要知道这些间隙，以充分理解肛周脓毒血症的成因、诊断和治疗（图1-3）。直肠两侧的坐骨肛管间隙通过肛管后空间相互沟通，一旦感染，可形成马蹄形脓肿。肛门周围坐骨直肠窝的下部为肛门外括约肌皮下部、肛门内括约肌最低部及外痔静脉丛。

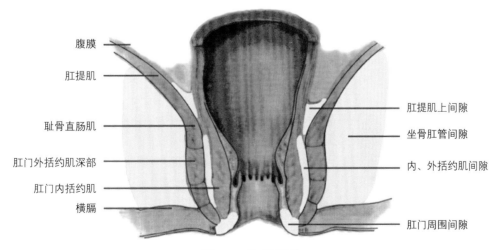

腹膜
肛提肌
耻骨直肠肌
肛门外括约肌深部
肛门内括约肌
横膈

肛提肌上间隙
坐骨肛管间隙
内、外括约肌间隙
肛门周围间隙

图1-3　肛周间隙

内、外括约肌间隙对肛腺来源的肛周脓肿形成很重要，隐窝感染源就位于该区域。骶前或直肠后间隙是一个胚胎发育残留和肿瘤发生的部位。隐窝感染可扩散至肛提肌上间隙。齿状线上方黏膜下存在内痔静脉丛。

（徐　彬　译）

参考文献

[1] Chapuis P, Bokey L, Fahrer M, et al. Mobilisation of the rectum: anatomic concepts and bookshelf revisited. Dis Colon Rectum. 2002; 45: 1.

[2] Coller JA. Clinical application of anorectalmanometry. Gastroenterol Clin North Am. 1987; 16: 17.

[3] Corman ML. Colon and rectal surgery. 5th ed. Baltimore: Lippincott Williams & Wilkins; 2005. 1.

[4] Didio LJ, Diaz-Franco C, Schemainda R, et al. Surg Radiol Anat. 1986; 8: 229-236.

[5] Ellis H. Clinical anatomy. 10th ed. Hong Kong: Blackwell Science; 2002. 87-88.

[6] Felt-Bersma RJ, Strijers RL, Janssen JJ, et al. The external anal sphincter. Dis Colon Rectum. 1989; 32: 112.

[7] Lawson JO. Pelvic anatomy II. Anal canal and associated sphincters. Ann R Coll Surg Engl. 1974; 54: 288.

[8] Marcio J, Jorge N, Habr Gamma A, et al. Anatomy and embryology of the colon, rectum and anus. In: Beck DE, editor. The ASCRS manual of colon and rectal surgery. New York: Springer; 2009.

[9] Neugut AI, Pita S. Role of sigmoidoscopy in screening for colorectal cancer: a critical review. Gastroenterology. 1988; 95: 492.

[10] Nivatvongs S, Gordon PH. Surgical anatomy. In: Gordon PH, Nivatvongs S, editors. Principle and practice of surgery for Colon, Rectum and anus. St Louis: Quality Medical Publishing; 1992: 3.

第2章
排便功能的生理学基础
Physiology of Defecation

Rauf A. Wani and Natasha Thakur

正常的排便功能

排便是由直肠扩张所引起的骶神经丛反射性运动。在婴儿时期，直肠的排空是一种不受控制的神经反射运动。随着年龄的增长，机体通过不断锻炼抑制排便反射的能力从而获得自主控制排便的功能。大脑皮质不仅可以抑制排便反射，也可以在适合排便的环境下发动排便反射。因此，自主排便是一种后天形成的，通过抑制自然排便反射而形成的能力。当这种能力受到损伤则会发生大便失禁。

直肠和肛管是完成自主排便的主要器官。当气态、液态或固态的肠内容物进入直肠后，直肠扩张，刺激位于耻骨直肠肌和盆底肌肉内的压力感受器，从而引起直肠肛门抑制反射（图2-1）。肛管内括约肌放松，允许少量肠内容物进入（Miller 等，1981）。如果这时要延迟排便，则可通过自主收缩肛门外括约肌和肛提肌，直肠容积增加，使得先前升高的直肠内压力下降。这种外括约肌的自主收缩可以持续控制便意45～60秒。

当肛管感受到有固体粪便而要发动排便运动时，则关闭声门，自主收缩盆底肌、膈肌和腹壁肌肉，从而增加腹压（Womachs 等，1985）；同时松弛耻骨直肠肌，使得直肠肛管的弯曲弧度减小，盆底水平轻度下降；最后肛门外括约肌松弛，肛管内粪便排出，完成排便运动。当排便正常结束时，盆底水平上升，肛门括约肌收缩，再次出现一次"反射性关闭运动"（Plam 等，1999）。直肠下段和肛管的黏膜可以感受并区分出是排气还是液态或固体大便，而位于肛管齿线下方的皮肤也有一个非常敏感的区域可以感受到极少量的排便或排气。在任何手术过程中，如果上述区域受到损伤或破坏则可导致感觉性大便失禁。

肛门内括约肌、肛门外括约肌和肛提肌是控制排便运动的主要"动力装置"。肛门内括约肌通过持续性非自主收缩而保持一定的肌张力。对于肛门内括约肌的任何损伤都会导致肛门控制能力的部分丧失。作为肛提肌的一部分，耻骨直肠肌附着于肛门外括约肌的上半部分（Nicholas 和 Lindsay，

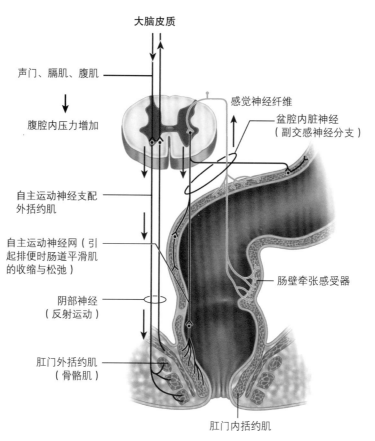

图 2-1 排便运动中的神经反射机制

2013)，形成耻骨直肠肌悬吊。该悬吊结构具有固定和强化括约肌的功能，在肛门手术时它还可以防止游离的括约肌断端发生回缩。当耻骨直肠肌悬吊被切断时，肛门括约肌环会出现缺损，导致肛门失禁。

控便和排便的力学因素

耻骨直肠肌起于耻骨，肌束水平向后环绕直肠肛管，形成肛提肌的最内侧部分。这样就在直肠肛管结合部形成了一种"U"形悬吊的解剖结构，将直肠拉向前方从而产生所谓的"直肠肛管角"（图 2-2）。Parks 在1996 年提出了直肠肛管角控制排便的假说，他认为当打喷嚏、咳嗽或运动时腹内压增高，压力通过直肠前壁传播到直肠肛管角使

得其下层黏膜上抬封闭肛管上段，形成一阀瓣样生理结构，从而防止粪便进入肛管下段而出现大便失禁。由于在临床上发现有很多经产妇的直肠肛管角消失但仍可保持良好的控便能力，所以对这一假说目前仍有争议。

储便功能

储便为直肠的正常功能，直肠必须能够作为液体和固体粪便的临时储存场所。当粪便进入直肠后，具有良好顺应性的直肠壁扩张，并在合适的排便时机来临前不断推迟排便运动的发动。直肠储便过程的完成依赖于直肠支配神经对粪便量（容积）增加的感觉耐受以及直肠壁良好的顺应性，以使肠腔扩张从而将肠腔内压力维持在一个较低并恒定

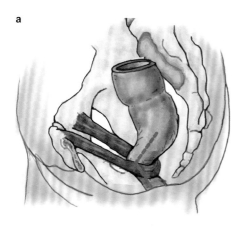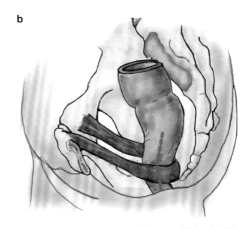

图 2-2 耻骨直肠肌运动和直肠肛管角的形成。a. 耻骨直肠肌收缩形成直肠肛管角；b. 排便时耻骨直肠肌松弛，直肠肛管角消失

的水平。如果上述两个因素中的任意一个发生改变就会导致直肠内容积减少或排便运动提前发动，导致大便失禁。

（郑立君　译）

参考文献

［1］Miller R, Bactolo DC, Cervero F, et al. Anorectal sampling: a comparison of normal and incontinent patients. Br J Surg. 1981; 75(1): 44-47.

［2］Nicholas RJ, Lindsay I. Disorders of defecation and anal pain. In: Cormanm ML, editor. Cormans colon and rectal surgery. 6th ed. Philadelphia: Lippincott Williams and Wilkins/A Wolters Kluwer Health; 2013.

［3］Parks AG, Porter NH, Hard Castle JD. The syndrome of descending perineum. Proc R Soc Med. 1966; 59: 477-482.

［4］Plam TN, Corman BC, Chu P, et al. Radiological changes after colonoscopic decompression of acute pseudo obstruction. Dis Colon Rectum. 1999; 42(12): 1585-1591.

［5］Womachs NR, Williams NS, Holmfield JS, et al. New methods of dynamic assessment of anorectal functions in constipation. Br J Surg. 1985; 72(12): 994-998.

第3章

痔

Hemorrhoids

P. Sivalingam, Rama Kant, Vijay Arora, and Pravin Padmakumar Gore

概　述

痔是病理性扩张的肛垫组织，其主要由增厚的黏膜下层、毛细血管窦、弹力纤维、结缔组织和一些平滑肌纤维构成。在英语中"hemorrhoid（痔）"一词来源于希腊语，由"haem（血液）"和"rhoos（流动）"组成，意思是"出血"；另外，英语中还可用"pile"表示"痔"，其意思是"丸"或"球"。所以当患者的主诉是肛门肿胀伴有肿物脱垂时我们可用"pile"来表示痔，而当患者的主诉为出血时我们就用"hemorrhoids"来表示这种疾病。

痔是一种影响人类健康的常见疾病。由于该病起病隐匿，病灶位于隐私部位，患者发病后常不愿就医，所以其确切的发病率很难统计。1990年Johanson和Sonnenberg报道在美国痔的发病率为4.4%，男性和女性的发病高峰都在45～65岁。痔的发病率随着年龄的增长逐步增加，在年龄超过50岁的人中有一半罹患不同程度的痔。各个年龄的人（包括儿童）都可能罹患痔，其中男性约为女性的2倍。

肛管和直肠下段的黏膜下组织由于含有丰富的血管丛被称为直肠海绵体。直肠海绵体中的血管丛是由直肠上、中、下血管发出分支所形成，并且以血管窦的形式直接连接动、静脉而不经过毛细血管。痔出血往往发生在窦前动脉，所以为鲜红色。

肛垫组织在生理上具有控制排便的功能。当咳嗽、打喷嚏时，直肠内压力急剧升高，肛垫组织可保证肛门的完全闭合状态。另外，肛垫组织可以为其下方的肛门括约肌提供一种可压缩的防护衬里。手术中如果将这些肛垫全部切除则可能发生不同程度的大便失禁；而术前肛门括约肌功能较差者则更为明显。

与直肠上血管的分支相对应，肛管的三个主要肛垫位于肛门的左外侧、右前侧和右后侧，并且在三个主要肛垫之间存在一些小的附属隆起。在描述痔的位置时应该使用上述肛管的具体位置而不是使用钟盘法。

发 病 机 制

肛管的支持组织或 Parks 组织（从肛门内括约肌或一些弹性组织发出的黏膜下平滑肌或 Treitz 肌）的悬韧带将肛管黏膜锚定并悬吊于肛管黏膜下括约肌组织（Parks，1954）。反复伸展肛管黏膜可导致上述支持组织的支撑能力减弱，从而导致黏膜脱垂。Thomson 在 1975 年曾提出导致痔的滑动理论。诱发痔的因素包括便秘、腹泻、长时间的紧张以及年龄的增长等，这些可导致肛垫组织反复充血。直立的姿势、痔血管丛缺乏瓣膜以及静脉回流障碍也是导致上述肛垫组织充血的原因（Johanson 和 Sonnenberg，1990）。在妊娠期间，随着腹内压增加压迫腹腔内主要静脉，外周血管生成增加并且盆底肌松弛，导致妊娠期间，特别是妊娠晚期，痔的发病率较高。脱垂性痔组织的局部损伤是引起痔出血的主要原因。

虽然痔被认为是一个纯粹的静脉疾病，但其出血往往是鲜红色的。引起这一现象的原因现在已经被发现。在直肠肛管区域分布有较多的动静脉吻合支；在紧张或腹内压增高的情况下，黏膜组织发生滑动而引起静脉回流不畅，动脉循环依旧正常泵血，从而导致出血为鲜红色。

直肠上、中段的恶性肿瘤也有便血症状，所以对于有便血症状的患者都应该给予直肠和乙状结肠的内镜检查。

门静脉高压所导致的直肠静脉曲张也是便血的主要原因之一，其出血来自曲张静脉，量多并呈暗红色；而痔出血则是鲜红色的。

Burkitt 在 1975 年提出低渣饮食可导致各种静脉疾病，包括静脉曲张、深静脉血栓以及痔。

痔的遗传易患性鲜为人知，但某些家族的确可以发现青年人普遍发病的现象。这可能和遗传因素导致血管壁结构薄弱相关。

分 类

血管痔

血管痔常见于青年人，痔核组织主要是扩张的血管，便血是该类痔的主要症状。

黏膜痔

黏膜痔常见于老年患者，痔核组织主要是肥大增厚的黏膜。这类痔的症状为排便初始阶段的肛门梗阻感和排便后便意不尽感。

内痔

内痔是由齿状线以上的肛管黏膜脱垂形成的。根据症状和脱垂的程度不同，内痔可分为四度：Ⅰ度内痔，症状以便血为主；Ⅱ度内痔，症状为便血和脱垂，脱垂组织可自行回纳；Ⅲ度内痔，症状为便血和脱垂，脱垂组织无法自行回纳，需用手回纳；Ⅳ度内痔，症状为便血和脱垂组织嵌顿，无法用手回纳（Thomson 等，1992）。上述内痔的分级方法主要是以内痔的脱垂程度为标准，所以具有一定的局限性。内痔的严重程度实际还和出血及肛门不适等症状密切相关。许多老年患者虽然罹患Ⅲ度内痔但主观上感觉不适症状不重。

外痔

外痔主要发生在肛周，位于齿状线下方，表面覆盖皮肤组织。外痔发作后往往在肛周留下皮赘。

症 状

痔的主要症状有出血、脱垂、疼痛、潮

湿渗出和皮肤刺激症状。

出血

出血是痔最常见的症状。最初常在便秘时大便表面带有轻微的血迹；后来常常在大便排出后出现数分钟的滴血。当出现痔脱垂时，肛门口被脱垂组织阻塞，这时候出血可发生在排便的任何阶段。痔组织内有大量的动静脉吻合支，所以出血的颜色是鲜红色。痔出血可以是偶然发生的，也可能出现严重的持续性出血，甚至导致贫血。在大量出血时，患者会感到急切的便意；这时候出血量可能是相当大的，但一般出血会迅速自行停止。

脱垂

痔脱垂最初发生在排便后，并能够自行回纳。后来随着病情的发展可在排便过程中发生痔组织脱垂，并且在排便后需患者用手将其回纳到肛管内。在这个阶段，咳嗽、打喷嚏或肛门排气时也可发生痔脱垂。如果病情进一步发展则会出现痔永久性的脱垂并伴有肛管黏膜的外翻。

疼痛

通常情况下痔只会有一些肛周的不适，但血栓形成时由于痔组织肿胀的程度不同患者可能会出现中度到重度的肛门疼痛。当痔合并有肛裂、肛周脓肿或出现痔组织嵌顿、破溃时亦可出现严重的疼痛。

渗出和皮肤刺激

当患者出现肛门口黏液渗出并常弄脏内裤的症状时，痔组织往往已经发生了持久性脱垂。当然黏液渗出可以发生在痔组织脱垂的任何阶段，包括痔初期短暂的脱垂。Ⅲ度和Ⅳ度内痔的患者可能出现不同程度的肛周

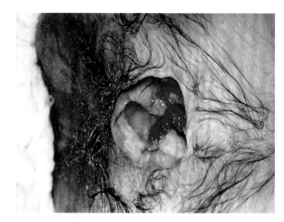

图 3-1 混合痔伴严重贫血

皮肤刺激症状，但典型的肛周瘙痒症的皮肤改变却是不常见的。

贫血

反复大量的肛门出血是引起痔患者缺铁性贫血的主要原因（图 3-1）。但当遇到严重贫血时，则需要警惕是否存在其他导致出血的原因。所以在痔经过积极治疗并缓解的情况下，一般建议常规复查血红蛋白以确保没有其他原因导致贫血。

肛门部位的疼痛肿物

当脱垂的痔发生血栓形成时，患者会感到肛门口突然出现一个疼痛的肿物（图3-2）。这时肛管内外组织张力升高是导致疼痛和水肿的主要原因。通过简单的查体就可以诊断血栓性痔。如果不进行手术，血栓性痔缓解的自然病程十分长；一般组织的水肿和炎性肿胀会在4～5天逐步消退，而痔的血栓组织完全吸收并形成皮赘则需要4～6周的时间。

临 床 检 查

详细的现病史对痔的诊断是十分重要

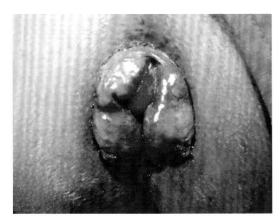

图3-2 Ⅲ度混合痔

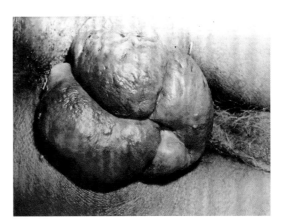

图3-3 伴有血栓的脱垂外痔

的，从直肠肛管出血的颜色和性质、肛管肿物脱垂的缓解、回纳方式等临床症状可以得出诊断。但确诊罹患痔并不能排除其他可能导致直肠肛管出血的疾病。Ⅲ度痔常伴有痔组织的脱垂；脱垂组织的外侧部分覆盖皮肤，而内侧部分覆盖红色或紫色的肛管黏膜；在这两部分之间以齿状线为界（图3-3）。如果痔组织长期脱垂于肛门外，齿状线上方的黏膜被覆上皮会发生一个鳞状上皮化生的变化，导致肛管黏膜从黏膜和皮肤交界处开始出现苍白色翳状改变。

直肠指检

一般情况下不严重的痔是无法通过直肠指检检出的。严重的痔在指检时可以有肛管黏膜轻度隆起，高于齿状线；当血栓形成时亦可触及肿大的痔组织。

内镜检查

直肠镜检查可以明确诊断痔并判断痔脱垂的程度。乙状结肠镜检查是排除直肠镜检查范围以外的肠道病变所必需的。

必须牢记于心的是，其他直肠肛管疾病也可能出现与痔所类似的症状；这些疾病包括（但不限于）直肠脱垂（部分或完全）、直肠息肉和直肠癌。

当通过直肠肛门检查无法找到出血的原因、粪隐血试验阳性、痔出血症状不典型或患者存在高度的罹患结肠肿瘤的风险时，可考虑进行结肠镜检查或结肠气钡双重造影检查。

治 疗

痔的治疗应考虑痔脱垂的程度、症状的性质和严重程度、外科医师的专业经验及可供选择的医疗设施。痔的治疗方案应包括饮食调整、药物治疗、早期和症状较轻痔的局部非手术治疗以及Ⅲ、Ⅳ度痔的手术治疗。

饮食和生活方式调整

增加纤维和水分的摄入可减轻便秘，社区卫生服务是治疗各种程度痔不可或缺的一部分。应该建议患者摄入富含纤维（20～30 g/d）的饮食。纤维素补充剂（车前子、甲基纤维素、聚卡波非钙）已被证明可以改善痔整体症状和出血（Alonso-Coello 等，2006）。纤维素补充剂通常推荐给那些在日常饮食中无法摄入足够纤维的患者。车前子和水可湿润粪便从而减少便秘。

调整生活方式可对痔患者的症状改善起重要作用。忽略初始便意、过度延长如厕时间及过度用力排便是排便时常见的不良习惯，需要纠正。

药物治疗

尽管无法从文献中找到严格的依据，但局部和全身药物治疗仍广泛用于痔患者以缓解症状。少于 15 分钟的温水（40℃）坐浴或短暂的冰袋外敷可以有效地缓解症状。局部使用含有类固醇、局部麻醉剂、抗菌剂、减充血剂等成分的软膏或乳霜也可以缓解症状。微粉纯化黄酮药物可通过增强静脉壁张力发挥作用。有文献证明，局部使用硝酸甘油可以通过减少肛门内括约肌张力从而有效缓解内痔嵌顿（Patti 等，2006）。由于局部使用药物会引起局部的过敏反应和皮肤敏感性增加，所以应该尽量避免长期使用外用药物。局部使用外用药物可以改善症状，但是无法完全消除该疾病。

羟苯磺酸钙可用于局部治疗，也可以全身给药 500 mg，每天 2 次。羟苯磺酸钙能够减轻毛细血管通透性，减少血小板聚集，降低血黏度；另外，它还可以增加局部淋巴的引流。羟苯磺酸钙被认为可以安全、快速、有效地治疗急性痔发作。

局部非手术治疗

硬化剂注射治疗

这项技术是由美国克林顿市的 Mitchell（Agbo SP，2011）在 1871 年首创的。他一直将该治疗方法保密，去世前将这一方法卖给了"江湖游医"。这种治疗逐渐由这些"游医"在美国国内播散，而这些"游医"则被形象地称为"江湖痔核医师"。最终芝加哥的 Andrews 从一名"游医"处得到了

这项治疗技术的秘密，并在 1879 年将其作为一种专业的治疗方法在行业内推广。

硬化剂注射治疗主要用于治疗 Ⅰ 度和 Ⅱ 度痔，但不能用于血栓性外痔、脱垂性内痔、痔合并感染、痔组织溃疡及坏疽的痔。用于注射的硬化剂主要有含 50% 苯酚的植物油、奎宁、鱼肝油酸钠、十四烷基硫酸钠和高渗盐水。一般每次将 5 ml 硬化剂注入黏膜下组织间隙（区别于硬化剂注射治疗静脉曲张时，将硬化剂直接注入曲张静脉中），总共可以使用 12～15 ml 硬化剂。在注射时可以用 Gabriel 注射器通过直肠镜将硬化剂注入位于肛管直肠环处的痔组织基底部（图 3-4）。硬化剂治疗可以在局部造成组织的炎症反应、纤维化并将黏膜固定于固有肌层，从而使得脱垂的痔组织萎陷缩小。

Gabriel 注射器的筒体上有两只侧环，在活塞的顶端有一个环，这样在握持时就可以保持稳定。注射针是直的或稍成角，长约 2 cm，在注射时硬化剂应该推注顺利，如果注射时有阻力则说明针头不在正确的组织间隙里。给药的多少取决于黏膜松弛的程度。

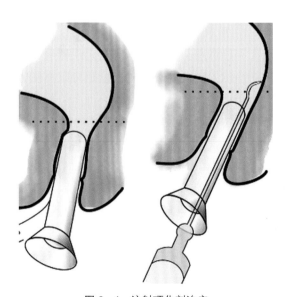

图 3-4 注射硬化剂治疗

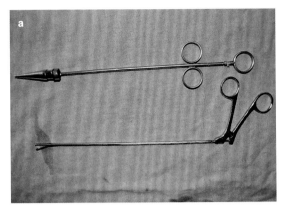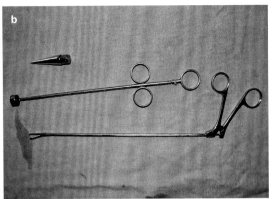

图 3-5　a、b. 套扎疗法

在注射后红色的黏膜变为紫色；约 1 小时后这些液体硬化剂凝固成颗粒状固体并引起疼痛。第一次注射治疗是最有效的，治疗后 1～2 年如果症状再次出现可以再次进行硬化剂注射治疗。因为每次治疗会导致局部组织的纤维化，所以重复多次硬化剂注射治疗是十分困难的。注射后 2～3 周在注射部位会有一硬结，然后硬结会慢慢消退。硬化剂注射治疗的并发症有疼痛、出血、局部感染、坏死、溃疡、化脓性门静脉炎、前列腺炎、血尿和勃起障碍（Guy 和 Soew-Choen，2003）。疼痛是由硬化剂流入或注入敏感区域所致，这就是术后要求患者在床上抬高双腿平躺数小时的原因。出血可以使用直肠镜或手指压迫止血。硬化剂注射治疗还可以用于凝血功能障碍的患者。1988 年，学者 Senapati 和 Nicholls 通过临床研究发现口服纤维素补充剂治疗与硬化剂注射治疗疗效相当。

胶圈套扎疗法

胶圈套扎疗法是在 1963 年由 Baron 第一次提出；该治疗方法简单、经济，后被广泛用于治疗罹患 I 度、II 度、III 度内痔伴有出血和脱垂症状的门诊患者。在治疗过程中，被胶圈套扎的痔组织会发生缺血坏死，术后约 1 周坏死组织脱落，留下一个溃疡面，溃疡由纤维组织填充愈合并将周围组织固定于下层的肛门括约肌上。胶圈套扎法应尽量避免用于合并有凝血功能障碍的患者。

圈套器的种类繁多。传统的 Baron 痔套扎器由直径 11 mm 的空心套筒组成（图 3-5），使用时先将胶圈通过锥形引导头置于内侧空心滚筒头端，然后由外部的空心滚筒向下滑动将胶圈推入痔组织根部。空心滚筒筒体装有手柄并配有触发装置。痔组织可用特制的空心圈套钳或 Allis 钳拉进空心滚筒内。在放置胶圈时应保证套扎部位距离齿状线至少 2 cm，以避免术后疼痛。使用时激发扳机后，外侧的空心滚筒向下滑动超过内侧空心滚筒，推动内侧空心滚筒头端预先放置的胶圈，使得胶圈紧紧地套扎在痔组织根部。将圈套钳或 Allis 钳松开痔核后即可移去套扎器，完成操作。

McGown 吸引套扎器是一种改良型圈套器，在使用过程中可利用真空吸引的方法将痔核吸入套扎器的空心滚筒内，从而实现单手操作，无须助手帮助。另外，这种套扎器体积小，可以套扎一些较小的痔核。

O'Regan 发明了一种类似一次性注射器样的圈套器，可以简化操作流程，方便医师和患者使用。

对于有多个痔组织的患者，可以同时行数个痔组织的套扎操作，这样做并不明显增加术后的并发症（Poon 等，1986）。但有些医师还是更倾向于先行其中一个痔组织的套扎操作，根据第一次操作的结果再决定是否用同样的方法处理其他痔组织。一般来讲，每次套扎操作后 4～8 周可再次进行操作。

虽然有些患者会在第一次胶圈套扎治疗后一段时间要求再次行该治疗，有 60%～70% 的患者在接受第一次胶圈套扎治疗后痔症状得到明显缓解。一项比较痔切除术和胶圈套扎法治疗 I 度到 III 度痔的荟萃分析发现，手术治疗痔的近、远期疗效更好，但胶圈套扎治疗的并发症较少。与硬化剂注射法治疗痔相比，胶圈套扎法具有相同的并发症发生率，但疗效更好（MacRae 和 McLeod，1995；Shanmugam 等，2005）。

疼痛是最常见的并发症，5%～60% 的患者会发生这一并发症，可以使用白内障手术用的刀片切割胶圈来缓解疼痛。操作后 24～48 小时，由于胶圈上方的组织水肿影响齿状线，患者会出现涉及整个痔组织的延迟性疼痛。这种延迟性疼痛可以通过卧床休息和给予抗炎药物治疗。

胶圈套扎治疗后 5～10 天，由于痔组织脱落可能导致出血这一主要或次要并发症，常见于排便时。出血的患者需要绝对卧床休息。术后并发肛周脓肿和盆腔脓肿的患者会出现肛门疼痛、发热、排尿和排便困难（Guy 和 Soew-Choen，2003；O'Hara，1980）。术后发生肝脓肿和坏疽性感染等罕见并发症也有报道（Chau 等，2007）。发生这些并发症的患者需要住院治疗，给予静脉补液，使用抗生素，清创并引流脓腔。

冷冻疗法

该治疗方法的原理是基于快速冷冻后细胞的极速凝固所造成的组织破坏。用一氧化氮使组织在 -80～-60℃ 冻结或用液氮在 -190～-60℃ 冻结，可使肛垫组织由于微循环栓塞发生坏死从而治疗痔（Smith 等，1979）。这一治疗方法耗时长，治疗过程中伴随腥臭坏死组织的排出和局部组织刺激。除了疼痛和愈合缓慢，冷冻疗法的不当使用还会导致肛管内括约肌坏死，从而引起肛门狭窄和肛门失禁，所以冷冻疗法不再被推荐用于内痔的治疗。

红外线凝固法（IRC）

该治疗方法所用的红外线由钨卤素灯管发出，通过镀金反射镜和特制的高分子管材处理后再用于局部照射（图 3-6）。

红外线凝固法治疗痔是由 Natti 首先报道的，而在 1979 年该疗法由 Neiger 进一步推广使用。红外线以 100℃ 热能的形式穿透黏膜至黏膜下 3 mm 水平，形成局部烧伤，导致局部组织的破坏和瘢痕形成。它不仅可以使局部血管组织消失，亦可以导致痔核组织萎陷，从而缓解出血和脱垂症状。该疗法对小的有出血症状的 I 度、II 度痔效果良好。红外线局部照射的部位与硬化剂注射治疗、胶圈套扎治疗的治疗部位相同。在每个痔组织的基底部可以选择 3～4 个部位进行照射，一般每个痔核的照射时间约为 30 s。

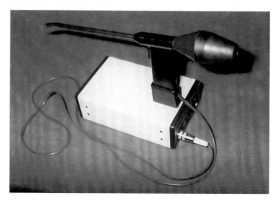

图 3-6　红外线凝固治疗设备

肛管三个主要部位的痔可以在同一次一并治疗。有些患者需要在首次治疗后 2 个月再次进行红外线凝固治疗。红外线照射凝固治疗后 4～5 天痔组织局部会形成溃疡，从而导致肛门黏液分泌和肛门坠胀等不适；溃疡创面一般在 4 周后完全愈合，不适症状也会一并消失。

有一项荟萃分析通过对 5 个比较不同方法治疗痔的临床试验进行统计分析后发现，在治疗后 12 个月红外线照射法、胶圈套扎法和硬化剂注射法的整体疗效没有明显差别。但红外线照射凝固治疗的并发症少且较轻。所以该荟萃分析的作者认为红外线凝固法是非手术治疗痔的较佳治疗方式。

并发症的情况：在使用红外线探头照射时患者会有短暂的不适感，这是正常现象。但如果肛管局部疼痛持续存在，那可能是由于照射部位太靠近齿状线而导致的。在红外线照射治疗后 6～8 天可能会发生局部出血，一般经过卧床休息和药物止血等保守治疗可以痊愈。

双极电凝凝固法（双极电凝系统或计算机反馈控制双极电刀系统）

该技术是通过局部高能量的释放从而导致局部组织的破坏、溃疡形成和纤维化。一般可以使用双极电凝系统，在钳夹组织后，高能量电流通过所钳夹的组织释放能量使得组织凝固。单极电凝能量释放时热量常影响组织深部，而双极电凝可有效地避免这一现象。应用双极电凝在痔组织适当的部位进行凝固操作可达到红外线照射凝固治疗相同的作用，并且它可以根据需要重复使用。Ⅰ度、Ⅱ度、Ⅲ度痔使用该技术治疗可获得较高的成功率。

直流电疗法

该疗法是通过肛门镜用直流电对痔组织核进行直接烧灼。对于较大的痔组织，该技术无法获得良好的疗效，所以该疗法没有得到广泛推广。

肛门扩张或牵拉治疗

这一疗法的主张者认为，通过牵拉和扩张肛管可以增加静脉回流，从而使得痔组织萎陷以及症状减轻。但该治疗常由于损伤括约肌而导致肛门失禁，所以已经被淘汰。

手术治疗

任何涉及直肠肛门的手术治疗都应该在精心护理、正确判断、谨慎处理的基础上被严肃对待，应该像处理泌尿道或胆总管一样小心谨慎。手术治疗的适应证是那些经过保守或非手术治疗无效的痔、巨大外痔、Ⅲ度或Ⅳ度内外痔、血栓性痔、伴随痔组织绞窄坏疽的痔以及合并有肛瘘或肛裂的痔。但一些症状较轻或较低级别痔患者也可能要求手术治疗。如果手术方法正确，手术后痔复发是比较少见的。虽然手术是治疗痔最有效的方法，特别是对于Ⅲ度痔的患者，但也仅有 5%～10% 的痔患者适合手术治疗。

痔的手术治疗有多种式式：① 传统的手术，将痔核组织手术切除后等待二期愈合（Milligan Morgan 痔切除术）或一期缝合（Ferguson 痔切除术）。② 应用各种器械进行痔切除操作的改良术式，如痔组织电灼术、双极电凝切除术、应用 Ligasure 的痔切除术、应用超声刀的痔切除术、吻合器痔环切术、单纯超声多普勒引导下痔动脉结扎术（DGHAL）或联合直肠肛管成形术（RAR）。

开放性痔切除术（Milligan Morgan 法）

该术式所需要的麻醉方式和患者体位可根据患者的情况和手术者的偏好进行个性化选择。目前开放性痔切除术已被外科医师作为日间手术进行管理。

由 Milligan 等医师推广，到 1960 年开放性痔切除术已经在全世界范围内被广泛用于治疗痔。该术式由于简单易行曾在全世界流行，特别是在英国和欧洲各国。

用血管钳将痔组织脱出至肛管直肠环水平（图 3-7），在痔组织相对应位置的肛门和肛周皮肤做"V"形切口。"V"形切口的顶点应距肛缘 1～1.5 cm。沿皮下组织向内分离黏膜，由痔核的两侧逐渐向中间汇聚至痔组织根部，应避免切除过多的黏膜。在分离过程中应注意避免损伤肛门内括约肌。痔组织根部用 1-0 的带圆针薇乔缝线缝扎，然后切除痔组织。当切除肛管多个位置痔组织时，应在切口之间留下足够的肛管皮肤和黏膜组织以形成"皮岛"，避免术后发生肛管狭窄。在完成手术后，肛周的伤口应该呈 3 个梨形，看起来像三叶草。当患者术后伤口无法一期缝合、存在痔组织坏疽或为环痔时，可选择行开放性痔切除术。虽然该术式效果很好，但术后肛门疼痛较为严重，患者术后恢复时间较长，而且术后肛门狭窄的发生率也较高。

闭合性痔切除术（Ferguson 法）

Ferguson 和 Heaton 在 1959 年首先报道了闭合性痔切除术。多年来，经过广泛实践，本术式已经被接受并在美国比较流行。闭合性痔切除术有三大原则性目标：① 尽可能多地切除痔组织而不牺牲"皮岛"。② 减少术后严重渗出以加快愈合。③ 避免术后肛门狭窄。

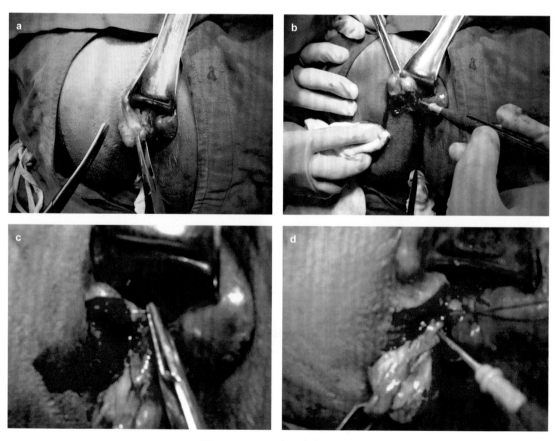

图 3-7　a～d. 痔切除术的步骤

将患者放于合适体位后，先决定应首先切除哪个痔组织。一般来说，对于有多个病灶的痔首先应该解决的是引起主要症状的痔组织。在整个操作过程中应避免过度牵拉痔组织造成扭转变形。痔组织越大，则手术切口越长；其长宽比应在 3 ∶ 1 左右。痔切除过程与开放性痔切除术相同。当游离"V"形切口底边处的痔组织根部至直肠肛管环水平后，应在切净痔组织的前提下预留足够多的黏膜边缘以方便行切口无张力缝合。从切口内侧的痔组织底部开始用 2-0 薇乔缝线做连续缝合（图 3-8）。肛管内无须放置敷料。闭合性痔切除术的优点是术后痛苦小，住院时间短，术后无须门诊治疗，无须术后行肛门扩张术。此术式偶尔也可在痔组织处行线性切口，仔细游离皮瓣后清除痔组织而无须切除肛管黏膜或皮肤，然后将切口缝合以减少术后发生肛门狭窄的风险。一项比较开放性痔切除术和闭合性痔切除术治疗Ⅲ度或Ⅳ度痔疗效的前瞻性随机对照试验发现，接受闭合性痔切除术的患者术后疼痛较轻（You 等，2005）。但是也有研究表明，虽然闭合性痔切除术较开放性痔切除术患者术后恢复更快，但两者在术后疼痛和并发症的发生率方面没有明显差别（Ho 等，1997）。

"白头"（黏膜下）痔切除术

这一术式可以用来治疗需要重复治疗的痔组织。此术式操作难度大，出血多，术后发生肛门狭窄的概率大，也可能导致肛门感觉丧失以及肛管黏膜外翻。术后肛管黏膜外翻的发生十分常见，所以这一术式又被称为"白头畸形"。然而有一些术者报道在改进手术方法后此术式可有良好的疗效（Whitehead，1882；Wolff 和 Culp，1988）。

1965 年，Allen Park 报道经他手术的黏膜下痔切除术效果良好。根据他的说法由于没有切除肛管黏膜和皮肤，伤口在生长过程中出现硬结、瘢痕、狭窄的概率小，愈合较快。

激光痔切除术

由 CO_2 和 Nd：YAG 激发产生的激光已被用于痔的外科治疗。它们都能用于痔组织的切除和气化。当激光发生器被当作切割工具时，此技术与刀片的作用是一样的。激光手术后的创面愈合时间与运用其他技术基本相同，但激光治疗具有较大的术后肛管狭窄的风险（Wang 等，1991）。

应用 LigaSure 的痔切除术

LigaSure（LigaSure™，Valleylab，

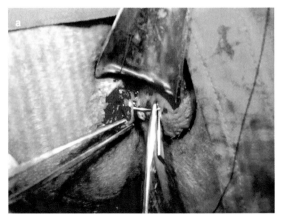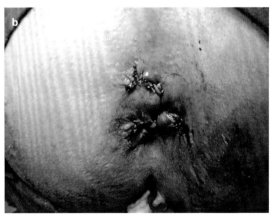

图 3-8 a、b. 痔切除术后缝合

Covidien）是一种双极电凝装置。在痔切除手术中使用 LigaSure 可将对邻近组织的热损伤控制在最小范围，从而减少术中出血。

应用超声刀的痔切除术

超声刀依靠超声波同时产生切割和止血作用，在使用过程中可将对邻近软组织的热损伤控制在最小范围，可有效减少出血，因此该术式被称为"无血超声刀痔切除术（BUSH）"。经过科学论证，这一术式在治疗Ⅲ度和Ⅳ度痔时可以获得良好的疗效，并在全世界得以推广（Bulus 等，2014）。超声刀痔切除术最理想的适应证是切除Ⅱ度到Ⅳ度的 1～2 个部位的痔组织。虽然超声刀可以用来切除全部 3 个好发部位的痔，但有学者认为吻合器痔切除术（PPH 术）更适用于环痔的治疗（Chung 等，2005；Tsunoda 等，2011）。

（1）作用机制：电子信号可使超声刀的压电陶瓷元件发生伸缩振动，在这个过程中电能转换为超声机械能并向超声刀刀头传送。超声机械能使得超声刀的刀头以 55.5 Hz/s 的速度进行纵向移动，这就相当于每秒振动 55 500 次。超声机械能在超声刀刀头传递过程中逐渐放大，至刀头尖端达到最大，产生 50～100 μm 范围内的振动。超声刀刀头所产生的机械能在接触组织后，能量被传递到组织蛋白，产生空化作用，迅速令组织内水分汽化，蛋白氢键断裂，蛋白质变性成黏性凝结物，从而达到切割、凝闭组织和止血的作用。

（2）协同自适应凝固：超声刀刀头所产生的超声机械能在接触组织后，能量被传递到组织蛋白，使得细胞内摩擦导致蛋白氢键断裂；蛋白质发生变性而形成黏性凝结物，凝结物可堵塞封闭直径 < 3 mm 的血管。上述组织变性过程中局部组织温度一般不超过 100℃，所以可以很大程度上减少炭化和烟

雾的产生（Tsunoda 等，2011）。相比之下，电刀烧灼所产生的温度在 100～150℃ 可使组织的水分蒸发脱水；而激光照射可产生 150～400℃ 的高温使组织燃烧并形成焦痂。

在使用超声刀过程中应保持钳夹的组织有一定的张力，这种张力与刀头运动相结合可使组织得以分离。另外，超声机械能能在组织张力的引导下通过刀头传递到局部组织，也最大限度地减少了所产生的热能向邻近组织的扩散。

（3）空腔化效应：超声刀的刀头由两叶组成，分别为传递超声机械能的振动叶和静止的底座叶，两叶之间可钳夹组织。在超声刀工作时振动叶与底座叶之间（也就是钳夹组织的区域）产生一低压区，可造成组织解离。在组织解离过程中组织液气化为蒸汽释放出来，在邻近组织中扩散可进一步引起周围组织沿天然的解剖层次发生分离。在这一可视的血管和组织层面分离可提高手术中解剖的精度和效率。

一般超声刀刀头设计有不同的平面，可用于切割和凝固组织（图 3-9）。

超声刀的优点如下。

• 相比较其他的能量平台（电外科设备），超声刀在组织切割和凝固方面可提供更好的操控力和精确度。

• 超声刀的横向热损伤可控制在 1～3 mm，相比双击电凝（2～6 mm）、激光烧灼（4～8 mm）、单极电刀（4～12 mm），是最小的（Abo-hashem 等，2010；Bulus 等，2014）。

• 炭化所产生的烟雾少。

• 无杂散能量（与邻近组织产生电火花）。

• 因为直接作用于组织的是热能而不是电能，所以对神经肌肉没有刺激作用。

• 相比单极电刀，超声刀的使用过程中没有电流通过患者身体，所以降低了潜在的

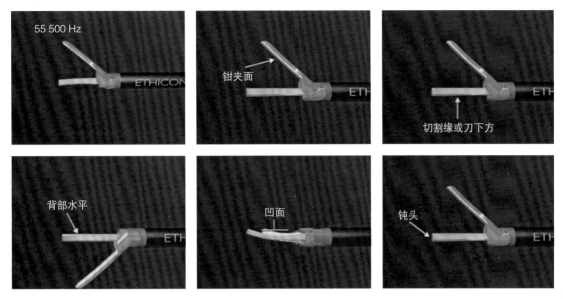

图 3-9 超声刀的表面形状

烧伤风险,特别是对于那些需要在手术中使用其他电外科设备(心脏起搏器)的患者。超声刀不使用接地电板,可使手术更加安全。

(4)手术技巧:超声刀手术可以在脊髓麻醉或静脉麻醉联合局部麻醉下进行。先用超声刀刀头的头端点凝出要切除的痔组织范围,注意要完整切除痔核根部,但要保留足够的肛管黏膜。然后用利多卡因+肾上腺素行痔组织根部的皮下或黏膜下注射,以起到止血作用,并使得皮下组织结构分离,更好地显露血管和肛门内括约肌。

用电刀或超声刀直接切割皮肤会形成类似烧焦的塑料片样凝结物,最好使用手术刀或剪刀来做皮肤切口;电刀或超声刀会加重切口水肿和焦痂形成,导致术后发生伤口感染和其他并发症;虽然用手术刀或剪刀做切口会有少许出血,但与上述风险相比还是值得的。一般来讲,这样的出血是缓慢渗出的,由助手用纱布块压迫止血一段时间后就可控制。外科医师通过经历数个手术病例后找到正确的解剖平面进行操作是实现"无血

手术"的关键。

超声刀的振动叶应始终置于术者的可视范围内。先用超声刀沿事先标记切口线离断肛门皱皮肌,显露黏膜下层与肛门内括约肌之间的解剖层面。将肛门内括约肌横向牵拉远离切口,用血管钳提起痔组织然后用超声刀在低功率挡逐步切除。在切除痔核组织时可先用超声刀在痔组织基底部进行电凝操作,然后再于电凝操作处的游离侧用超声刀切除痔组织,这样可以避免在最后切除痔组织时发生出血。在最后切除痔组织时应该特别注意,术者往往在手术快完成时看到创面干净无出血便盲目自信,不由自主地加快手术进度以期快速完成手术,往往就在这时,由于用力牵拉未完全用超声刀凝固的痔组织而导致出血。术者在匆忙间急于控制出血可能会加紧使用超声刀进行电凝操作,但由于电凝会使血管断端缩回黏膜内,反而进一步加重出血。遇到上述情况,正确的做法是用可吸收缝线做出血部位的深部缝扎止血操作,有效控制出血。所以在进行最后的痔组

织切除时，术者应该耐心等待超声刀将组织完全凝固后自然离断，切勿急于求成而过度使用张力。

如果存在小的渗血，可以用超声刀的刀头或刀头背面进行凝固止血。依据术者的习惯可以选择像 Miligan Morgan 痔切除术一样开放切口等待二次愈合，也可如 Ferguson 痔切除术用可吸收缝线一期缝合切口（Sohn 等，2008）。Goligher 在他所著的教科书中指出无论是开放伤口或一期缝合，术后 1 周切口在组织学形态上是相同的（Armstrong 等，2001；Tsunoda 等，2011）。

综上所述，超声刀痔切除术是安全、有效的；手术中横向热损伤小，止血效果好，凝固和切除同时进行；术后疼痛轻，并发症如感染、肛门失禁、肛门狭窄等的发生率低，患者满意度高（Sohn 等，2008；Ivanou 等，2007；Kwok 等，2005；Chung 等，2002；Khan 等，2001）。

吻合器痔切除术或 PPH 术

在 20 世纪 90 年代当外科医师 Antonio Longo 创造性地提出了 PPH 术治疗痔后，传统的通过手术单纯将痔组织切除的手术理念被颠覆。

1993 年，Antonio Longo 在进行 500 例痔切除术后发现手术疗效差强人意，继而萌生了寻找新的手术方法来治疗痔。在 1993～1996 年他使用传统的圆形吻合器来进行脱垂性痔切除术。

1995 年，Longo 在第二十四届拉丁地中海国际会议上第一次提出他的假设：对于肛管来说，痔组织是正常的，而痔的病理学基础则是痔组织上方的黏膜发生了脱垂。治疗痔时，切除痔组织本身是不必要的。他提出用吻合器在痔组织上方的直肠黏膜行环形切除，可以纠正脱垂。他最初的设想是只有

通过将痔核组织重新定位于肛管才可能改善痔症状并且恢复肛管的解剖和生理学功能，同时可以避免传统痔切除术后所发生的并发症。

PPH 术使得手术治疗痔的理念从"切除所有不同形式的痔组织"转变到"纠正脱垂但保留痔组织"。

Longo 设计了 PPH 术的手术器械——一种环形切割缝合装置，并于 1998 年在罗马举行的第六届世界内镜手术大会上提出了的关于"切除黏膜，缓解痔脱垂"的理念和手术技术（Longo，1998）。他发表了令人注目的假说，称肛垫组织对于肛管来说是维持肛管功能完整必不可少的，是不能被切除的。痔组织的病理表现主要由于黏膜和黏膜下肛垫组织的脱垂所造成的。手术治疗痔应该将肛垫组织拉回或重新固定于原来的正常部位而不是单纯地切除它们。

"如果你的裤子滑落了，你肯定不会把多出来的裤管剪去，而是把它提上来。"

由 Longo 最初设计的术式被称为"PPH 术"，手术用的专用器械被称为 PPH01（图 3-10）。后来很多学者称其为"吻合器痔切除术"，并在业内流行开来；而 Longo 自己称这一术式为"吻合器直肠固定术"（译者注：目前在国内以上三种名称都有使用，但

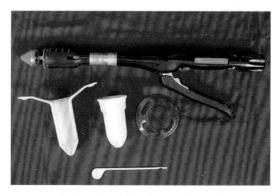

图 3-10　吻合器痔环切术的器械

以"PPH 术"为多)。

　　大约在同一时间，Allegra、Pernice 等学者报道用环形吻合器行痔切除术后造成了灾难性的后果。而 Longo 则努力地解释使用吻合器的痔切除术与吻合器直肠固定术之间在理论上的差别——两种对立的概念和术式（Longo，2002)。

　　吻合器痔切除术的适应证是Ⅲ度和Ⅳ度的痔、环状痔和经其他治疗都无效的痔；其禁忌证是痔合并有肛周脓肿、肛门狭窄或直肠脱垂。

　　一些术者在一开始开展吻合器直肠固定术这一新术式时发生了许多并发症，其主要原因是术者并没有真正领会痔发病理论的变迁，而是仅把它当作利用吻合器的痔切除术。PPH 术的要领有以下几点（图 3-11)。

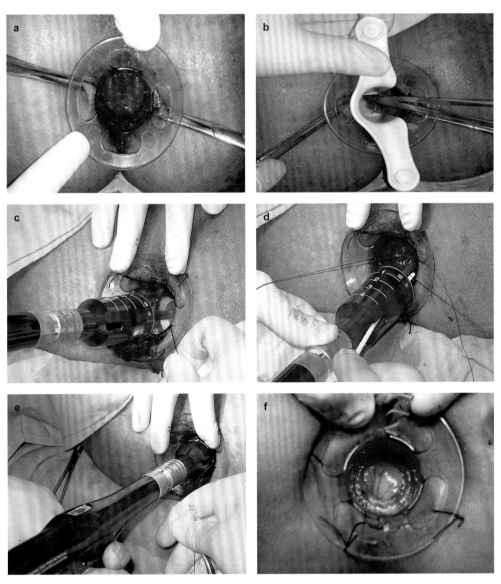

图 3-11　PPH 手术步骤。a. 固定肛门观察器；b. 荷包缝合；c. 插入吻合器；d. 拉紧荷包线；e. 激发吻合器；f. 观察吻合线

• 脱垂性痔手术的专用器械套装起初被称为PPH01，经过改进现在为PPH03；主要包括一个环形吻合器（HCS33）、一个缝合线牵引钩（sti00）、一个环形肛管扩张器（CAD33）和一个荷包缝合肛门镜（PSA33）。

• 用环形肛管扩张器扩张肛门后用不可吸收单股缝线在齿状线近端侧约4 cm处行黏膜和黏膜下层的荷包缝合，缝合时注意避免损伤肌层和女性的阴道。

• 做荷包缝合的位置一定要足够高，以保证吻合器激发时不会影响齿状线、肛管皮肤以及深层的肛门内括约肌。

• 将吻合器的钉砧头伸出后插入肛门，穿过荷包缝合水平后收紧缝线并打结固定；缝线从吻合器两侧的缝线窗引出后轻轻牵引并闭合吻合器。

• 切除环形完整的黏膜和黏膜下层，其宽度应约为2 cm。

在痔组织上方环形切除黏膜和黏膜下组织可切断直肠上动脉对痔核的血供，并且可将痔组织向上提拉展平以减少脱垂。有文献报道，吻合器直肠固定术治疗Ⅲ度脱垂性痔可明显减少疼痛，缩短住院时间，恢复快，不影响肛门正常功能，有着良好的远期疗效。

有许多文献报道，吻合器直肠固定术后有些患者仍可存在由于肛管黏膜或皮肤的静脉扩张所导致的外痔皮赘，所以需要另外行肛门皮赘或外痔切除术才能彻底缓解症状。

也有一些报道提出由于荷包缝合不完整所带来的问题以及使用各种方法来克服解决这一问题。来自美国加利福尼亚的Hoffman曾提出用带穿刺针的垫圈穿刺黏膜取代荷包缝合来解决这一问题（Hoffman，2005）。

吻合器直肠固定术的并发症：所有外

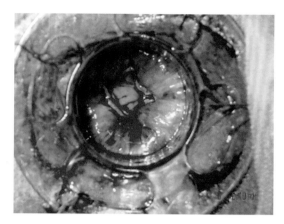

图3-12 吻合器痔环切术后出血

科手术都有发生术中或术后并发症的固有风险。吻合器直肠固定术的主要并发症包括术后出血（图3-12）、脓毒血症、吻合口裂开或狭窄、直肠下段或肛门括约肌损伤、排便里急后重感以及女性患者的直肠阴道瘘。

这些并发症主要发生在那些对该术式的病理生理原理不完全理解的术者以及那些在进行该术式前未接受正规培训的医疗中心内。Antonio Longo提出术后疼痛的主要原因可能是术中切除了部分肌肉组织，也可能是因为损伤了肛管黏膜中的神经或肛管皮肤。这些案例相对还是比较少见的。大多数吻合器直肠固定术的术后效果都是令患者和医师满意的（Kaider-Person等，2007）。Tjandara和Chan（Tjandra和Chan，2007）在对25项比较吻合器直肠固定术和传统痔切除术治疗痔的临床研究进行荟萃分析后得出结论，吻合器直肠固定术安全性好并具有良好的短期疗效（手术时间短，术后肠功能恢复快，痛苦小，住院时间短，伤口愈合快，术后恢复工作早和患者满意度高）；其远期疗效和传统的痔切除术相当。另外一项对29项随机临床试验的荟萃分析（Shao等，2008）也得到了相同的结果，并且指出对于吻合器直肠固定术术中仪器设备的费用成本增加可通过缩短手术时间，减少住院时间和早日恢复工作而得以抵消。

综上所述，与闭合性痔切除术相比，吻合器痔组织固定术（吻合器直肠固定术）治疗痔核比较大且有症状的痔，术后早、晚期并发症少，是安全、有效的术式。

超声多普勒引导下痔动脉结扎术（DGHAL）

直肠上动脉分支进入直肠肌层的变异很多（两支约占 82%，三支约占 12%），由于这些动脉都是终动脉，所以直肠动脉的位置很难预测。如果能够全部结扎这些动脉可有效控制痔出血和脱垂。Aigner 等在 2004 年的一篇文献中报道，他们通过研究发现痔患者直肠上动脉的直径是正常人的 3 倍，有症状的痔患者其直肠上动脉的血流量亦接近正常人的 3 倍。他们的研究有力地证明了肛垫的病理发展与动脉血供密切相关。血管扩张和血流量增加表明痔的发生、发展更可能是由于动脉血流量增加造成的，而不是静脉淤血或静脉引流的问题。因此，通过超声多普勒准确地探查这些动脉分支并给予结扎就成为一项十分合理的治疗方法。直肠的动脉血供较好，有效的动脉结扎技术近来得到了合乎逻辑的发展。通常情况下，只有 3 条动脉分支可被探及，但使用超声多普勒进行探测时，动脉数目可达 12～15 条（Rama Kant，2010）。直肠上动脉可能并不在其常见的直肠黏膜位置（截石位 3 点、7 点、11 点）；而直肠中动脉可能在 20.6% 的患者中两侧都是缺如的（Aigner 等，2004）。

超声多普勒引导下痔动脉结扎术的概念是由 Kazumasa Morinaga 在 1995 年提出的，在同年由美国食品和药品管理局（FDA）批准通过。这是目前为止在世界范围内开展的最新的最具创新性的用于治疗痔的微创手术术式（Dal Monte 等，2007；Sohn

等，2001；Ratto 等，2010；Giordano 等，2009）。痔动脉结扎手术是一项旨在不切除痔组织的前提下消除痔组织的一种新技术。因此，它是一种相对无痛的手术，患者在术后 24～48 小时即可带着极其轻微的不适恢复工作。这一术式的操作原理是使得痔组织回到其正常的解剖位置并阻断供应痔组织血管垫的血液供应，从而使得痔组织缩小。

（1）操作过程：超声多普勒引导下痔动脉结扎术可在局部麻醉、区域神经阻滞麻醉或全身麻醉下完成，一般取截石位或左侧卧位。术前禁食 6 小时，手术当日清晨灌肠，常规预防性使用广谱抗生素。对于Ⅰ度或Ⅱ度痔，由于仅需行痔动脉结扎术，所以可以联合使用 2% 利多卡因凝胶和 5% 利多卡因软膏进行表面麻醉完成手术，患者可在手术当日出院。而对于Ⅲ度和Ⅳ度痔，由于麻醉方式相对复杂，患者需要整晚留院观察，于术后第 2 天出院。对于这样的患者，除行痔动脉结扎术外，还需行直肠肛管成形术以处理脱垂的黏膜。

完成这一术式需使用一套特制的直肠镜设备，这种直肠镜具有内置多普勒探头，可以在术中探测痔动脉，指导具体结扎的位置，即带图像显示和内置式打印机的多普勒探测仪及带痔动脉结扎器的直肠镜（图 3-13 和图 3-14）。这种微缩多普勒超声探头在插入用润滑剂充分润滑的肛管和直肠后，可在齿状线上方 2～3 cm 处根据动脉的血流回声确定支配痔组织的动脉分支的位置，并在屏幕上显示出来。此外探头还可以提供动脉深度等信息以方便结扎操作。通常在操作时我们从 12 点位置开始先顺时针后逆时针探查并结扎所有明显的痔动脉分支（图 3-15）。一旦血管被结扎血流阻断，血流的超声回声就会消失；痔组织会立即或

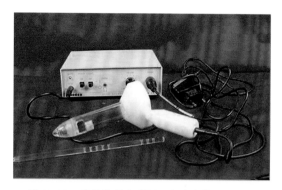

图 3-13　多普勒超声引导下痔动脉结扎术设备

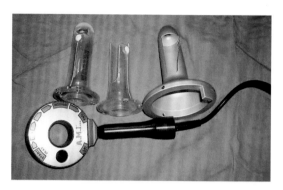

图 3-14　内置多普勒探测仪（白色）和带痔动脉结扎器的直肠镜、鞘和线缆

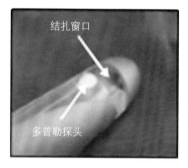

结扎窗口

多普勒探头

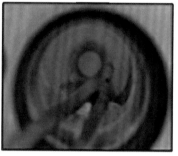

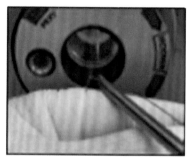

图 3-15　超声多普勒引导下痔动脉结扎术的手术过程

在术后数天、数周后逐渐萎陷。一般来讲，可探及 4～9 条痔动脉分支，可使用 2-0 带 5/8 圆针的薇乔可吸收缝线完成缝扎。对于脱垂性痔或Ⅲ度、Ⅳ度内痔则需要加做直肠肛管成形术。这需要使用另一种类似直肠镜的器械，称为直肠肛管成形术装置（图 3-16）。将该装置插入直肠内，转动并将缝合操作窗口对准脱垂性痔组织；第一针将痔核组织缝合，固定于直肠近端深部组织，然后在齿线上方做连续缝合；将装置取出后缝最后一针。收紧缝线并打结可将痔组织向上提拉锚定，实现直肠黏膜固定（图 3-17）。至此，在手术接近尾声的时候一个几乎外观正常的肛门呈现在术者面前（图 3-18）。手术结束前在肛管中留置一小袋胶状物以压迫止血，可于术后 3 小时取出。由于鞍麻后患者需要平躺，常常导致尿潴留，所以需要给予留置导尿；导尿管可于术后第 2 天上午拔除。因为该术式中缝合操作主要发生在缺少痛觉神经的直肠下段，所以整个过程是无痛的。大多数患者可在术后 24～48 小时带着极其轻微的不适恢复工作。

术后只需注意饮食控制，常规给予大便软化剂、短疗程抗生素和局部 2% 利多卡因凝胶；建议不要坐浴。

（2）术后并发症：对 17 项研究共纳入 1996 例患者的系统评价研究发现，随访时间在 1 年或以上的包含有 6 项研究的亚组（其中 850 例患者接受了超声多普勒引导下痔动脉结扎术）其术后出血、排便时疼痛和脱垂的并发症发生率分别为 10%、9% 和 11%；随访时间在 1 年以下的包含有 9 项

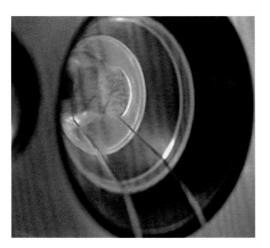
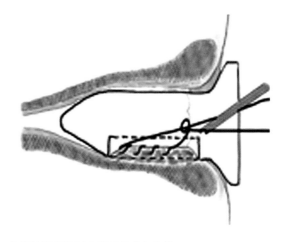

图 3-16 直肠肛管成形术过程，收紧缝线后将所有脱垂性痔向上提

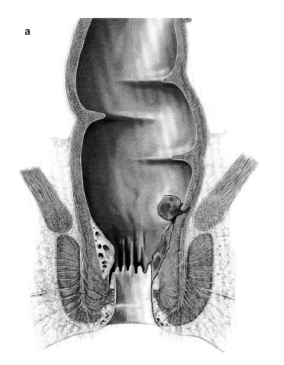
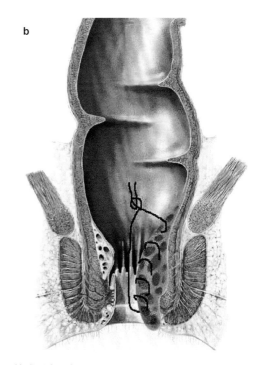

图 3-17 a、b. 直肠肛管成形术图解

研究的亚组（其中 855 例患者接受了超声多普勒引导下痔动脉结扎术），其术后出血和脱垂的并发症发生率为 6% 和 8%。术前患者罹患出血、疼痛和脱垂的概率分别为 45%～100%、12%～83% 及 12%～100%

（Infantino 等，2010；Morinaga 等，1995）。有报道显示，术后并发症的发生率越低，术后疼痛的发生率也越低。出血、尿潴留、脱垂和外痔肿胀是超声多普勒引导下痔动脉结扎术术后的主要并发症，这些并发症可以通

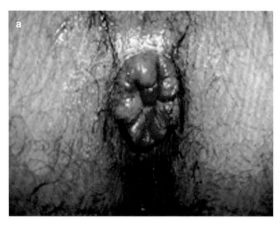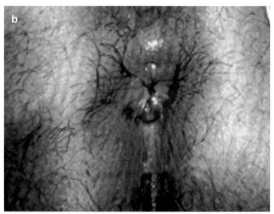

图3-18　a、b.超声多普勒引导下痔动脉结扎术＋直肠肛管成形术术后表现

过传统保守治疗的方法进行处理。

（3）结果：多普勒引导下痔动脉结扎术术后痔的复发率为6%～13%。无论接受何种术式，一般在痔术后的最初12个月有10%～20%的患者再次罹患痔。这主要是由于患者术后不能控制自己的饮食和调整自己的生活方式造成的。

多普勒引导下痔动脉结扎术与其他治疗痔的手术相比，特别是吻合器痔固定术，其术后疼痛小，住院时间短，首次排便时间早，功能恢复快，并发症和复发明显少。多普勒引导下痔动脉结扎术对Ⅱ度或Ⅲ度痔最为有效，但并不能改善环状痔的脱垂症状。也有学者认为多普勒引导下痔动脉结扎术的短期临床疗效和1年复发率与传统的痔切除术没有明显差别（Bursics等，2004）。考虑到由于局部组织再血管化所导致的痔复发的可能性，多普勒引导下痔动脉结扎术的长期疗效还有待于进一步研究（Faucheron和Gangner，2008）。对直肠肛门成形术后12个月的随访检查发现，25%的患者会出现轻微的残留痔组织脱垂，只有5%的患者会出现症状，如排便疼痛和瘙痒（Rama Kant，2010）。Scheyer等在2006年通过对308例接受直肠肛门成形术治疗的Ⅱ度和Ⅲ度痔患者进行调查后发现，60%的患者虽然术后出现轻微疼痛但对手术能够缓解症状感到满意。

总的来说，多普勒引导下痔动脉结扎术是一种安全、有效、微创的治疗痔的手术方法；此式式没有发生术后排便失禁的风险，术后疼痛轻微，复发率低，患者恢复工作早，满意度高。

痔切除术的术后并发症

疼痛

害怕术后疼痛是大多数患者不愿意接受痔手术的主要原因。术后疼痛一般分两种，一种是持续性不适，另一种是痉挛性疼痛。持续性不适是由于局部创面的水肿引起的，一般持续1～2天。

痉挛性疼痛是由肛门括约肌收缩痉挛引起的，属于非自主的平滑肌痉挛，使用吗啡可加重疼痛。这一痉挛性疼痛常由肠蠕动诱发，在大多数患者其最痛苦的阶段是在第一次排便时。吻合器痔固定术可明显减少术后疼痛的发生。这种痔切除术后的疼痛可以通过给予镇痛药、非甾体抗炎药、坐浴和缓泻药进行治疗。进食高纤维膳食和多饮水也可以帮助缓解疼痛。口服甲硝唑（Carapeti等，1998）、局部使用地尔硫䓬（Silverman等，2005）及注射肉毒杆菌毒素（Patti等，2006）可对部分疼痛起到缓解作用。

尿潴留

有 10%～32% 的患者术后罹患尿潴留。引起术后尿潴留的原因包括：脊髓麻醉、过量补液、直肠填塞、直肠痉挛和反射性痉挛。在大多数患者，尿潴留可以通过简单的方法得以缓解，如热水袋外敷和注射氨甲酰胆碱；有些患者可能需要留置导尿。在老年患者中良性前列腺肥大增生也是引起尿潴留的原因之一。

术后出血

术后出血可早可晚，早期出血往往是皮肤伤口或痔组织根部创面的渗血。手术中缝合皮肤切口后一般很少发生术后出血。痔组织根部出血可能是由于痔组织根部血管蒂结扎线松脱或滑落。在这种情况下患者可能要被送进手术室进行止血处理。

继发性出血则更为严重，由于出血量大，可能积存在直肠，如果这样常使得治疗发生延迟。继发性出血可能是由于痔组织的血管蒂根部发生坏死，侵蚀动脉壁导致出血。这种出血通常发生在术后 7～10 天。肛门视诊可以发现暗红色的血从肛门滴出；直肠指检可以发现直肠肛管内大量血凝块，随着手指退出可有血液流出；直肠镜检查可在插入镜体时将血凝块挤出肠腔。继发性出血往往不能有效预防。患者需在麻醉下进行检查，先将血凝块用拭子和生理盐水冲洗的方法除净；然后寻找出血点；如果有活动性出血可用小半圆或 5/8 弧度带针薇乔缝线缝扎止血。用 Foley 导尿管插入肛管后将气囊充气压迫出血区域并牵拉，可以起到压迫止血的作用。对于出血的患者，应给予适当的抗生素治疗。

伤口感染

肛门口的切口由于处于污染区往往不可避免地发生感染。但令人感到惊讶的是，有些患者即使将伤口缝合起来也不会发生感染。偶尔有术后发生肛周及坐骨直肠窝脓肿的报道。任何患者在术后出现严重疼痛、发热、尿潴留都应该接受仔细的检查。如果初步检查发现有感染病灶存在的可能，则应该进一步在麻醉下进行检查。处理局部脓肿病灶的方法包括引流、清创和抗生素治疗。

粪块梗阻

粪块梗阻往往是由于肠道功能未完全恢复造成的。虽然患者每天排便，但由于未能将粪便排尽导致粪便积存在直肠里并形成一个巨大的粪块。患者可感到持续性的直肠坠胀感。在有些严重的病例，需要在麻醉下用手予以清除。

肛门狭窄

术后发生肛门狭窄的原因是手术中切除过多的直肠黏膜或肛管皮肤。术后纤维组织增生，瘢痕形成并挛缩，最终导致肛门狭窄。

肛门狭窄可以发生在肛门口边缘，也可以在肛管内。发生在肛门口的狭窄是由于切除过多的齿状线下方的肛管皮肤造成的。每次排便时肛门口窄缩的皮肤裂开，逐渐形成慢性肛裂，进一步加剧肛门口的瘢痕形成和挛缩。

肛管内的狭窄主要是术中切除过多肛管黏膜所引起的，这种狭窄往往范围小，主要累及黏膜和黏膜下层。在一些严重的病例，窄缩的肠腔仅容一指尖通过。如果肛管狭窄的部位手指可及的话，常规通过手指或 Hagar 扩张器进行定期扩肛操作可以获得良好效果；也可通过手术，特别是肛门成形术，得到根治。在通过缓泻剂、栓剂、扩肛和灌肠等治疗措施治疗肛门狭窄失败后，应该为患者施行肛门成形术以缓解症状。

复发

非手术治疗痔一般有高达 20% 的复发率，而手术治疗的复发率仅为 2%。非手术治疗痔复发一般在首次治疗后 1～3 年，患者可以再次接受治疗。痔复发一般是由残余痔组织引起的，是否再次治疗也要遵循患者的意愿。

大便失禁

在痔术后早期肛门渗液并弄脏内裤是十分常见的，但坦率地说，术后永久性的肛门失禁是很少见的。一般在术后 6～8 周，大多数患者就可以完全恢复控制排便的功能。痔切除术时进行扩肛可能会造成患者肛门丧失部分运动和控制排气的功能；另外，在传统痔切除术中切除承担感觉功能的肛管上皮细胞且不缝合切口，愈合后是瘢痕组织，会导致肛管感觉缺失，也是术后排便失禁的原因之一。在改良的痔切除术中将伤口进行一期缝合，则上述并发症不再发生。

其他远期并发症

在痔手术后还可以发生如肛瘘、皮赘形成、肛管黏膜外翻和直肠黏膜脱垂等罕见的远期并发症。

特殊情况的痔

血栓性外痔

血栓性外痔通常是在便秘或腹泻后出现，表现为肛周一个豌豆大小、张力较高的肿物，常伴有疼痛。血栓性外痔的疼痛一般在发病后 48 小时达到高峰，从第 4 天起开始消退。痔表面的皮肤可能发生坏死和溃疡形成，导致破溃、出血和感染。如果患者疼痛剧烈或在发病后 48 小时内，可将外痔切除以获得良好疗效。血栓性外痔切除术是门诊手术，可在局部麻醉下（0.5% 利多卡因和含 1∶200 000 肾上腺素的 0.25% 布比卡因等量混合）完成。操作时可在肿物上做径向切口，然后将下方的血凝块清除干净，将伤口敞开不予缝合。如果患者只有不适感而对是否手术犹豫不决，则可给予坐浴、软化大便、补充膳食纤维和镇痛剂等治疗。对于有疼痛的患者可推迟直肠镜检查以减少患者不适。

血栓性内痔主要是由于内痔痔核肿胀脱垂引起静脉回流不畅，从而导致肛垫血栓形成。排便时持久的高张力状态可导致内痔组织内血栓形成，紧接着可以出现相对应的肛周皮肤水肿、痔组织脱垂。如果患者在血栓形成之前就罹患内痔，正确的治疗是早期外科手术干预。急诊行痔切除术治疗血栓性内痔在技术上并不复杂，并且可以明显解除患者的疼痛症状。由于血栓性内痔的疼痛症状不是每个人都很严重，所以血栓性内痔经常可用非手术方法进行治疗。虽然传统的保守治疗也有一定的效果，但由于持续的不适、长期的功能受损以及经济上的负担会促使这些患者考虑手术治疗的。

绞窄性内痔

Ⅲ度或Ⅳ度痔组织长时间脱垂和水肿

可以导致嵌顿绞窄。如果不及时治疗的话可导致痔组织的溃疡、坏死和坏疽。坏疽、脱垂、水肿的痔组织常常造成严重的疼痛、肿胀、出血和恶臭气味。首先应该在局部麻醉下将痔组织回纳到肛管内，然后将患者收治入院，在第 2 天行开放性痔切除术。在过去，由于担心术后发生严重的感染性并发一般不主张行急诊手术治疗溃疡性和坏疽性痔。

直肠肛门静脉曲张和门静脉高压症

罹患门静脉高压的患者常合并有直肠静脉曲张，但其中只有不到 1% 的患者会出现严重出血症状。与鲜红色的痔出血相比，直肠肛门静脉曲张出血通常是暗红色的（Jacobs 等，1980）。

妊娠

妊娠期妇女痔的症状往往会加重，但在分娩后可得到缓解。保守治疗对妊娠期痔有良好的效果。只有急性血栓性和脱垂性痔才考虑进行手术治疗。手术应该在局部麻醉下进行，患者常取左侧卧位以避免子宫压迫腹腔内大血管。妊娠是硬化剂注射治疗的绝对禁忌证。

克罗恩病和溃疡性结肠炎

克罗恩病患者罹患痔时最好采用保守治疗。痔切除术仅用来治疗那些经过保守治疗无效的患者。克罗恩病患者行痔切除术术后并发症的发生率相当高，有的患者可能需行直肠前切术。溃疡性直肠炎患者如需要行痔切除术，应选择在溃疡性直肠炎缓解期进行手术。

免疫功能低下的患者

虽然人类免疫缺陷病毒（HIV）感染不是手术治疗痔的绝对禁忌证，但在治疗这些合并有免疫功能低下疾病的痔患者时应该特别小心谨慎，因为这些患者术后发生伤口愈合延迟和脓肿等并发症的风险很大。由于存在发生并发症的高风险，在没有良好控制感染的情况下，手术治疗不是获得性免疫缺陷综合征患者治疗痔的首选治疗方法。

凝血功能异常

痔患者如正在接受抗凝治疗或有凝血功能障碍者应优先考虑采用保守治疗。如果必须接受手术治疗，术前一定要采取足够的预防措施以避免术后出血。

肛裂

可先针对肛裂进行治疗。合并有肛裂的 I 度或 II 度痔可采用侧方内括约肌切开术（LIS）加硬化剂注射治疗或胶圈套扎疗法；III 度或 IV 度痔可选择侧方内括约肌切开术（LIS）加痔切除术治疗。

肛周脓肿

首先处理脓肿，应避免对同一部位的痔组织进行手术治疗。

小　结

目前对于痔有以下几点共识：大部分患者可以通过简单地调整生活方式，包括调整饮食和排便习惯，使得症状得到缓解；为达到最佳的治疗效果，应先对痔的严重程度做出正确判断，再选择相应的治疗方法；大多数罹患 I 度、II 度痔和部分 III 度痔的患者可通过门诊治疗，如胶圈套扎疗法或硬化剂注射治疗（具体选择可根据临床医师的经验），得到很好的治疗效果；罹患 IV 度或部分 III 度痔的患者以及那些经门诊治疗无效的患者可通过传统的痔切除术获得良好疗效，并且现在有越来越多的证据表明，吻合器痔切除对这类痔的疗效更佳；对于罹患环状脱垂性痔而无外痔皮赘的患者，应该使用吻合器痔切除术以获得良好的治疗效果；另外，有很多其他疗法或术式也可用于痔的治疗，但由于临床应用较为局限，在广泛推广前仍需要更多的临床试验结果支持。

（郑立君　译）

参考文献

[1] Abo-hashem AA, Sarhan A, Aly AM. Egypt Harmonic Scalpel Compared with bipolar electro-cautery hemorrhoidectomy: a randomized controlled trial. Int J Surg. 2010; 8(3): 243−247.

[2] Agbo SP. Surgical management of haemorrhoids. J. Surg Tech Case Rep. 2011; 3(2): 68−75.

[3] Aigner F, Bodner G, Conrad F, et al. The Superior rectal artery and its branching pattern with regards to its clinical influence on ligation techniques for internal haemorrhoids. Am J Surg. 2004; 187: 102−108.

[4] Alonso-Coello P, Mills E, Heels-Ansdell D, et al. Fiber for the treatment of hemorrhoid complications: a systematic review and meta-analysis. Am J Gastroenterol. 2006; 101: 181−188.

[5] Armstrong DN, Ambroze WL, Schertzer ME, et al. Harmonic Scalpel vs. electrocautery hemorrhoidectomy: a prospective evaluation. Dis Colon Rectum. 2001; 44(4): 558−564.

[6] Baron J. Office ligation treatment of hemorrhoids. Dis Colon Rectum. 1963; 6: 109−113.

[7] Bulus H, Tas A, Coskun A, et al. Evaluation of two haemorrhoidectomy techniques: harmonic scalpel and Ferguson's with electrocautery. Asian J Surg. 2014; 37(1): 20−23.

[8] Burkitt DP. Varicose veins, deep vein thrombosis and haemorrhoids: epidemiology and suggested aetiology. Br Med J. 1972; 2(5813): 556−561.

[9] Burkitt DP. Dietary fibre and pressure disease. J.R Coll. Physicians Lond. 1975; 9(2): 138−146.

[10] Bursics A, Morvay K, Kupcsulik P, et al. Comparison of early and 1-year follow-up results of conventional hemorrhoidectomy and hemorrhoid artery ligation: a randomized study. Int J Colorectal Dis. 2004; 19: 176−180.

[11] Carapeti EA, Kamm MA, McDonald PJ, et al. Doubleblind randomized controlled trial of effect of metronidazole on pain after day-case haemorrhoidectomy. Lancet. 1998; 351: 169−172.

[12] Chau NG, Bhatia S, Raman M. Pylephlebitis and pyogenic liver abscesses: a complication of hemorrhoidal banding. Can J Gastroenterol. 2007; 21: 601−603.

[13] Chung CC, Ha JP, Tai YP, et al. Double-blind randomized trial comparing Harmonic Scalpel hemorrhoidectomy, bipolar scissors haemorrhoidectomy and scissors excision: ligation technique. Dis Colon Rectum. 2002; 45(6): 789−794.

[14] Chung CC, Cheung HY, Chan ES, et al. Stapled haemorrhoidopexy vs. Harmonic Scalpel hemorrhoidectomy: a randomized trial. Dis Colon Rectum. 2005; 48(6): 1213−1219.

[15] Dal Monte PP, Tagariello C, Sarago M, et al. Transanal haemorrhoidal dearterialisation: nonexcisional surgery for the treatment of haemorrhoidal disease. Tech Coloproctol. 2007; 11(4): 333−338.

[16] Faucheron JL, Gangner Y. Doppler-guided hemorrhoidal artery ligation for the treatment of symptomatic hemorrhoids: early and three-year follow-up results in 100 consecutive patients. Dis Colon Rectum. 2008; 51: 945−949.

[17] Giordano P, Overton J, Madeddu F, et al. Transanal hemorrhoidal dearterialization: a systematic review. Dis Colon Rectum. 2009; 52(9): 1665−1671.

[18] Guy RJ, Seow-Choen F. Septic complications after treatment of haemorrhoids. Br J Surg. 2003; 90: 147−156.

[19] Ho YH, Seow-Choen F, Tan M, et al. Randomized controlled trial of open and closed haemorrhoidectomy. Br J Surg. 1997; 84: 1729−1730.

[20] Hoffman G. Stapled haemorrhoidopexy: a new device and method of performance without using a pursestring suture. Dis Colon Rectum. 2005; 49: 135−142.

[21] Infantino A, Bellomo R, Dal Monte PP, et al. Transanal haemorrhoidal artery echodoppler ligation and anopexy (THD) is effective for II and III degree haemorrhoids: a prospective multicentric study. Colorectal Dis. 2010; 12(8): 804−809.

[22] Ivanou D, Babovic S, Selesi D, et al. Harmonic Scalpel haemorrhoidectomy; a painless procedure. Med Pregl. 2007; 60(9−10): 421−426.

[23] Jacobs DM, Bubrick MP, Onstad GR, et al. The relationship of haemorrhoids to portal hypertension. Dis Colon Rectum. 1980; 23: 567−569.

[24] Johanson JF, Sonnenberg A. The prevalence of haemorrhoids and chronic constipation. Gastroenterology. 1990; 98: 380−386.

[25] Kaider-Person O, Person B, Wexner SD. Haemorrhoidal disease a comprehensive review. J Am Coll Surg. 2007; 204:

102~117.

[26] Khan S, Pawlak SE, Eggenberger JC, et al. Surgical treatment of haemorrhoids: prospective randomized trial comparing closed excisional haemorrhoidectomy and the Harmonic Scalpel technique of excisional haemorrhoidectomy. Dis Colon Rectum. 2001; 44(6): 845~849.

[27] Kwok SY, Chung CC, Tsui KK, et al. A double blind randomized trial comparing ligasure and Harmonic Scalpel haemorrhoidectomy. Dis Colon Rectum. 2005; 48(2): 344~348.

[28] Longo A. Stapled anopexy and stapled haemorrhoidectomy: two opposite concepts and procedures. Dis Colon Rectum. 2002; 45: 571~572.

[29] Longo A. Treatment of haemorrhoidal disease by reduction of mucosa and haemorrhoidal prolapse with a circular suturing device: a new procedure. In: 6th World congress of endoscopic surgery (IFES). Mundozzi Editore; 1998: 777~784.

[30] MacRae HM, McLeod RS. Comparison of haemorrhoidal treatment modalities. A meta-analysis. Dis Colon Rectum. 1995; 38: 687~694.

[31] Morinaga K, Hasuda K, Ikeda T, et al. A novel therapy for internal hemorrhoids. Ligation of the haemorrhoidal artery with newly devised instrument (Moricorn) in conjunction with a Doppler flow meter. Am J Gastroenterol. 1995; 90: 610~613.

[32] Neiger A. Haemorrhoids in every day practice. Proctocology. 1979; 2: 22~28.

[33] O'Hara VS. Fatal clostridial infection following haemorrhoidal banding. Dis Colon Rectum. 1980; 23: 570~571.

[34] Parks AG. A note on the anatomy of the anal canal. Proc R Doc Med. 1954; 47: 997~998.

[35] Park AG. The surgical treatment of haemorrhoids. Br. J Surg. 1956; 43: 337~351.

[36] Patti R, Almasio PL, Arcara M, et al. Botulinum toxin vs. topical glyceryl trinitrate ointment for pain control in patients undergoing haemorrhoidectomy: a randomized trial. Dis Colon Rectum. 2006; 49: 1741~1748.

[37] Poon GP, Chu KW, Lau WY, et al. Conventional vs. triple band ligation for haemorrhoids: a prospective, randomized trial. Dis Colon Rectum. 1986; 29: 836~838.

[38] Rama Kant AA. A journey from piles to smiles. J Surg Sci. 2010; 1: 14~18.

[39] Ratto C, Donisi L, Parello A, et al. Evaluation of transanal hemorrhoidal dearterialization as a minimally invasive therapeutic approach to hemorrhoids. Dis Colon Rectum. 2010; 53(5): 803~811.

[40] Scheyer M, Antonietti E, Rollinger G, et al. Doppler guided haemorrhoidal artery ligation. Am J Surg. 2006; 191: 80~83.

[41] Senapati A, Nicholls RJ. A randomized trial to compare the results of injection sclerotherapy with bulk laxative alone in the treatment of bleeding haemorrhoids. Int J Colorectal Dis. 1988; 3: 124~126.

[42] Shanmugam V, Thaha MA, Rabindranath KS, et al. Systematic review of randomized trails comparing rubber bands ligation with excisional haemorrhoidectomy. Br J Surg. 2005; 92: 1481~1487.

[43] Shao WJ, Li GC, Zhang ZH, et al. Systematic review and meta analysis of randomized controlled trials comparing stapled haemorrhoidectomy with conventional haemorrhoidectomy. Br J Surg. 2008; 95: 147~160.

[44] Silverman R, Bendick PJ, Wasvary HJ. A randomized, prospective, double-blind, placebo controlled trial of the effect of a calcium channel blocker ointment on pain after hemorrhoidectomy. Dis Colon Rectum. 2005; 48: 1913~1916.

[45] Smith LE, Goodreau JJ, Fouty WJ. Operative haemorrhoidectomy versus cryo destruction. Dis Colon Rectum. 1979; 22: 10~16.

[46] Sohn N, Aronoff JS, Cohen FS, et al. Transanal hemorrhoidal dearterialization is an alternative to operative hemorrhoidectomy. Am J Surg. 2001; 182(5): 515~519.

[47] Sohn VY, Martin MJ, Mullenix PS, et al. A comparison of open versus closed techniques using the Harmonic Scalpel in outpatient haemorrhoid surgery. Mil Med. 2008; 173(7): 689~692.

[48] Thomson WH. The nature of haemorrhoids. Br J Surg. 1975; 62: 542~552.

[49] Thomson JPS, Leicester RJ, Smith LE. Haemorrhoids. MM Henry and M Swash (eds), Coloproctology and the pelvic floor. London: Butterworth — Heinemann. 2nd ed. 1992: 373~393.

[50] Tjandra JJ, Chan MK. Systematic review on the procedure for prolapse and haemorrhoids. (Stapled haemorrhoidopexy). Dis Colon Rectum. 2007; 50: 878~892.

[51] Tsunoda A, Sada H, Sugimoto T, et al. Randomized controlled trial of bipolar diathermy vs. ultrasonic scalpel for closed haemorrhoidectomy. World J Gastrointest Surg. 2011; 3(10): 147~152.

[52] Wang JY, Chang-Chien CR, Chen JS, et al. The role of lasers in haemorrhoidectomy. Dis Colon Rectum. 1991; 34(1): 78~82.

[53] Whitehead W. The surgical treatment of haemorrhoids. Br Med J. 1882; 1: 148~150.

[54] Wolff BG, Culp CE. The whitehead haemorrhoidectomy. An unjustly maligned procedure. Dis Colon Rectum. 1988; 31: 587~590.

[55] You SY, Kim SH, Chung CS, et al. Open vs. closed haemorrhoidectomy. Dis Colon Rectum. 2005; 48: 108~113.

第4章
肛 裂
Anal Fissure

Benjamin Perakath and Niranjan Agarwal

概 述

肛裂是由肛管远端齿状线以下水平覆盖内括约肌下半部分的皮肤发生纵向撕裂或裂开所引起的疾病（图4-1）。这种疾病通常表现为肛管皮肤的浅表性溃疡，其临床特点为极其剧烈的肛周疼痛并伴随有少量鲜红色便血和（或）肛周瘙痒。

流 行 病 学

肛裂是一种可以发生在任何年龄的常见的肛门直肠良性疾病。中青年人易发此病，也可见于其他年龄，包括婴幼儿；此病在性别分布上没有明显差异。90%的患者肛裂发生在肛管的后正中线上，且为单发。10%的女性患者和1%的男性患者可能在前正中线上发生肛裂（图4-2）。女性在妊娠期间或分娩后发生的肛裂症状，其肛管裂口常在肛管的前部（Jonas 等，2001）。遇到肛裂部位不典型或多道裂口的肛裂患者（图4-3和图4-4），应警惕肛裂是否由

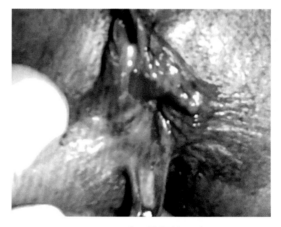

图 4-1　典型的慢性肛裂

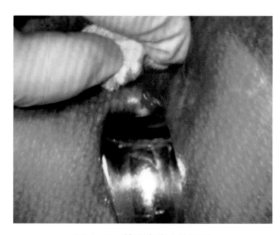

图 4-2　前正中线上的肛裂

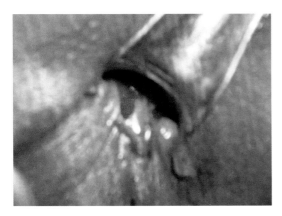

图 4-3 非典型位置上的肛裂（1）

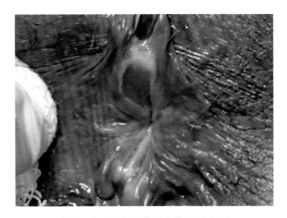

图 4-4 非典型位置上的肛裂（2）

一些特殊的疾病或原因引起，如炎性肠病、结核病、肛交、肛门恶性肿瘤或免疫缺陷综合征。

分　类

　　根据发病特点不同，肛裂可以分为原发性肛裂和继发性肛裂，这是最常见的分类方法；也可以根据发病原因进行分类。肛裂也可以根据发病时的症状和愈合的时间进行分类，简便地分为急性肛裂和慢性肛裂。典型的急性肛裂是指在起病后 6 周内可以自发地或通过治疗愈合的肛裂，这种肛裂的病灶可以是表浅的，也可能深达肛门内括约肌。肛裂如果没有在 6 周内愈合，则可能继发前哨痔、肛乳头肥大（图 4-5）、裂口两侧边缘硬结形成、肛管痉挛性狭窄或肛门内括约肌纤维化等改变，形成慢性肛裂，需要进一步外科手术治疗（Zaghiyan 和 Fleshner，2011；Madalinski，2011）。根据发生的部位不同，肛裂可以分为典型肛裂和不典型肛裂。典型肛裂中肛管后裂是最常见的（约占 90%），而肛管前裂是少见的；非典型肛裂的肛管裂口可发生在其他任何部位，通常是其他一些疾病的继发性病变。

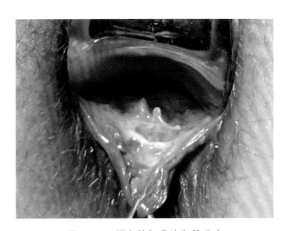

图 4-5 肥大的肛乳头和前哨痔

病　理

　　在肛裂病变的早期阶段，病灶仅仅是肛管皮肤上的一个裂口，但其病灶周围组织会很快继发其他病理改变。其中最明显的就是裂口下方肛门口水平的皮肤发生水肿，形成肛裂标志性的体征——前哨痔。这种病理改变可能是由于轻度感染和淋巴水肿造成的，通常前哨痔会出现红肿、坠胀和水肿等表现（图 4-6），而后会发生纤维化形成永久性的皮赘，这种皮赘即使在肛裂治愈后也不会消失。

　　随着病情进一步发展，肛管裂口上方的肛瓣组织也会由于水肿和纤维化而出现肿

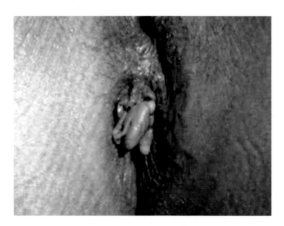

图 4-6　炎症水肿型前哨痔

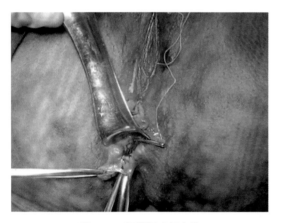

图 4-7　肛裂肛瘘复合体

大，形成肛乳头肥大。如果肛裂病灶长期存在，裂口侧方边缘组织会发生纤维化，形成硬结。在病程的任何阶段都有可能发生病灶部位的感染，感染可向周围组织蔓延，形成肛周脓肿。这种脓肿可以通过肛裂部位破溃至肛管，也可形成低位肛瘘破溃至肛周皮肤，即形成肛裂肛瘘复合体（图 4-7）。通常这种肛瘘的外口位于中线或接近中线，在肛门后方距离肛缘较近；肛管后方的肛裂一般被认为是发生中线背部低位肛瘘的最主要原因。当肛管裂口比较表浅时，括约肌通常会出现强直性痉挛；而当裂口加深并露出括约肌纤维时，这种痉挛会变得更加明显。如果上述状态持续数月，括约肌在持续痉挛状态下可能形成瘢痕，从而使内括约肌发生更加严重的纤维化和强直性痉挛。

发 病 机 制

对肛裂的病因和发病机制尚未有充分的认识，所以在选择最佳的治疗方法时仍存在一定的争议。在以往很长一段时间里，肛裂被认为是由于质硬的粪块强行通过肛管所引起的。1996 年，Schouten 等提出了肛管后联合处的肛管皮肤血流与肛门内括约肌静息压呈负相关的理论。用激光多普勒血流仪检测发现，肛管后中线的血供明显少于肛管其他部位（Klosterhalfen 等，1989），因此在这个区域更可能发生肛裂。同时也有发现，肛裂患者存在正常的肛门括约肌周期性松弛的能力减弱。由于一直无法找到单一的因素作为肛裂的发病原因，所以学者们推测可能是各种因素共同作用导致肛裂发生。我们将在以下内容中进一步阐述解释。

肛管黏膜的轻微损伤

质硬的粪块通过肛管时，对疼痛十分敏感的齿状线远端肛管黏膜可发生撕裂。这会引起肛管的剧烈刺痛并进一步导致严重的肛门括约肌痉挛。这样的恶性循环不断持续，疾病会发展为慢性肛裂，这种肛裂的特点是裂口深，裂口边缘黏膜肥厚，肛门口前哨痔皮赘形成以及肛乳头肥大。

肛门括约肌痉挛

肛管静息压是由 α 肾上腺素能神经纤维和自主肌纤维共同介导的肛门内括约肌的正常功能。由直肠自主扩张所引起的肛门内括约肌松弛被称为直肠肛管抑制反射（RAIR）。有研究发现，慢性肛裂的患者由于肛门内括约肌痉挛和肛管静息压增高（HPZ）可引起直肠肛管抑制反射节律发生变化。使用能够松弛肛门内括约肌的药物对慢性肛裂的愈合有一定的疗效。

肛管黏膜缺血

通过对尸体的血管造影研究发现，肛裂患者的肛管后联合处黏膜缺乏血供。如果损伤因素不消除，这一区域的黏膜损伤会出现愈合延迟，进展为慢性病变（Schouten 等，1996；Klosterhalfen 等，1989）。

产伤

有一小部分女性患者在创伤性分娩后罹患慢性肛裂，这是由于阴道分娩时产道的间接剪切力或由于肛门内括约肌纤维化所导致的肛管黏膜顺应性下降，使其容易受到进一步的损伤。

继发性肛裂的其他原因

引起肛裂的其他少见原因包括炎性肠病（如克罗恩病）、结核性肠炎、性病（如梅毒）、肛门恶性肿瘤、获得性免疫缺陷综合征及由于肛交或扩肛所引起的肛管损伤。

临 床 特 点

肛裂最常见的症状是排便时肛门撕裂样剧烈疼痛，伴有大便末端表面少量鲜红色血迹。随后可出现持续数分钟到数小时不等的便后肛门严重烧灼样不适。对于有些肛裂患者来说，排便时疼痛异常剧烈以至于他们惧怕排便并导致便秘。一些患者会出现肛周瘙痒和潮湿。有些患者的前哨痔较大，常被误认为肛门口肿块或炎性外痔发作。有些患者由于肛裂疼痛加重进一步影响排尿，出现排尿困难、尿潴留和尿频。

在进行查体的过程中检查者应该注意手法轻柔，因为对肛裂患者进行经直肠肛门指检会造成患者肛管剧烈疼痛，所以患者通常很害怕直肠检查。对于典型的急性肛裂患者，通过仔细检查肛周区域可发现肛管黏膜的浅表性裂口。这需要在检查时轻轻地分开两侧臀部以充分打开肛门口。慢性肛裂患者常可在肛管后中线位置发现深度不等的黏膜裂口，裂口底部可显露浅色的肛门内括约肌。在触诊慢性肛裂边缘的硬结时，可有如同衣服上纽扣孔的感觉。在肛管病灶远端常可及前哨痔，而在病灶近端可及肛乳头肥大（Gupta，2004）。由于急性肛裂的患者会发生剧烈疼痛，所以一般要暂缓行直肠镜检查。在触诊时可能会扪及括约肌痉挛和纤维化。偶尔在肛裂伴感染的患者肛门处发现瘘管形成（图 4-7）。如果发现多发肛裂或肛裂位置不典型时，应提高警惕并设法排除或明确是否是其他特殊原因所引起的肛裂。克罗恩病所致的肛裂常为多发的，无症状的，并常位于偏心的位置。HIV 所致的肛裂常较深，底部较广或形成溃疡空洞，并伴有括约肌功能减退。

鉴 别 诊 断

- 特发性内括约肌狭窄：本病好发于老年人，常为女性，患者由于长期使用缓泻剂导致肛管丧失了排出正常固体大便时进行扩张的能力。其结果是，肛门内括约肌持续收缩并纤维化，使得肌纤维固定于其收缩状态无法伸展；其临床表现与慢性肛裂类似。一般情况下，患者没有明显临床症状；但当内括约肌极度收缩时会造成患者排便困难。如果在没有发现既往或现病史中有肛裂病史的情况，通过肛门指检扪及内括约肌紧缩，即可诊断本病。如果需要可采用与治疗慢性肛裂相同的肛门内括约肌切断术进行治疗。

- 伴随有肛周皮肤皲裂的肛周瘙痒症。
- 结核性溃疡。
- 炎性肠病所引起的肛管溃疡。
- 肛门鳞状细胞癌，侵犯肛管或肛门的直肠腺癌。
- 梅毒性肛裂。
- 以往肛门手术造成的瘢痕、狭窄和肛管黏膜缺失所导致的继发性肛裂；肥胖患者行小肠短路手术后可能会发生肛裂相关的肛门狭窄。
- 除了发生于典型位置的肛裂和多发肛裂，还有症状不典型的肛裂患者，应更加仔细地采集病史和进行体格检查，以排除诸如肺结核、炎性肠病、恶性肿瘤、性病或非正常性行为所引起的肛裂。

治　疗

肛裂的治疗策略取决于肛裂病程的长短（急性或慢性）以及患者的症状主诉，发病原因和肛裂的并发症也会影响到治疗方法的选择。

急性浅表性肛裂的治疗

保守治疗浅表性肛裂的原则是打破从剧烈疼痛到肛门括约肌痉挛的恶性循环。治疗方法包括以下几种。

- 软化大便，如选择高膳食纤维饮食，增加水分的摄入，服用促成便药物（如isphagula）和缓泻剂。
- 温水坐浴，有助于改善肛周不适感并缓解括约肌痉挛（Dodi 等，1986）。

- 排便前后在肛管局部使用局部麻醉药物，如利多卡因乳膏等，可缓解肛管疼痛（Gupta，2004）。
- 如果存在感染，可使用抗生素、抗阿米巴及抗寄生虫药物。

一般来说，大多数急性肛裂的患者通过上述治疗后可得到缓解，其余的可能需要其他治疗，与治疗慢性肛裂基本一致，将在后文详述。

持续性急性肛裂和慢性肛裂的治疗

药物治疗

药物治疗的目的是消除引起肛裂的致病因素，包括软化大便、松弛肛门括约肌、充分缓解疼痛和促进裂口愈合。

- 温水坐浴：有助于改善肛周不适感并缓解括约肌痉挛（Dodi 等，1986）。
- 高膳食纤维饮食：可作为维持治疗以降低复发率（Jensen，1987）。有研究表明，如果肛裂治愈后未坚持高膳食纤维饮食，30%～70% 的患者会发生肛裂复发，而如果患者能坚持高膳食纤维的摄入则复发率可下降至 15%～20%。因此，建议患者终身保持该饮食习惯。

（1）药物括约肌切开术：病程趋于慢性的肛裂患者可局部使用含有硝酸盐或钙通道阻滞剂的软膏，这一非手术治疗的方法有较好的疗效，被称为药物括约肌切开术。理想的肛裂局部治疗方法应能够减轻疼痛，同时使裂口愈合，尽量减少复发和其他不良反应的发生，不损伤排便功能。

（2）外用硝酸甘油（局部应用）：是一种硝酸盐供体和血管扩张剂，有助于改善局部血流量。它也可以通过在细胞水平由硝酸甘油代谢释放一氧化氮从而减轻内括约肌痉挛。一氧化氮可通过鸟氨酸环化酶途径作用于内括约肌起到药物括约肌切开术的作用，从而缓解疼痛和促进愈合。0.2% 和 0.4% 浓度的硝酸甘油都可以用于局部治疗，使用时戴上指套用手指涂抹药物于肛管局部，每天 2～3 次，连续使用 8 周。硝酸甘油缓解疼痛的效果可持续 2～6 小时，有报道称 70%～80% 的肛裂可愈合。与安慰剂相比，硝酸甘油可减少 50% 的复发率（Nelson 等，2012）。使用剂量递增或专门的缓释装置进行给药的 0.75 ml 含 0.3% 硝酸甘油软膏，虽然给药量是肛门内缓释管或透皮贴给药的 3 倍，但并不能提高肛裂的治愈率（Bailey 等，2002）。硝酸甘油用于治疗肛裂的主要并发症是头痛，其他并发症还包括高血压反弹、晕厥、渐进性心绞痛和过敏性皮炎。

（3）外用地尔硫䓬（2%）：是局部使用的 2% 地尔硫䓬是一种钙通道阻滞剂，通过每天使用 2 次，连续使用 8 周，可治疗肛裂。该药物通过阻断细胞中的钙离子通道使得平滑肌在受到刺激时收缩减弱，从而使肛门括约肌松弛，肛管静息压下降，促进愈合。有研究表明，外用地尔硫䓬效果良好，总治愈率可达到 88%。与局部使用硝酸甘油软膏相比，外用地尔硫䓬的不良药物反应很少（Knight 等，2001），主要包括头痛、嗜睡、情绪波动和肛周瘙痒。口服地尔硫䓬 60 mg 的疗效比外用地尔硫䓬差 38% 且药物不良反应较多（Jonas 等，2001）。

（4）外用硝苯地平（0.3%）：是一种钙通道阻滞剂，可使平滑肌松弛，有效率在 94.5% 左右。口服硝苯地平（20 mg，每天 2 次，持续 6 周）有效率低，不良反应多，一般不推荐使用（Antropoli 等，1999；Cook 等，1999）。

（5）外用氨甲酰甲胆碱：是一种副交感神经胆碱酯，可选择性激动 M 胆碱受体，促进氧化亚氮合成，从而降低肛管静息压。氨甲酰甲胆碱不被乙酰胆碱酯酶水解，所以作用时间较长。外用 0.1% 氨甲酰甲胆碱可使肛裂愈合，有效率约为 60%，且不良反应极少（Carapeti 等，2000）。

（6）肉毒杆菌毒素：可抑制神经末梢乙酰胆碱释放，并已经应用于诸如斜颈、贲门失弛缓症等疾病。通过抑制神经冲动到肌肉的传导，使得肌肉在用药后数小时内发生麻痹松弛。这一作用可持续 3～4 个月，直到有新的神经末梢再生。在治疗肛裂时可使用 10～100 U 肉毒杆菌毒素，通过肛裂病灶两侧和（或）病灶底部注射于肛门内括约肌内（Minguez 等，1999）。有报道称用药后 2 周有效率为 60%～80%，二次注射后可将有效率提高到 100%。有研究发现，肉毒杆菌毒素对青年患者和老年女性患者更有效。这一治疗方法可在门诊进行。肉毒杆菌毒素的不良反应包括心脏传导阻滞、皮肤过敏、残余尿量增加、肌无力、直立性低血压伴有心率和血压的波动；约有 10% 的患者会出现一过性尿失禁。经济成本高也是制约肉毒杆菌毒素在临床中应用的另一原因。目前肉毒杆菌毒素治疗的具体剂量、重复次数和具体注射位置仍需进一步研究。虽然根据需要可以重复给予肉毒杆菌毒素治疗（Brisinda 等，2002），但使用该治疗方法的临床数据仍十分有限（Minguez 等，2002）。

（7）外用枸橼酸西地那非：局部使用枸橼酸西地那非可通过抑制磷酸二酯酶提高细胞内 cGMP 的浓度，因为磷酸二酯酶可使 cGMP 降解，而后者是导致平滑肌松弛的主要介质。枸橼酸西地那非还可以通过间接地提高一氧化氮含量而产生疗效，因为后者浓度的增加可引起 cGMP 的降解。在实际使用时常将 0.75 ml 含 10% 枸橼酸西地那非乳膏用 1 ml 的预装注射器于肛门内注射使用。

枸橼酸西地那非的不良反应有肛周短暂的瘙痒和烧灼感。然而到目前为止还没有足够的文献可以用来评估本药物对肛裂的治疗效果（Rakinic 等，2007）。

（8）米诺地尔：是一种钾离子通道开放剂，可引起平滑肌松弛和血管扩张；但这种药物对肛裂的治愈率只有 30%（Rakinic 等，2007）。

保守治疗和药物治疗是治疗肛裂的有效手段，它可以避免麻醉和手术，所以对于不适合或不愿意手术的患者应给予上述治疗。如果患者药物治疗失败或复发，应该进一步考虑手术治疗。

手术治疗

肛裂患者经保守治疗无效的、起初愈合后又复发的、肛门疼痛剧烈难以忍受的以及有其他并发症的可考虑手术治疗。一些继发性的肛裂也需要手术干预。对于那些经过保守治疗效果不佳的患者，如果肛门疼痛难以忍受，不需试用各种药物使内括约肌松弛的方法，可直接选择手术治疗，因为手术治疗是一种可以立即缓解疼痛并且不需要进一步处理而使患者获得满意疗效的治疗方法，且其并发症安全可控。

肛裂手术的主要原则是缓解肛门内括约肌痉挛，降低肛管最大静息压，改善组织血供，促进创面愈合。

根据文献报道，肛裂手术治疗有许多不同的术式，从扩肛术到目前公认的手术治疗肛裂的金标准——闭合式侧方内括约肌切开术。

（1）内括约肌切开术：1951 年，Eisenhammer 报道了通过切断肥大的肛门内括约肌缓解肌肉痉挛从而使肛裂愈合。手术时从侧方（左侧或右侧，具体方向根据术者的习惯）做横切口，要避免在 6 点钟处做切口，以避免发生术后肛门"锁孔"畸形（图 4-8）。虽然闭合性内括

约肌切开术被认为是手术治疗顽固性肛裂的金标准，但根据文献报道开放手术和闭合手术在手术疗效方面没有显著差别。此术式可在多种麻醉方式下进行，但在全麻状态下能更好地评估括约肌状态。许多医师习惯在局部麻醉下完成此手术，以便于患者更快恢复，但这也增加了术后的复发率（Casillas 等，2005；Fleischer 等，1994）；当然如果选择局部麻醉，此手术还可以作为日间手术。手术时在截石位 3 点钟到 5 点钟将手术刀的尖端刺入皮肤形成封闭式切口；然后术者将左手示指置于肛管中，引导刀刃由外向里在齿状线下方切断肛门内括约肌的下 1/3；注意保护肛管黏膜（图 4-9）。剩下的肌纤维可通过手

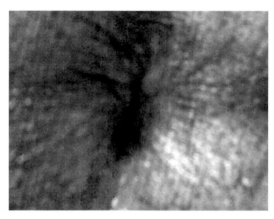

图 4-8 锁孔畸形

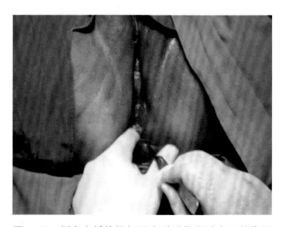

图 4-9 侧方内括约肌切开术时手指和手术刀的位置

指钝性分离和止血压迫等操作离断。一般手术时留下的伤口不作处理。在开放手术中，可在内括约肌区域做肛周小的弧形或放射样切口，在确认内括约肌后用刀片或电刀将内括约肌切断。然后用 3-0 薇乔可吸收缝线间断缝合切口。如果肛周合并有较大的前哨痔或皮赘，手术中可将前哨痔或皮赘一并切除，但这样会引起患者术后的疼痛不适。根据统计，闭合性内括约肌切开术和开放性内括约肌切开术在术后疗效和并发症发生率方面没有明显差别（Lewis 等，1988；Garcia-Aguilar 等，1996）。

经典的内括约肌大部切开术和保守的部分内括约肌切开术孰优孰劣，目前尚无可靠的证据可以得出结论。在部分内括约肌切开术中，内括约肌仅游离至肛裂上缘水平；而经典的内括约肌大部切开术须将括约肌游离至齿状线水平。有些患者的肛管可能比较短，特别是女性患者，常因产伤会造成肛管较短。所以对于这种患者，特别是女性，在侧方内括约肌切开术中应注意内括约肌的边界，避免术后发生肛门失禁。其他患者如曾经罹患括约肌损伤、多次阴道分娩、炎性肠病和各种潜在的损伤性大便失禁，也需要在侧方内括约肌切开术前给予额外注意，以避免发生括约肌功能进一步下降。部分内括约肌切开术与经典的内括约肌切开术术后发生肛门失禁的可能性无明显差别（Littlejohn 和 Newstead，1997）。虽然经典的内括约肌大部切开术可以迅速地使症状缓解，但从长期效果来看两者无明显差别。

将肛门内括约肌切开后，可消除括约肌痉挛，从而使得肛裂加快愈合。侧方内括约肌切开术术后的疼痛缓解率可达到 99%，复发率为 3%；术后发生肛门排气失禁的概率为 6%，排便失禁为 1%（Hyman，2004；Saad

和 Omer，1992；Brown 等，2007）。目前侧方肛门括约肌切开术的并发症包括大便失禁（12%～33%）、感染（1%～2%）、瘘（1%）、皮肤瘀斑和血肿（Casillas 等，2005）。侧方肛门括约肌切开术与后正中肛门括约肌切开术相比术后愈合快、痛苦少、发生术后肛门失禁的风险小（Abcarian，1980）。

在手术中可将二氧化碳激光和冷冻技术用于括约肌的分离和肛裂病灶的局部汽化，但由于该类技术成本较高阻碍了其在临床中的广泛应用。已有报道称，射频消融技术可在肛裂括约肌切开术中用于一并处理合并的脓肿、肛乳头肥大、息肉、瘘管和痔等疾病。射频消融手术过程迅速、出血少，但射频消融技术需要一个射频发生器，而这是一项新技术目前还没相关的临床随机试验提供可靠的数据，所以还需要更多的研究来分析其远期疗效（Gupta，2003；Pfenninger 和 Zainea，2001）。

治疗慢性肛裂到底是选择手术还是药物来达到松弛括约肌的目的，目前仍然存在争议。有研究表明，侧方肛门内括约肌切开术治疗慢性肛裂，其病灶愈合率在用药后 6 个月时明显好于硝酸甘油组（92.1% vs. 27.2%，$P < 0.01$）。而硝酸甘油组的不良反应明显高于手术组（84% vs. 30%，$P < 0.01$），在硝酸甘油组中 20% 的患者由于无法耐受头痛而提前终止治疗。但是也有支持药物疗法的学者指出，有相当一部分肛裂患者通过药物治疗后得到治愈，且没有发生并发症，这部分患者的费用、风险和不适感都明显少于手术治疗。

(2) 经肛裂病灶后方括约肌切开术：由于经肛裂病灶后方括约肌切开术在肛门后正中线上通过肛裂病灶切开内括约肌，此处血供较差，手术失败或术后复发的概率较大，所以不推荐此术式用于治疗肛裂（Saad 和 Omer，1992）。

（3）肛裂切除术：Gabriel 在 1948 年具体介绍了肛裂切除术，用该式式将前哨痔、肥大的肛乳头以及肛裂病灶两侧慢性硬化无法愈合的皮缘切除。在治疗肛裂时，一般同时行侧方内括约肌切开术或扩肛术。如果肛裂位置为截石位 6 点钟，则因尽量避免在肛裂病灶底部行肛门内括约肌切开术，以免形成锁孔畸形和由此引起的其他不良后果（Abcarian，1980）。肛裂切除术本身留下的伤口会引起很大不适，一般需要 4～6 周才能愈合。有些外科医师通过皮瓣移植来覆盖这些伤口以期加快创面愈合。

（4）扩肛术（Lord 术）：由 Recamier 首次报道，操作简单，术中不需要使用任何特殊的器械或设备，术后也不需要特别护理。目前扩肛术由于可引起并发症而饱受非议，仍然有许多普通外科医师愿意选择此术式治疗肛裂。在深度全麻下双手各伸出两指插入肛门后向两侧扩张肛门括约肌，维持 3～4 分钟；具体操作可能在不同的外科医师间有差别，但都大同小异。一般来讲，可由一指开始，逐渐过渡到两指（双手各出一指），再用三指，最后达到双手各出两指。由于此操作无法控制具体扩张肌肉的位置，肛门内、外括约肌在不同部位形成撕裂可造成肛门内、外括约肌暂时性麻痹从而缓解疼痛。12%～27% 的患者会发生术后肛门失禁（Isbister 和 Prasad，1995），6%～7% 的患者会发生术后肛裂复发。此术式也会发生出血、肛周损伤、内痔脱垂嵌顿、肛周感染、Fournier 坏疽、菌血症和直肠脱垂等并发症。1992 年，Sohn 和他的同事报道了他们在扩肛术中将肛管精确扩张至直径 4.8 cm，如应用直径 40 mm 乙状结肠直肠球囊，术

后肛裂的治愈率为 93% 和 94%，但是每组都并发发热症状。术后用肛管内超声和直肠肛管内测压仪显示，平均肛管静息压有明显下降（Sohn 等，1992）。扩肛术的禁忌证包括肛管先天性窄缩、直肠肛管角平直、老年性肛门括约肌松弛和较严重的内痔脱垂。无论是徒手行扩肛术还是利用充气球囊，术后发生肛裂复发和肛门失禁等并发症的概率要明显高于侧方内括约肌切开术。扩肛术还会引起不可控制的括约肌受损，所以对有些患者禁止开展扩肛术。

（5）V-Y 推进皮瓣移位成形术：对于肛管静息压不高的肛裂患者，特别是产伤引起的肛裂，内括约肌切开术的疗效一般不佳，所以可以选择行 V-Y 推进皮瓣移位成形术（Jonas 等，2001）。皮瓣一般在肛裂切除术或侧方内括约肌切开术后用来覆盖肛裂病灶表面的黏膜缺损，皮瓣成形术可在初次手术时一并完成，也可作为对术后肛裂愈合不佳而行的二次手术。皮瓣移位成形术是否可以和其他外科干预措施（如气囊扩张辅助控制性括约肌切开术，应用冷冻、激光、射频等能源的射频消融手术）一起用于治疗肛裂，目前尚无充分的临床经验。

（6）肛门内括约肌分离术：由 P. J. Gupta 提出，主要是在术中用手指钝性分离内括约肌，术后可使 86% 的患者疼痛症状迅速缓解，术后 91% 的患者在 4 周内痊愈，术后复发率为 6%。这是一项简便易行的技术（Gupta，2007）。

（7）直流电灼治疗：有报道，对少部分肛裂并伴有痔的患者在门诊采用直流电灼治疗。在选择的慢性肛裂患者中，对其他保守治疗方法无反应时，这种非手术的治疗被认为是安全有效的方法（Machicado 等，1997）。

复发

术后复发可能是由于疾病本身再次发生，也可能由于手术不彻底（如侧方内括约肌切开不完全）引起。医学治疗本身就是一个尝试的过程，如果失败了，患者应该在麻醉下再次行肛门指检或肛管内超声检查重新评估；如果是由于侧方内括约肌切开术切开不完全，可在前次手术同侧或对侧再次行手术治疗；如果初次内括约肌切开术切开完整，也可在对侧进行重复手术。

特殊情况

继发性肛裂需要治疗引发肛裂的潜在疾病或消除病因。合并有克罗恩病或获得性免疫缺陷综合征的肛裂患者很难治愈，一般选择保守治疗。如果保守治疗失败，则可考虑行侧方内括约肌切开术。虽然对于这些肛裂患者可以反复给予手术干预，但也会带来肛门失禁等并发症发生率的增加。近来有研究表明，闭合性内括约肌切开术可使上述患者获益（Fleshner 等，1995）。HIV 感染患者罹患肛裂依旧是一个十分棘手的问题，这些患者需要彻底的检查以明确是否是 HIV 相关性肛周溃疡；也可诊断性行部分内括约肌切开术治疗，观察其是否有效，再做出准确的判断（Abramowitz 等，2009）。合并有肛管狭窄的肛裂患者可在行侧方内括约肌切开术的同时行推进式皮瓣肛门成形术。合并有Ⅰ度或Ⅱ度脱垂性痔的患者可在行侧方内括约肌切开术的同时行硬化剂注射或橡皮圈套扎治疗。合并有Ⅲ度脱垂性痔的患者可同时行侧方内括约肌切开术和痔切除术（图 4-10）。罹患肛裂的同性恋者应行病灶处组织活检和伤口分泌物培养。这些溃疡病灶需要积极地清创治疗，病灶局部使用类固醇可能有效。只有对药物治疗无效的患者才建议

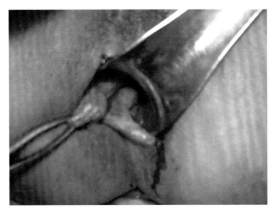

图 4-10　慢性肛裂合并痔

行括约肌切开术。肛裂合并克罗恩病一般以腹泻和腹痛为主要症状，对于这些患者需要仔细评估，包括病灶组织活检。保守治疗是主要的治疗方法，但如果治疗无效，可考虑行侧方内括约肌切开术。

预　　防

大多数患者发病是从一次严重的便秘或腹泻开始的。患者经常可以回想起肛门撕裂样疼痛。预防便秘饮食和治疗措施可以有效地预防肛裂的发生。患者应该增强信心并努力做到不刻意抵抗便意，培养定期排便的习惯并且避免排便时间过长（Gupta，2004）。终身调整饮食习惯，保持高膳食纤维饮食，是肛裂患者必须坚持的预防肛裂复发的措施，它可以将复发率从 30%～70% 减少到 15%～20%。

小　　结

肛裂发生的确切病因目前尚不清楚，目前来看肛裂发病是多重因素共同作用的结果。大多数原发性肛裂可通过药物进行治疗；对于药物治疗无效的、复发的或慢性肛裂，应该行侧方肛门内括约肌切开术。对于

不典型的或继发性肛裂应进行仔细彻底的检查。进一步检查可以在手术前帮助明确诊断并消除引起肛裂的其他潜在原因。只要能够正确地使用药物和手术方法治疗肛裂，其预后是好的。

（郑立君　译）

参考文献

[1] Abcarian H. Surgical correction of chronic anal fissure: results of lateral internal sphincterotomy vs. fissurectomy-midline sphincterotomy. Dis Colon Rectum. 1980; 23: 31−36.

[2] Abramowitz L, Benabderrahmane D, Baron G, et al. Systematic evaluation and description of anal pathology in HIV-infected patients during the HAART era. Dis Colon Rectum. 2009; 52(6): 1130−1136.

[3] Antropoli C, Perrotti P, Robino M, et al. Nifedipine for local use in conservative treatment of anal fissure: preliminary results of a multicentre study. Dis Colon Rectum. 1999; 42: 1011−1015.

[4] Bailey H, Beck DE, Billingham RP, et al. A study to determine the nitroglycerin ointment dose and dosing interval that best promote the healing of chronic anal fissures. Dis Colon Rectum. 2002; 45: 1192−1199.

[5] Brisinda G, Maria G, Sganga G, et al. Effectiveness of higher doses of botulinum toxin to induce healing in patients with chronic anal fissures. Surgery. 2002; 131: 179−184.

[6] Brown CJ, Dubreuil D, Santoro L, et al. Lateral internal sphincterotomy is superior to topical nitroglycerin for healing chronic anal fissure and does not compromise long-term fecal continence: six-year follow-up of a multicenter, randomized, controlled trial. Dis Colon Rectum. 2007; 50(4): 442−448.

[7] Carapeti EA, Kamm MA, Phillips RK, et al. Topical diltiazem and bethanechol decrease anal sphincter pressure and heal anal fissures without side effects. Dis Colon Rectum. 2000; 43(10): 1359−1362.

[8] Casillas S, Hull TL, Zutshi M, et al. Incontinence after a lateral internal sphincterotomy: are we underestimating it? Dis Colon Rectum. 2005; 48(6): 1193−1199.

[9] Cook TA, Humphreys MM, Mortenson NJ. Oral nifedipine reduces resting anal pressure and heals chronic anal fissure. Br J Surg. 1999; 86: 1269−1273.

[10] Dodi G, Bogoni F, Infantino A, et al. Hot or cold in anal pain? A study of the changes in internal anal sphincter pressure profiles. Dis Colon Rectum. 1986; 29(4): 248−251.

[11] Eisenhammer S. The surgical correction of chronic internal anal (sphincteric) contracture. S Afr Med J. 1951; 25(28): 486−489.

[12] Fleischer M, Marini CP, Statman R, et al. Local anesthesia is superior to spinal anesthesia for anorectal surgical procedures. Am Surg. 1994; 60(11): 812−815.

[13] Fleshner PR, Schoetz Jr DJ, Roberts PL, et al. Anal fissure in Crohn's disease: a plea for aggressive management. Dis Colon Rectum. 1995; 38(11): 1137−1143.

[14] Garcea G, Sutton C, Mansoori S. Results following conservative lateral sphincterotomy for the treatment of chronic anal fissures. Colorectal Dis Off J Assoc Coloproctol G B Irel. 2003; 5(4): 311−314.

[15] Garcia-Aguilar J, Balmonte C, Wong W, et al. Open vs. closed sphincterotomy for chronic: long term results. Dis Colon Rectum. 1996; 39: 440−443.

[16] Gupta PJ. Sphincterotomy with radio frequency surgery: a new treatment technique of fissure in ano and associated pathologies. Rom J Gastroenterol. 2003; 12(1): 37−40.

[17] Gupta PJ. Treatment of fissure in ano- revisited. Afr Health Sci. 2004; 4(1): 58−62.

[18] Gupta PJ. Internal anal sphincterolysis for chronic anal fissure: a prospective, clinical, and manometric study. Am J Surg. 2007; 194(1): 13−16.

[19] Hyman N. Incontinence after lateral internal sphincterotomy: a prospective study and quality of life assessment. Dis Colon Rectum. 2004; 47(1): 35−38.

[20] Isbister WH, Prasad J. Fissure in ano. Aust N Z J Surg. 1995; 65(2): 107−108.

[21] Jensen SL. Maintenance therapy with unprocessed bran in the prevention of acute anal fissure recurrence. J R Soc Med. 1987; 80(5): 296−298.

[22] Jonas M, Neal KR, Abercrombie JF, et al. A randomized trial of oral vs. topical diltiazem for chronic anal fissures. Dis Colon Rectum. 2001; 44(8): 1074−1078.

[23] Kennedy ML, Sowter S, Nguyen H. Glyceryl trinitrate ointment for the treatment of chronic anal fissure: results of a placebo-controlled trial and long-term follow- up. Dis Colon Rectum. 1999; 42(8): 1000−1006.

[24] Klosterhalfen B, Vogel P, Rixen H, et al. Topography of the inferior rectal artery: a possible cause of chronic, primary anal fissure. Dis Colon Rectum. 1989; 32(1): 43−52.

[25] Knight JS, Birks M, Farouk R. Topical diltiazem ointment in the treatment of chronic anal fissure. Br J Surg. 2001; 88(4): 553−556.

[26] Lewis TH, Corman ML, Prager ED, et al. Long term effects of open and closed sphincterotomy for anal fissure. Dis Colon Rectum. 1988; 31: 368−371.

[27] Littlejohn DR, Newstead GL. Tailored lateral sphincterotomy for anal fissure. Dis Colon Rectum. 1997; 40: 1439－1442.

[28] Machicado GA, Cheng S, et al. Resolution of chronic anal fissures after treatment of contiguous internal hemorrhoids with direct current probe. Gastrointest Endosc. 1997; 45: 157－162.

[29] Madalinski MH. Identifying the best therapy for chronic anal fissure. World J Gastrointest Pharmacol Ther. 2011; 2(2): 9.

[30] Minguez M, Melo F, Espi A, et al. Therapeutic effects of different doses of botulinum toxin in chronic anal fissure. Dis Colon Rectum. 1999; 42: 1016－1021.

[31] Minguez M, Herreros B, Espi A, et al. Long-term followup (42 months) of chronic anal fissure after healing with botulinum toxin. Gastroenterology. 2002; 123(1): 112－117.

[32] Nelson RL, Thomas K, Morgan J, et al. Non surgical therapy for anal fissure. Cochrane Database Syst Rev. 2012; 2, CD003431.

[33] Pfenninger JL, Zainea GG. Common anorectal conditions, part II. Am Fam Physician. 2001; 64(1): 77－88.

[34] Rakinic CV, Boehler M, Advani V, et al. Anal fissure. Clin Colon Rectal Surg. 2007; 25(3): 133－137.

[35] Recamier lCA (1829). Quoted by OH Goodsall and WE Miles. Disease of the Anus and rectum, pan 1. Longmans. London 1900.

[36] Richard CS, Gregoire R, Plewes EA, et al. Internal sphincterotomy is superior to topical nitroglycerin in the treatment of chronic anal fissure: results of a randomized, controlled trial by the Canadian Colorectal Surgical Trials Group. Dis Colon Rectum. 2000; 43: 1048－1057.

[37] Saad AM, Omer A. Surgical treatment of chronic fissure-in-ano: a prospective randomised study. East Afr Med J. 1992; 69(11): 613－615.

[38] Schouten WR, Briel JW, Auwerda JJ. Ischaemic nature of anal fissure. Br J Surg. 1996; 83(1): 63－65.

[39] Sohn N, Eisenberg M, Weinstein M, et al. Precise anorectal sphincter dilatation-Its role in the therapy of anal fissures. Diseases of the Colon & Rectum. 1992; 35(4): 322－327.

[40] Wiley M, Day P, Rieger N. Open vs. closed lateral internal sphincterotomy for idiopathic fissure-in-ano: a prospective, randomized, controlled trial. Dis Colon Rectum. 2004; 47(6): 847－852.

[41] Zaghiyan KN, Fleshner P. Anal fissure. Clin Colon Rectal Surg. 2011; 24(1): 22－30.

第5章
肛周脓肿和肛瘘
Perianal Sepsis and Fistula

Parvez Sheikh and Prasang Bajaj

概　述

肛瘘和肛周脓肿都属于直肠肛管化脓性疾病的范畴。脓肿是直肠肛管周围炎症的急性期表现，而肛瘘为慢性病程。肛周脓肿（又称直肠肛管周围脓肿或肛门周围脓毒症）是一种能在肛管周围软组织形成一个离散的脓腔结构的感染。肛瘘是连接位于肛管内口和肛周皮肤外口的肉芽组织性管道，通过瘘管脓肿被引流或者自发性破裂。有一些肛瘘可能有内在开口的一条盲管。不适症状会对生活质量产生重要影响，轻的产生微小不适，并排出不洁物，重的发生严重的败血症。治疗肛周脓肿的办法是相对简单的，但要根治肛瘘对于外科医师以及患者而言具有一定的挑战性，并且经常没有效果。由于缺乏标准的外科治疗流程和直肠肛管瘘特异的病因，治疗肛瘘比起治疗其他大多数结直肠疾病要求外科医师有更多的经验来判断。

追溯肛瘘的历史，超过了 2000 年，在大量的文章和书籍中都有关于肛瘘的描述。大约公元前 430 年，希波克拉底就提到了

瘘的外科疗法，而且他是第一个提倡使用挂线（来自拉丁语的线，一种短硬毛）的人。1376 年，英国外科医师 John.Arderne（1307—1390）撰写了肛瘘专著，在书中描述了瘘管切除术和挂线术的使用。历史典故中提到 18 世纪时，路易十六曾经接受过肛瘘的治疗。19 世纪晚期及 20 世纪早期，Goodsall、Miles、Milligan、Morgan、Thompson 和 Lockhart-Mummery 等杰出的外科医师都为治疗肛瘘做出了巨大贡献。

解　剖

评估和治疗肛周脓肿与肛瘘需要对肛管及周围潜在间隙的解剖有透彻的理解，解剖知识有助于确定和理解这种疾病的起源和进程（图 5-1）。直肠壁内环形肌下延至肛管形成肛门内括约肌。外侧环绕着一层漏斗样的肌肉组织，包括肛提肌、耻骨直肠肌和肛门外括约肌。皮肤与黏膜相接处是齿状线的位置，也是肛瓣的位置。肛瓣的近端是肛隐窝和肛窦，在显微镜下显示为一个个小坑。

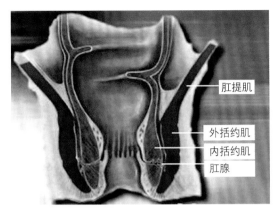

图 5-1 肛管和直肠的解剖

处于括约肌间隙或肛门内括约肌上的肛腺开口于这些肛隐窝。

肛周间隙是肛门边缘区域的潜在空间。位于两条括约肌之间的括约肌间隙向下与肛周间隙相连。肛提肌上间隙是括约肌间隙向上的延续，以腹膜为上界，以肛提肌为下界，中间是直肠壁，外侧为骨盆壁。坐骨直肠间隙是肛提肌向上至腹膜下的扩展空间。肛管后深间隙处在尾骨尖和直肠壁之间，上面是肛提肌，下面是肛门尾骨韧带。

流行病学和病因学

肛门周围脓肿可以发生在任何年龄的人群，而在 30～40 岁人群中更普遍。在患病的儿童中，12 个月以下的婴儿更为常见。男性比女性更易患此病，男女比例为（2～3）:1（Isbister，1987），婴儿期也是男性患病明显居多。大约 30% 的肛周脓肿患者都有相同的既往史（Ramanujam 等，1984）。

许多因素都与肛周脓肿的发生有关，如恶性肿瘤、创伤、肺结核、异物、免疫相关的肠道疾病、单纯皮肤感染及放线菌感染等。但大多数肛周脓肿源于肛腺感染。这些腺体被阻塞导致淤滞，且细菌过度生长，最

终形成脓肿。研究表明，90% 的肛瘘形成的原因符合肛周脓肿的腺体隐窝理论。在感染来源中，需氧菌和厌氧菌混合感染占 72%，而纯需氧和厌氧菌单独感染只占 9% 和 19%（Brook 和 Fraizer，1997）。常见的相关微生物包括大肠埃希菌、类杆菌和肠球菌类。皮肤来源的细菌（如葡萄球菌）的存在，表明了肛周脓肿是由于阻塞的分泌性腺体受到继发感染造成的（Grace 等，1982；Henrichsen 和 Christiansen，1986）。文献回顾显示，患有肛周脓肿及肛瘘的患者中，肠道来源和皮肤来源的微生物感染发生率分别为 85%～100%、0～38%（Takayuki 等，2008）。直肠肛门周围脓肿引流后肛瘘的发生率要比单为肠源性细菌感染导致肛瘘的发生率要高。

分　类

直肠肛门周围脓肿

直肠肛门脓肿可根据脓腔的位置进行分类。按照发生率从高到低的顺序分别为肛门周围脓肿、坐骨直肠窝脓肿、括约肌间脓肿（也称为黏膜下脓肿）和肛提肌上脓肿（Nelson，2002）。单次化脓感染过程中，会牵涉一个或多个间隙。例如，括约肌间隙脓肿可以扩散到肛提肌上间隙。通过括约肌间隙、肛提肌上间隙或坐骨直肠窝，脓肿可以由肛门后深间隙扩散到另一侧形成所谓的马蹄形脓肿。这些脓肿还可以扩散到阴囊，并可导致暴发性阴囊坏疽（Fournier 坏疽）；还可扩散到阴唇，引起前庭大腺脓肿；甚至扩散到大腿、小腿和腹壁，进而导致坏死性筋膜炎（图 5-2）。

肛瘘

肛瘘有很多不同的分类标准，最常用的是 Parks 等人在 1976 年所描述的分类方案（图 5-3）。

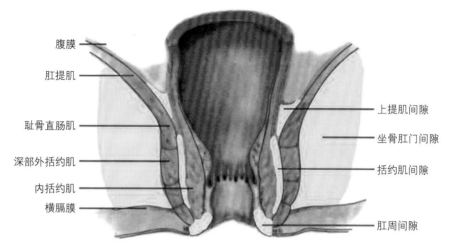

腹膜

肛提肌

耻骨直肠肌

深部外括约肌

内括约肌

横膈膜

上提肌间隙

坐骨肛门间隙

括约肌间隙

肛周间隙

图 5-2　肛 周 间 隙

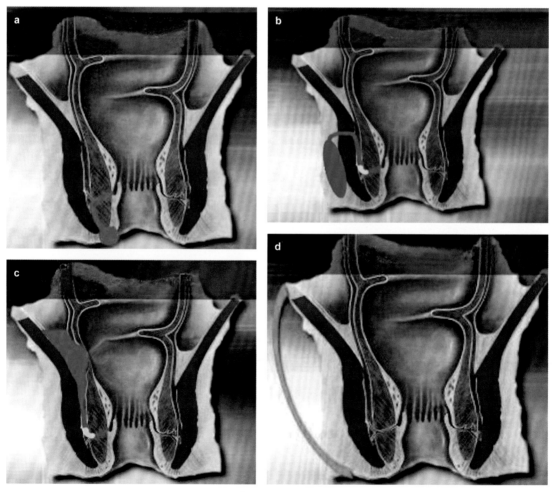

图 5-3　肛瘘分类。a. 低位括约肌间肛瘘导致肛周脓肿；b. 经括约肌肛瘘坐骨直肠脓肿；c. 高位括约肌间肛瘘导致肛提肌上脓肿；d. 括约肌外肛瘘

Parks 对肛瘘的分类基于主要瘘道在相关肛门括约肌中的走行，即括约肌之间，贯穿括约肌、括约肌上方和括约肌外侧。这些分组又可以根据次级瘘道和一些精细的解剖细节进一步再分类（Parks 等，1976）。Park 的分类方法并不完善，事实上在一些情况下并不准确，如 Park 描述的括约肌上方瘘的分类不能表示疾病的自然播散。所有肛提肌上间隙播散实际上都是由括约肌间隙向上通过瘘道扩散的，其他能达到肛提肌上间隙的是由医源性导致。

肛瘘的分类可以简单，也可以复杂，复杂型肛瘘包括复发性瘘、多发瘘、女性前庭瘘、高位瘘及扩散到邻近器官的瘘（图 5-4）。

诊　　断

肛周脓肿

直肠肛门周围脓肿有两种结局，脓肿破溃排出或引起自身感染。有感染的患者表现出肛周、直肠、臀部的疼痛感从无到有，逐渐加重。之后则会更严重，触觉过敏明显，出现持续性波动性疼痛。疼痛往往伴随全身症状，如发热和虚汗。在上述症状的基础上，肛周脓肿溃破引流后，患者发现内衣或厕纸上有脓性分泌物，随着突发脓性分泌物的排出疼痛获得缓解。

因为直肠肛门周围脓肿解剖位置的不同，体检时也有不同的发现。某些情况下，需要在麻醉后检查。肛周脓肿和坐骨直肠间脓肿所在处会出现红斑、肿痛、压痛及波动感。括约肌间脓肿或黏膜下脓肿患者，主诉肛门周围存在难以忍受的剧痛，但并不表现出其他肉眼可见的外在症状。由于疼痛剧烈，直肠指检往往无法进行。但如果能行直肠指检，就能触到波动感。在直肠指检无法进行或诊断有疑问时，在麻醉下评估很有必要。肛提肌上脓肿常是括约肌间脓肿向上扩散的结果。

肛瘘

肛瘘标志着反复发作的直肠肛门周围脓肿进入了慢性进展过程。直肠肛门周围脓肿可以是自发的破溃引流，也可以是外科手术引流。患者经常主诉疼痛，肿胀，流脓，反复循环。脓液也会造成皮肤红肿，表皮脱落，瘙痒。有慢性腹痛或者腹泻病史的患者需要排除克罗恩病的可能。

体格检查常会发现一个或多个、有或没有肉芽组织的开口，以及周围的瘢痕。有时候，只有经过对硬结区域仔细检查，才会发现外部瘘道开口，瘘口非常细小而且很难察觉。有的患者仅在瘘道外口暂时闭合的阶段出现症状。在对患者触诊时，有压痛，并有脓液流出，触及向肛门延续的纤维条索。在

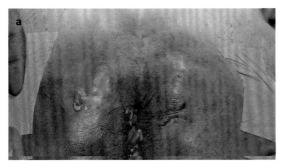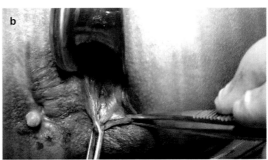

图 5-4　a、b.复发肛瘘显示内口和外口

疾病过程中，外部窦道通常是感觉不到的，除非是个低位肛瘘。

一般不建议用器械做瘘管探查，但直肠指检、肛门镜检查和直肠镜检查可以有助于发现瘘管内口（图5-4b），并排除其他直肠疾病。常在齿状线看到瘘管内口，这与直肠肛门脓肿隐窝理论相一致。在内口的位置会看到一个增大的乳头状组织。而瘘管内口最常见的部位是在后正中线上，因为大多数肛腺位于那里。在直肠指检时，此括约肌间瘘管可能会被误认为黏膜下硬结。1900年，Goodsall描述了一个简单的规律，是用外部瘘管开口的位置来预测内部开口的位置。外口在前半部分肛门前外侧肛瘘，通常直接沿瘘管方向进入肛管（图5-5）。外口在肛门后半部分的肛瘘通常沿弯曲的方向从后正中线发起。除此之外还包括多个外口，其存在肛门前方，距肛缘超过3 cm。因此，在大多数情况下，内口都是开口在后正中线。

Ciroco和Reilly发现Goodsall定律对于肛门前方开口的患者而言是不准确的，因为近71%的肛瘘在前正中线上有内口（Cirocco，1992）。Goodsall定律也不适用于与癌或克罗恩病相关的肛瘘（Fazio，1987）。所以，此定律对某些患者来说是不够精确的，不能在所有的情况下都依靠它来判断。

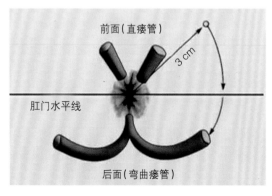

前面（直瘘管）

3 cm

肛门水平线

后面（弯曲瘘管）

图5-5 Goodsall定律

特殊检查

乙状结肠镜与结肠镜检查

乙状结肠镜应对所有有症状并提示肛瘘的患者进行检查，从而排除其他疾病，如直肠炎症、息肉等。如果症状提示存在炎性肠病或有息肉形成，就必须进行全结肠镜检查。

瘘管造影

造影剂增强瘘管造影是首选的影像学检查方法。在瘘管造影时，外口插上细金属管，轻轻向瘘管推注水溶性造影剂来显像（图5-6）。瘘道造影是使用最广泛的影像学检查手段。但是，其对内口定位差，缺乏精确的解剖标志，也无法直接显示复杂括约肌和肛提肌，故其灵敏度有限。因为瘘管侧支常缺乏造影剂填充，极可能会导致次级瘘管遗漏，出现术后极高的复发率（SteveHalligan 和 JaapStoker，2006；JonesJennifer 和 Tremaine William，2005；Kuijper 和 Schulpen，1985）。目前使用的窦道造影技术还不能查明瘘管是否存在，特别是在外口位置比较远的患者，或者手术后伤口未愈合的患者。检查时，进入肛管的造影剂将确认瘘的存在，当显像是一条很长的瘘道或者管腔的走行朝着肛管方向但未进入直肠，表明可能是肛瘘的瘘道。

直肠腔内超声检查

由 Clivev Bartram 开发的直肠腔内超声是首个直接详细描绘复杂肛门括约肌的技术（Law 和 Bartram，1989），此检查方法简单，可快速完成，且患者可以耐受。此检查能证明肛门括约肌的受损程度，因而已引起相当大的关注（Sultan 等，1993）（图5-7）。内括约肌被可视化为低回声区并环包围肛管，而外部括约肌呈混合回声区。括约肌间隙和联合纵肌处于前两者之间，呈混合回声区，通过使用

10 MHz 超声可以分辨（Frudinger 等，2002）。

直肠腔内超声检查中，瘘管及括约肌间瘘内口通常可视化程度好。横穿括约肌间瘘道是穿透外括约肌到达坐骨直肠窝而成。初级瘘道的扩大管道显示为低回声积液。过氧化氢的气体反射凸显了瘘管痕迹，并有助于找到内口位置。然而，超声波束的渗透不足以穿透外括约肌，特别是使用高频换能器时，限制了坐骨直肠窝和肛提肌上间隙感染

显像的能力，其结果是从主要瘘道分散的旁支，在超声检查时可能不会被发现。对于复发性患者，肛门内镜检查可能并不可靠，因为它无法区分感染和纤维化区域（Choen 等，1991）。三维超声重建在检测小病变时可能更有效（图 5-8）。

CT 扫描

通过直肠静脉对比，CT 扫描可用于评估肛瘘，然而它不受欢迎，因为它不能有效

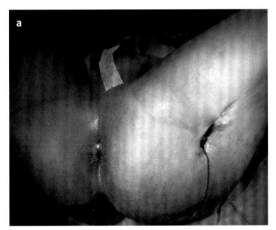
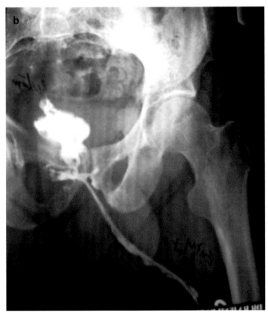

图 5-6　a、b. 大腿部远端外口处注入造影剂，造影显示瘘管与肛管相通

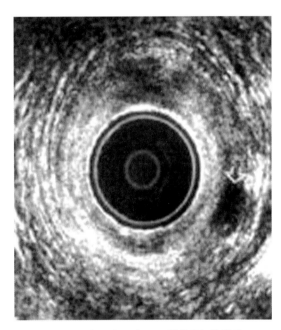

图 5-7　经肛门 B 超显示括约肌间隙脓肿

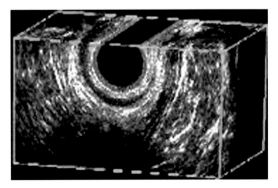

图 5-8　经肛门 B 超三维成像

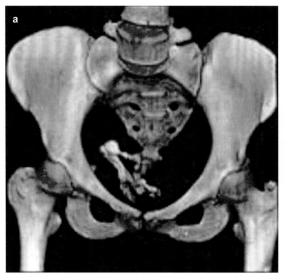
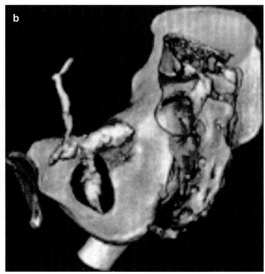

图 5-9　a、b.CT 扫描重建显示肛提肌上瘘管

地显示肛提肌和复杂的括约肌。目前，CT扫描用于显示疑似肛提肌上脓肿患者，或存在高度复杂的肛瘘时，排除相关的其他盆腔病变（图 5-9）。

磁共振成像（MRI）

MRI 是确定肛瘘是否存在，以及分辨肛瘘所处病程阶段的最准确的方法（Lunniss，1992）。MRI 能成功运用于肛瘘的术前分类，这是因为磁共振技术能极灵敏地显示瘘道和脓肿，并呈现高度精确的解剖图像，以及在外科层面显示图像的直接结果（图 5-10）。图像能完美显示肛门括约肌的解剖细节。然而，由于其有限的可视区域，且对肛提肌上脓肿的显示缺乏精确性，所以 MRI 未普遍常规使用。主体磁共振和骨盆表面磁共振更多应用于显示肛瘘患者的骨盆情况（SteveHalligan 和 JaapStoker等，2006）。Spencer 和他的同事们在磁共振图像和麻醉后检查的基础上将 37 名患者分成简单的肛瘘和复杂的肛瘘，发现 MRI 检测阳性预测值为 73% 和 87%，麻醉后检测

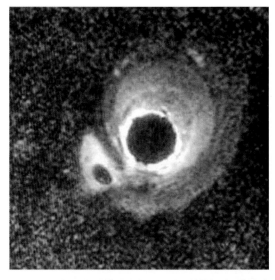

图 5-10　经肛门置线圈后做 MRI 发现括约肌间隙脓肿

值为 57% 和 64%，而且 MRI 可以更好地预测结果（Spencer 等，1998）。Beeets-Tan 等人的研究发现，术前 MRI 识别瘘管的敏感性和特异性分别为 100% 和 86%，术前检出肛瘘内口的敏感性和特异性为 96% 和 90%（Beets Tan 等，2001）。静脉注射造影剂的研究更为明确，也可用 MRI 瘘管显像获得

类似的结果。所以，建议 MRI 成像应该常规包括在肛瘘的检查中。另外，彩色多普勒有助于检查开放的瘘管，也可以作为一种非侵入性检查的补充。

直肠肛门压力测定

直肠肛门压力测定对诊断肛瘘的作用非常有限。在肛瘘患者术前存在大便失禁和梗阻性排便异常时，本检测有较大意义，在术后可能出现医疗诉讼时也有用处。

瘘管镜

直肠肛门瘘管镜是在使用输尿管镜的基础上，新发展起来的检查方法，能识别主要瘘口，有利于多发、复杂的或医源性瘘道的检查（Johnson 等，2005）。瘘管镜在诊断和治疗复杂肛瘘方面是很有前景的工具。

治 疗

直肠肛门脓肿

肛周脓肿是一种外科急症，治疗方法是急诊切开引流（Whiteford，2005）。根据患者的身体情况和脓肿位置，可以通过门诊手术或在手术室麻醉下进行引流。如果是没有波动感的蜂窝织炎，门诊引流失败，有败血症症状和体征的脓肿，以及脓肿广泛蔓延至肛提肌以上时，更适合在手术室进行治疗，可以在麻醉下进行全面检查，确保最佳诊断评估和引流。虽然切开引流可有效治疗急性脓肿，但患者仍有出现慢性肛瘘或复发的风险。35%～50% 的患者在首次治疗肛周脓肿后会发生上述两种情况（Hamadani 等，2009）。而性别、吸烟史、围手术期使用抗生素，以及 HIV 感染情况都不是肛瘘形成或肛周脓肿复发的危险因素（Hamadani 等，2009）。应尽可能在靠近肛门处引流，以减少后继可能形成的瘘管的长度。在脓肿周围

切开脓腔可能导致括约肌复合体或阴部神经的损伤，因此必须格外小心，并确保脓液完全引流。没有证据表明，常规使用抗生素可以缩短愈合时间或降低复发率（Llera 和 Levy，1985；Stewart 等，1985；Macfie 和 Harvey，1977）。对于存在高危因素（如糖尿病、免疫抑制、广泛蜂窝织炎、人工瓣膜和瓣膜性心脏病）的患者，应考虑使用抗生素（Whiteford，2005；Dajani 等，1997）。引流后，疼痛通常立即缓解。术后应指导患者坐浴，使用缓泻剂和镇痛药。出血和引流物通常在几天内消退。约数周后伤口愈合，鼓励患者随访，因为 10% 的患者会再次发生急性脓肿，而多达 50% 的患者会发生慢性肛瘘（Vasilevsky 和 Gordon，1984）。

患者取截石位，脓腔周围充分消毒，铺巾。根据脓肿位置，对患者实施全麻或肛周神经阻滞。用手术刀片，在距离肛门边缘最近且波动感最强的点进行刺切。对于较大的脓腔可能需要用手指或止血钳探查，以打破未引流的脓腔。除了充分引流，还应当切除表层皮肤，或置入引流管，尽量防止脓肿急性复发，这两种方法都可以促使未充分引流的脓液排出，并降低急性复发的可能（Isbister，1987；Read 和 Abcarian，1979）。患者使用一定镇痛药，在 1～2 周后进行随访，并拔除引流管。如果有指征，可使用抗生素。

括约肌间隙脓肿、肛提肌上脓肿和肛门后深部脓肿最适合在手术室治疗，并进行全面检查。对于括约肌间隙脓肿，切开并分离内括约肌下端与齿状线，注意止血。如果括约肌间隙脓肿向上蔓延导致肛提肌上脓肿，应直接从直肠引流脓液（图 5-11）。然而，如果肛提肌上脓肿由坐骨肛门窝脓肿引起，应通过坐骨肛门窝引流脓液（图

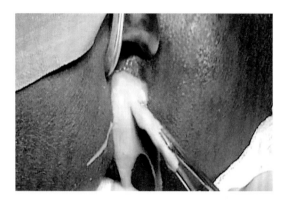

图 5-11　括约肌间隙脓肿切开引流

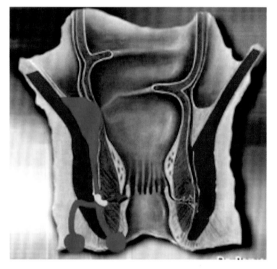

图 5-12　括约肌间隙脓肿内破溃引流图示

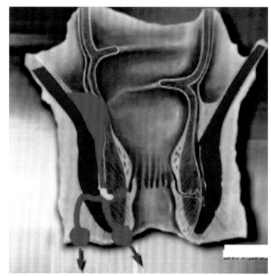

图 5-13　坐骨直肠窝和肛周脓肿外引流途径

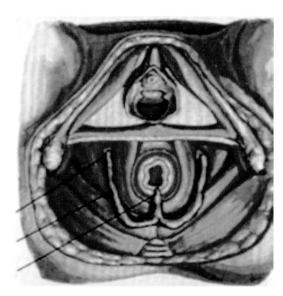

图 5-14　马蹄形脓肿

5-12 和图 5-13）。由盆腔外疾病（如克罗恩病、憩室炎或阑尾脓肿）引起的肛提肌上脓肿，最初可通过直肠或坐骨肛门窝引流。总之，需要治疗一并受累的器官（Gordon和 Nivatvongs，1999）。

马蹄形脓肿

位于肛管后中线的肛门腺发生感染可引起马蹄形脓肿。致密的肛尾韧带可防止脓肿直接向下播散，导致脓液沿着阻力最小的路径横向进入坐骨直肠窝，术语称马蹄形脓肿（图 5-14）。需要通过覆盖着的肛尾韧带，去除脓肿腔顶部，以及将脓液横向引流。放置一个引流管可能有助于防止过早皮肤闭合，并通过提供一个感染引流通路，避免急性脓肿复发，并促进瘘道纤维化愈合。

脓肿和主要瘘管切开术

在同一处施行瘘道切开并进行肛周脓

肿引流被称为"主要"或"同步"瘘管切开术。实施主要瘘管手术同时行直肠肛门脓肿引流是一个有争议的话题。医师往往害怕手术导致大便失禁，且一半以上的脓肿引流可能导致肛瘘，因此这种手术在临床使用不多。然而，最近的一项系统回顾发现，在脓肿引流的同时行切开手术比单行引流而不切开，肛周脓肿的复发率和再次手术的概率要小很多（Malik 等，2010）。据统计，并没有确切证据表明脓肿引流手术后会发生大便失禁。这一情况可能与挑选的患者有关。另一项 meta 分析显示，没有确凿的证据表明单纯引流或括约肌切开引流治疗肛周脓肿和肛瘘哪种效果更好（Quah 等，2006）。一项对瘘管切开术后患者进行的长期随访研究显示，瘘管切开术是肛周脓肿有效而安全的治疗方式，具有良好的长远结果（Benjelloum 等，2013）。但也有例外，高位瘘时瘘管切开就会增加复发和大便失禁的风险。

肛瘘

对肛瘘患者而言，手术是首选的治疗方式。如果延误治疗，简单的瘘管可进展为慢性脓肿或复杂肛瘘，因此需要及时干预。但有关处理肛瘘的手术方案并没有达成共识。现有方案并没有令人满意的结果，因此有必要探索新的方法。反复发作和大便失禁是外科医师害怕的两个主要因素。肛瘘手术可在镇静、局麻下进行。患者置于截石位或俯卧折刀位，这是根据患者特点、瘘的位置和程度、外科医师的偏好所确定的。

皮瓣前移术

皮瓣前移术用于关闭瘘口已经持续了很长时间。单独使用皮瓣前移治疗的成功率为 59%~72%（Mizrahi 等，2002；Sonoda 等，

2002）。而对克罗恩病引起的肛瘘，本治疗的成功率较低。重复此手术过程，可进一步提高成功率，达 90%（Mitalas 等，2007；Jarrar 和 Church，2011），但 9%~14% 行此手术的患者会出现解大便自制力的减弱。前移的皮瓣由黏膜、黏膜下层和部分内括约肌构成。提起皮瓣，可见内口。术中将瘘管切除到内括约肌水平，并进行修复，然后皮瓣前移，将内口缝合关闭。外侧瘘管需要仔细刮清。曾有许多文章比较皮瓣前移和填塞肛瘘治疗的差异。meta 分析比较这两种治疗方法，成功率无差异，但总体结果更倾向于瘘管填塞（图 5-15，Leng 和 Jin，2012）。

纤维蛋白胶

纤维蛋白胶作为填充剂用于治疗肛瘘已有 20 年。刮干净瘘管后，将纤维蛋白原和凝血酶的混合物注入其中（图 5-16 和图 5-17），刺激纤维蛋白凝结成块，由此产生的凝结物可完全堵住瘘道。迁移和活化的成纤维细胞与胶原蛋白形成网络。患者全麻，将蛋白胶通过导管注入瘘管。

这种方法的优点是简单，使用方便，并发症的发生率极小，即使失败也不影响后续治疗方案。但此治疗方法的成功率不确定，并且不高。有论文综述了 1966~2004 年的研究结果，显示成功率不稳定，0~100%

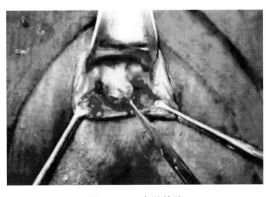

图 5-15　皮瓣前移

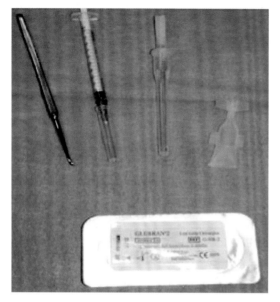

图 5-16 纤维蛋白胶和使用器械

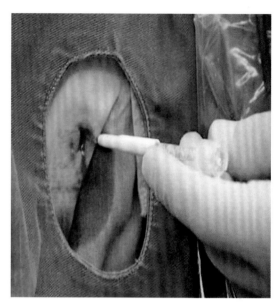

图 5-17 注入纤维蛋白胶

（Hammond 等，2004）。随后的论文显示，这种方法对于简单瘘管的成功率在 38%～41%，而对复杂肛瘘的成功率还要低得多（Yeung 等，2010；Loungnarath 等，2004）。而 3% 的患者出现了感染性并发症。有时此方法可能导致更复杂的瘘管。对简单并低位的肛瘘或者不适合手术的患者而言，这种治疗手段应该保留。此手术方法的禁忌证是脓毒症，若患者存在脓毒症将不适合使用。复发率可以通过二期手术，切断侧支瘘管，以及黏膜瓣闭合内口来降低。

挂线治疗

挂线是将一条不可吸收的尼龙、橡胶或其他材料构成的缝线，放置在瘘道内。目的是让瘘道持续开放一段时间，以便引流。此方法由希波克拉底在古希腊时期第一次描述。

挂线治疗的原理是如果脓液没有彻底清除，有感染的存在，瘘道就不会闭合。而瘘管被局部切除后，外口（皮肤）会比内口更易于闭合。因此，外部瘘口较早愈合，而瘘口内的感染灶无法排出，将导致反复脓肿 / 感染。通过挂线治疗保持瘘道开放和引流一段时间，可逐步完成脓液和感染灶的清除。

挂线需要放置很长一段时间（3～12 个月甚至更久），开始时患者会有轻微不适，但大部分患者会适应。挂线放置既是为了阶段性切割括约肌（图 5-18），也是为了脓液引流、促进纤维化、形成成熟引流通道，达到治疗效果。它适用于复杂和易复发的肛瘘、高位横贯括约肌间肛瘘、伴随慢性腹泻的老年患者的肛瘘、克罗恩病肛瘘，以及免疫功能低下和女性前庭瘘患者。理论上挂线治疗会减少术后大便失禁的发生，但手术后仍有很大一部分人出现排便功能障碍。与挂线治疗相关的系统回顾性文章显示，内括约肌保留患者有 5% 的复发率，而内括约肌不保留患者的复发率仅为 3%（Vial 等，2010），但整体大便失禁率在内括约肌保留组为 5.6%，而在内括约肌不保留组高达 25.2%。挂线治疗的缺点是降低了肛门压力，导致肛管畸形收缩，愈合期较长。平均

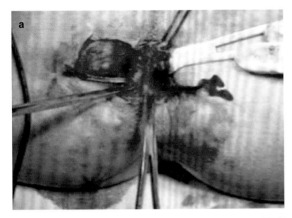

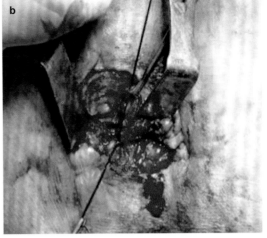

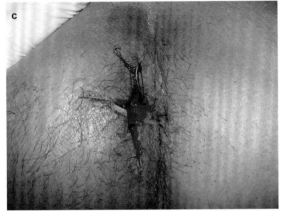

图 5-18　挂线治疗。a. 解剖括约肌并切除瘘管；b. 结扎挂线；c. 术后挂线位置

治疗时间长达 14～20 周。

　　挂线通常不作为单独治疗方式放置在瘘管内，常联合缝合内口（简单缝合或带皮瓣缝合），或是作为其他治疗方式的第一步，像经括约肌间瘘管结扎术（LIFT）或瘘管堵塞。但挂线引流可能无法在马蹄形瘘中有明显效果（Lim 等，2012）。

　　肛瘘填塞法

　　Champagne BJ 等人在 2006 年报道了使用猪小肠黏膜衍生物作为生物栓塞剂填塞肛瘘的研究结果（Cook 外科技术，见图 5-19）。其成分包括提供一定强度的胶原蛋白、蛋白多糖（调节生长因子的活性）、弹性蛋白（提供弹性）、黏多糖，如肝素（促进血管生成）及透明质酸（防止瘢痕粘连）。

其可使相邻细胞相互聚集融合，新生毛细血管提供养分，进而让更多的细胞生长。最后，患者的细胞取代填充物。有报道，1 年内有 46 位随访患者，治疗的成功率竟达到 85%（Champagne 等，2006）。但大多数外科医师达不到如此高的成功率。将瘘管填充物塞入瘘道，并在合适的位置缝针固定。2012 年曾有报道，回顾了 1995～2011 年使用肛瘘塞的病例后，发现非克罗恩病肛瘘的总体治愈率大约为 54%。在约 8.4% 的失败病例中，最常见的原因是栓塞物被挤出。在所研究的病例中，克罗恩病肛瘘患者数比其他的多，约占 85%（Schwandner 等，2008）。Gore Bio-A® 是另一种常用的生物填塞物，具有同样的疗效，有效率为

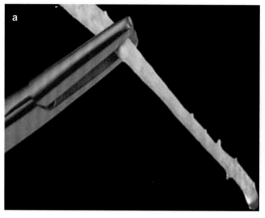

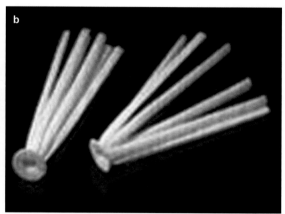

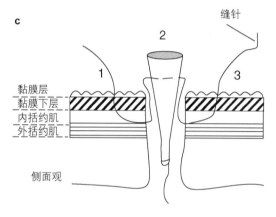

图5-19 肛瘘塞。a. Surgisis® AFP™ 肛瘘塞；b. Gore Bio-A® 肛瘘塞；c. 缝合肛瘘塞的方法

57.5%～72.7%（Ommer 等，2012；Ratto 等，2012）。

生物填充物最大的优点是它的安全性，并发大便失禁的可能性很低，化脓性并发症很少，也能反复应用。不过，使用栓塞物会增加手术费用，而其结果相比其他治疗并不很理想。这种方法常适用于克罗恩病导致的肛瘘括约肌功能弱的患者和一些不适合外科手术的患者。

括约肌间瘘管结扎术

2007 年，Arun Rojanasakul 博士首先发表关于不损伤括约肌疗法结扎瘘管手术的文章，这一手术称为括约肌间瘘管结扎术（ligation of intersphinctericfistula tract，LIFT）。此手术过程相对简单，先将括约肌间隙中的瘘管结扎，再将剩余瘘道刮除干净（图5-20）。

Rojanasakul 开始报道的成功率为 94.4%（Arun Rojanasakul 等，2007），随后的研究表明愈合率为 68%～83%，平均愈合时间为 6～7 周，但此项研究项目的样本总量还很少。近期，两个大样本的长期随访研究已经开展。新加坡的研究组报道了 93 例研究对象，平均随访 23 周。1 年后，78% 的患者治愈（Tan 等，2011）。在该研究中提出一个非常重要的结论，即复发的时间中位数是 22 周。因此，需要较长的后续研究，来评估此治疗过程的成功或失败。另一位于明尼苏达州的研究组报道了 93 例研究对象，随访时间的中位数是 19 个月（Wallin 等，2012）。但是，结果并没有非常令人鼓舞（首次 LIFT 治疗后，40% 的患者得到恢复），通过后续手术成功率提高到 57%。

Rojanasakul 一直强调要遵循他所描述的正确步骤，括约肌间瘘管结扎紧是确保成功最重要的一步。两个研究小组的成功率具有显著差异，引起大家对手术技术问题的考虑。

后来，通过 LIFT 技术改良，治疗的成功率进一步提高了。LIFT 技术失败的原因之一是瘘管远端存在异常肉芽组织及脓肿残留。近期一项对 41 例患者的研究，比较了原 LITF 技术与增加了瘘管从内口切开到肛门括约肌的改良 LTFT 技术（Siripong

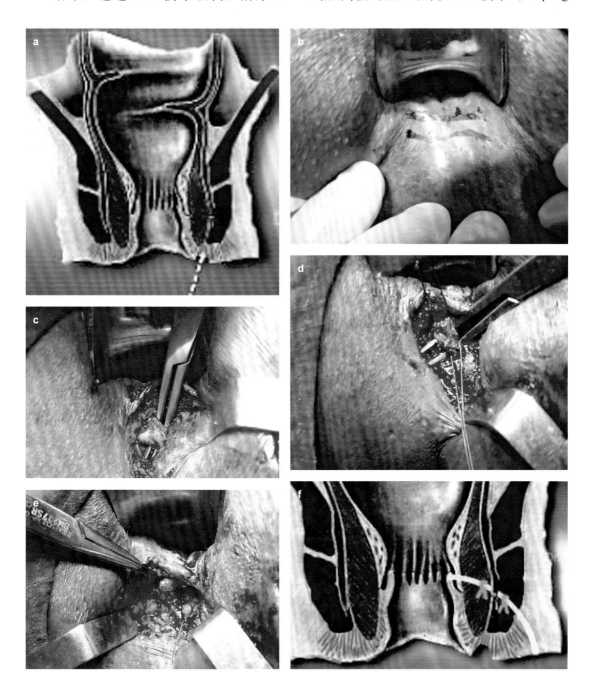

图 5-20　LIFT 技术。a、b. 进入括约肌间隙路径；c. 分离并鉴别出瘘管；d. 用薇乔线结扎瘘管；e、f. 分离出瘘管

Sirikurnpiboon 等，2013)，结果成功率没有显著性差异（85% vs.81%）。另一项对 41 例患者的研究，来明确增加皮瓣前移治疗是否有助于 LITF 技术提高成功率，结果显示总治愈率为 71%（Van Onkelen 等，2012）。这两个研究的样本都比较小，没有出现严重的大便失禁。另据研究，用生物填充物能显著提高 LIFT 的治愈率（75%～94%）（Ellis 等，2010）。但得此结论的病例比较少。最近发表的另一项 13 例患者的小型研究结果显示，有 68.8% 的患者经生物假体移植物加强（BioLIFT）治疗后痊愈了（Tan 和 Lee，2013）。LITF 因其简单、安全在治疗横贯括约肌的肛瘘方面成为世界流行的手术方式。术后疼痛较轻，伤口愈合快，患者能较早地回到工作岗位。但限于特定患者才能接受这种治疗，故有待进一步的研究报道，以确认远期治疗结果，以及应用于治疗其他类型肛瘘的可行性。

视频辅助肛瘘治疗术

2006 年，P. Meinero 博士描述了视频辅助肛瘘治疗术（VAAFT）的临床应用。并于 2012 年发表了他的研究报告（Meinero 和 Mori，2012）。主要通过一个 18 cm 长的硬性肛门镜和 8° 倾斜目镜，进行初始诊断。肛瘘镜通过外口进行检查（图 5-21）。检查时，用甘露醇溶液灌洗开放瘘管，将肛门镜伸入内口部位。在手术阶段，使用电刀灼烧瘘道内壁，再用内镜刷清理坏死组织。然后，使用半环状或线性打钉机密闭内口，此外用皮肤和黏膜瓣进行封堵。在手术结束时，将合成氰基丙烯酸酯类材料注入瘘道用以加强缝合部位。

5 年内，P. Meinero 博士用此技术治疗了 136 例患者，平均随访 13 个月，发现有 72（73.5）例患者，在术后 3 个月达到痊

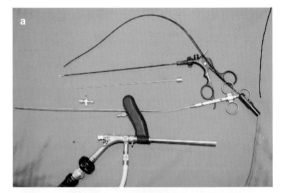

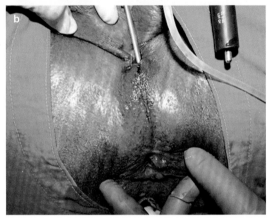

图 5-21 VAAFT 治疗设备（a）和使用瘘管镜通过肛瘘外口直视下找到内口（b）

愈。术后 1 年，87.1% 的肛瘘患者痊愈。报道中，仅 6 例患者存在括约肌上瘘道，但其复发率并未报道。这项技术的主要优点是保留了括约肌，而发生大便失禁的可能性小，术后疼痛感轻。但研究没有说明，如何应对长度超过 18 cm 的瘘管、没有外口的瘘管和急剧弯曲的瘘管。同时加行其他治疗方法，如皮瓣推移术，能改善 VAAFT 的治疗结果（Schwandner，2013）。由于这是一个相对较新的治疗方法，需要注意，在明确诊断后再进行治疗。

脂肪来源的自体干细胞治疗

用抽脂获得的自体脂肪干细胞（2 000 万）来治疗肛瘘，它们可以与纤维蛋白胶结合使用。有报道，1 年中有 50 位患者用此

方法治疗，治愈率达 71%（Garcia-Olmo 等，2009；Herreros 等，2012），比单独用纤维蛋白胶效果更好。此治疗方法不产生严重并发症。但是，在试验中由于没有特别高的成功率，使此方法无法成为肛瘘标准治疗方式。

瘘管切除术和瘘管切开术

低位肛瘘推荐使用瘘管切开术，这种方法成功率高，发生大便失禁的风险也低。熟练的医师治疗的成功率高达 93%～100%（Tozer 等，2013；Cariati，2013），术后大便失禁也极少发生。这种方法也适用于皮下的瘘管和被纤维组织密集包围的瘘道。瘘管被完全切开摘除，伤口会逐渐关闭愈合（图 5-22）。将外口做环形切口，挖掉瘘管。瘘管挖到内口，伤口会很深（图 5-23）。手术后内口可以因黏膜和内括约肌的紧贴慢慢闭合，如果黏膜缺损无法通过相互挤压贴近闭合，就用推移的皮瓣来辅助闭合。缺损的内

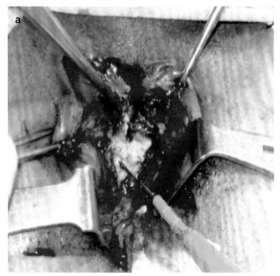

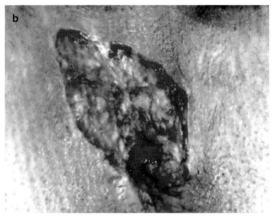

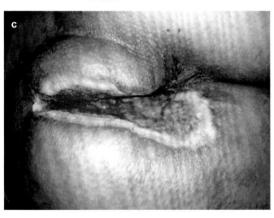

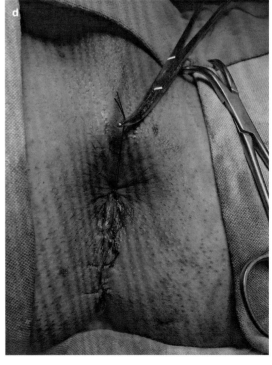

图 5-22 肛瘘切除术。a. 切除肛瘘；b. 肛瘘切除后修整边缘；c. 肛瘘切除 2 周后的伤口；d. 肛瘘切除后缝合

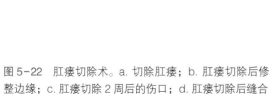

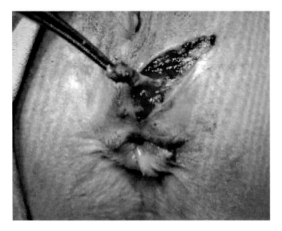

图 5-23　肛瘘切除的关键技术

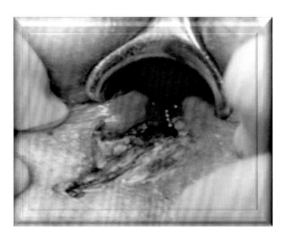

图 5-24　肛瘘切除术后，刮除底下的组织

外括约肌可以用 2-0 薇乔线缝合关闭。如果此手术方式操作正确，术后效果佳，恢复速度快，复发和大便失禁的发生率也在可接受范围；同时伤口分泌物少，伤口纤维化程度低，肛门变形的发生率也低。但在施行此手术和使用黏膜瓣修复内口缺损前，应及时排除结核病与克罗恩病。

　　对于低位括约肌间瘘和靠近此处的瘘，可以用瘘管切开术切开（图 5-24），将坏死的肉芽组织刮除干净。外部伤口开放会逐渐愈合。所有侧支瘘管都要找到，切开并清除干净。对瘘管较长、复杂且分支多的瘘，需要切开（图 5-25）。内口与内括约肌和肛腺相邻的瘘道应切除干净。对于年轻患者，靠近齿状线的内外括约肌区域功能可以保持完好。但年老体弱者应注意括约肌状况，在这样的患者中，应采用挂线或一些其他保守技术来减少出现大便失禁的可能性。

瘘管切开与括约肌原位重建

　　挂线切割有很高的成功率，但同时伴随较高的大便失禁的发生率。失禁原因是：尽管挂线切割很慢，但肛周括约肌并没有及时回缩愈合，而挂线继续在切割。如果患者括约肌被切断后，将主要括约肌缝合，手术成

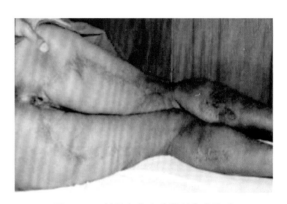

图 5-25　长且有多个瘘管的复杂肛瘘

功率会提高，而降低大便失禁的发生率。近期有两篇论文显示成功率高达 95.8%（Ratto 等，2013）。括约肌原位重建后，大便失禁患者肛门测压结果有所改善，而括约肌自控能力正常者不受影响（Arroyo 等，2012）。瘘管切开并括约肌重建术对于大便失禁和复发患者特别适用。主要括约肌修复愈合加快，患者住院时间缩短。作者处理贯穿括约肌的瘘管也使用了此方法，获得了令人满意的结果。

括约肌间隙瘘

　　上面描述的大部分方法适用于横穿括约肌的肛瘘。低位括约肌间瘘通常在肛门边

缘有外口，可通过一个简单的瘘管切开术治疗。高位括约肌间瘘最难诊断，因为通常没有外部表现。它们复发率高，并需要较长时间愈合。症状与其他肛瘘相似。患者有接受保守治疗，也有进行外科治疗。当患者有直肠排污物，弄脏内裤，并在骶尾部区域有疼痛感，应怀疑是否存在括约肌间瘘。这些高位瘘会扩散蔓延至肛提肌上间隙，甚至更远达腹膜及腹膜后间隙，后两种情况可能会被误诊为腹膜炎，患者可能需要接受剖腹探查手术（Sheikh P 和 Baazka，2014）（图5-26）。

对于治疗高位括约肌间瘘文献提到的不是太多。最简单的方法是切开瘘管内口，同时切掉底层受感染的肛腺，并将剩余瘘管刮除干净。当瘘管延伸至腹膜前间隙时，要通过腹膜外经腹壁来清除这部分瘘管。这类患者必须密切随访，且用盐水清洗伤口，直到它们彻底被治愈。有时，这些患者可能还需要在麻醉下对伤口进行坏死组织刮除。短小的高位括约肌间瘘也可通过括约肌间解剖来挖除。这需要专业技术，但可以缩短术后恢复时间，也便于术后管理。

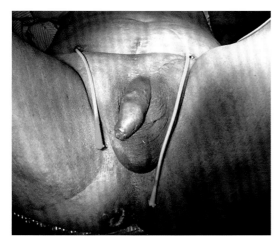

图 5-26　肛提肌上瘘管延伸到腹膜前间隙。引流管放置在腹膜前间隙

特殊类型肛瘘

对于所有手术切除组织进行组织学检查很有必要。这有利于外科医师诊断和治疗少见的肛瘘，如肺结核、克罗恩病和恶性肿瘤。

由于在东方国家克罗恩病引起的肛瘘少于西方国家。当患者主诉有相应腹部疾病时，就应怀疑是克罗恩病引起的肛瘘。常在肛周形成多个引流瘘管和瘢痕（图5-27）。许多患者可能先前存在肠道疾病，通过瘘管的组织学进行诊断。克罗恩病肛瘘的治疗方法与克氏腺瘘是不同的，主要是通过内科治疗方法而不是手术治疗。手术只是作为辅助治疗。通常，长时间挂线治疗也是一种选择。这样可以减少肛周的污物排泄痛苦，损伤括约肌的概率降低，并且尽可能减少以后因瘘管而产生脓肿的风险（Faucheron 等，1996）。但克罗恩病患者成功率低（Schwartz 等，2001）。肛瘘栓在这些瘘管中可能有作用。Infliximab（英利昔单抗）是一种针对肿瘤坏死因子-α的鼠嵌合单克隆抗体。它是唯一被证明可减少克罗恩病患者肛周瘘管数的治疗方法（Present 等，1999）。然而，在临床，停止使用后复发也很常见。

在东方，4%～5% 的结核病在一定情况下会引起肛瘘。有必要进行术前胸部 X 线片检查以排除肺结核，即最常见的结核病。术前就结核导致肛瘘的临床诊断很困难。一旦组织学上明确结核病，它必须诊断为肺外结核，完整的治疗时间需要持续 9～12 个月。这些患者一旦开始治疗结核，愈合就加快。

由瘘管引起的恶性肿瘤罕见，而常见的是肛门直肠恶性肿瘤被诊断为肛瘘。患者可能长期存在肛瘘，而恶性肿瘤可以在极少部分瘘管中发生，作者的经验是，大

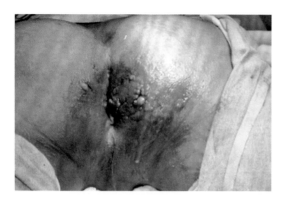

图 5-27　克罗恩病的肛瘘

多数这样的瘘会导致黏液腺癌，应该给予相应的治疗。

对于艾滋病患者的肛瘘需要特殊检查，以排除是否同时患有结核病。这些患者的手术管理基本上与非艾滋病患者相同，只是在手术前应该确保患者有良好的免疫状态，最好采用保守的治疗方法。

小　结

对于每个诊治肛瘘的外科医师来说，最重要的是准确理解直肠肛门解剖结构，以及认识肛瘘的发病机制。在过去十年中，对肛瘘的治疗添加了一些新的术式，但这仅仅增加了数量，而术式的选择可能会给外科医师造成困难。增加皮瓣推移缝合有助于关闭黏膜较大的缺损。对于可能有大便失禁的患者，过去及现在医师仍在广泛应用挂线治疗，包括切开挂线和排脓挂线。LIFT 等新技术由于其简易性，尤其对于经肛门括约肌的低位肛瘘，应用越来越广泛。除了克罗恩病，肛瘘栓的应用成功率低。VAAFT 及自体脂肪干细胞填充是新的治疗方法，但缺乏足够的数据认可其成功率。纤维蛋白胶治疗低位单纯肛瘘的成功率一般，而治疗高位或复杂肛瘘时预后差，应当用于治疗不宜手术及括约肌张力低的患者。切开挂线和瘘管切开术的成功率高，但应采取措施避免大便失禁的发生。经肛门括约肌瘘行瘘管切开术后，做一期缝合可能有助于避免大便失禁，值得未来进一步探讨。如果由经验丰富的外科医师手术，对特定的患者行直肠肛门脓肿排脓引流术，同时行瘘管切开，术后的复发率会降低。不同术式治疗相同类型的瘘之间进行比较，但大多数现有研究样本量小，且没有随机试验。目前，没有任何证据可以推荐或者反对某一治疗方式。2010 年出版的 Cochrane 数据库系统性综述认可了类似观点。但目前治疗肛瘘还没有确切的理想术式。外科医师必须根据其经验、患者的客观条件以及他所处理的瘘的性质决定手术方式。在这一领域有许多方面有待进一步研究，但由于此病的多样性和复杂性妨碍了研究进展。

（陈春球　丛殷伟　译）

参考文献

[1] Arroyo A, Pérez-Legaz J, Moya P, et al. Fistulotomy and sphincter reconstruction in the treatment of complex fistula-in-ano: long-term clinical and manometric results. Ann Surg. 2012; 255(5): 935−939.

[2] Beets Tan RG, Beets GL, van Der Hoop AG, et al. Preoperative MR imaging of anal fistulas: does it really help the surgeon? Radiology. 2001; 218: 75.

[3] Benjelloun EB, Jarrar A, El Rhazi K, et al. Acute abscess with fistula: long-term results justify drainage and fistulotomy. Updates Surg. 2013; 65(3): 207−211.

[4] Brook I, Frazier EH. The aerobic and anaerobic bacteriology of perirectal abscess. J Clin Microbiol. 1997; 35: 2974−2976.

[5] Cariati A. Fistulotomy or seton in anal fistula: a decisional algorithm. Updates Surg. 2013; 65(3): 201−205.

[6] Champagne BJ, O'Connor LM, Ferguson M, et al. Efficacy of anal fistula plug in closure of cryptoglandular fistulas:

long-term follow-up. Dis Colon Rectum. 2006; 49(12): 1817−1821.

[7] Choen S, Burnett S, Bartram CI, et al. Comparison between anal endosonography and digital examination in the evaluation of anal fistulae. Br J Surg. 1991; 78: 445−447.

[8] Cirocco WC, Reilly JC. Challenging the predictive accuracy of Goodsall's rule for anal fistula. Dis Colon Rectum. 1992; 35: 537.

[9] Dajani AS, Taubert KA, Wilson W, et al. Prevention of bacterial endocarditis. Recommendations by the American Heart Association. Circulation. 1997; 96: 358−366.

[10] Ellis CN. Outcomes with the use of bioprosthetic grafts to reinforce the ligation of the intersphincteric fistula tract (BioLIFT procedure) for the management of complex anal fistulas. Dis Colon Rectum. 2010; 53(10): 1361−1364.

[11] Ellis CN, Rostas JW, Greiner FG. Long-term outcomes with the use of bioprosthetic plugs for the management of complex anal fistulas. Dis Colon Rectum. 2010; 53(5): 798−802.

[12] Faucheron J, Saint-Marc O, Guibert L, et al. Long-term seton drainage for high anal fistulas in Crohn's disease-A sphincter-saving operation?. Diseases of the Colon & Rectum. 1996; 39(2): 208−211.

[13] Fazio VW. Complex anal fistulae. Gastroenterol Clin North Am. 1987; 16: 93.

[14] Frudinger A, Halligan S, Bartram CI, et al. Female anal sphincter: age-related differences in asymptomaticm volunteers with high frequency endoanal US. Radiology. 2002; 224: 417−423.

[15] Garcia-Olmo D, Herreros D, Pascual I, et al. Expanded adipose-derived stem cells for the treatment of complex perianal fistula: a phase II clinical trial. Dis Colon Rectum. 2009; 52(1): 79−86.

[16] Gordon PH, Nivatvongs S. Principles and practice of surgery for the colon, rectum and anus. Quality Medical Publishing; New York. 1999: 241−283.

[17] Grace RH, Harper IA, Thompson RG. Anorectal sepsis: microbiology in relation to fistula-in-ano. Br J Surg. 1982; 69: 401−403.

[18] Halligan S, Stoker J. Imaging of fistula in ano 1. Radiology. 2006; 239: 18−33.

[19] Hamadani AB, Haigh PI, Liu IA, et al. Who is at risk for developing chronic anal fistula or recurrent anal sepsis after initial perianal abscess? Dis Colon Rectum. 2009; 52: 217−221.

[20] Hammond TM, Grahn MF, Lunniss PJ. Fibrin glue in the management of anal fistulae. Colorectal Dis. 2004; 6(5): 308−319.

[21] Henrichsen S, Christiansen J. Incidence of fistula-in-ano complicating anorectal sepsis: a prospective study. Br J Surg. 1986; 73: 371−372.

[22] Herreros MD, Garcia-Arranz M, Guadalajara H, et al. Autologous expanded adipose-derived stem cells for the treatment of complex cryptoglandular perianal fistulas: a phase III randomized clinical trial (FATT 1: fistula Advanced Therapy Trial 1) and long-term evaluation. Dis Colon Rectum. 2012; 55(7): 762−772.

[23] Isbister WH. A simple method for the management of anorectal abscess. Aust N Z J Surg. 1987; 57: 771−774.

[24] Jacob TJ, Perakath B, Keighley MR. Surgical intervention for anorectalfistula. Cochrane Database Syst Rev. 2010; (5): CD006319.

[25] Jarrar A, Church J. Advancement flap repair: a good option for complex anorectal fistulas. Dis Colon Rectum. 2011; 54(12): 1537−1541.

[26] Johnson E, Gaw JU, Armstrong DN. Role of anorectal fistuloscopy in evaluating complex anorectal fistulas. Dis Colon Rectum. 2005; 48: 631.

[27] Jones J, Tremaine W. Evaluation of perianal fistulas in patients with crohn's disease. MedGenMed. 2005; 7(2): 16.

[28] Kuijpers HC, Schulpen T. Fistulography for fistula-in-ano: is it useful? Dis Colon Rectum. 1985; 28: 103−104.

[29] Law PJ, Bartram CI. Anal endosonography: technique and normal anatomy. Gastrointest Radiol. 1989; 14(1): 349−535.

[30] Leng Q, Jin HY. Anal fistula plug vs. mucosa advancement flap in complex fistula-in-ano: a meta-analysis. World J Gastrointest Surg. 2012; 27(4(11)): 256−261.

[31] Lim CH, Shin HK, Kang WH, et al. The use of a staged drainage seton for the treatment of anal fistulae or fistulous abscesses. J Korean Soc Coloproctol. 2012; 28(6): 309−314.

[32] Llera JL, Levy RC. Treatment of cutaneous abscess: a double-blind clinical study. Ann Emerg Med. 1985; 14: 15−19.

[33] Loungnarath R, Dietz DW, Mutch MG, et al. Fibrin glue treatment of complex anal fistulas has low success rate. Dis Colon Rectum. 2004; 47(4): 432−436.

[34] Lunniss PJ, Armstrong P, Barker PG, et al. Magnetic resonance imaging of anal fistulae. Lancet. 1992; 340: 394−396.

[35] Macfie J, Harvey J. The treatment of acute superficial abscesses: a prospective clinical trial. Br J Surg. 1977; 64: 264−266.

[36] Malik AI, Nelson RL, Tou S. Incision and drainage of perianal abscess with or without treatment of anal fistula. Cochrane Database Syst Rev. 2010; (7): CD006827.

[37] Meinero P, Mori L. Video-assisted anal fistula treatment (VAAFT): a novel sphincter-saving procedure for treating complex anal fistulas. Tech Coloproctol. 2012; 16(1): 111.

[38] Mitalas L, Gosselink M, Zimmerman D, et al. Repeat Transanal Advancement Flap Repair: Impact on the Overall Healing Rate of High Transsphincteric Fistulas and on Fecal Continence. Diseases of the Colon & Rectum. 2007; 50(10): 1508−1511.

[39] Mizrahi N, Wexner SD, Zmora O, et al. Endorectal advancement flap: are there predictors of failure? Dis Colon Rectum. 2002; 45(12): 1616−1621.

[40] Nelson R. Anorectal abscess fistula: what do we know? Surg Clin North Am. 2002; 82(6): 1139−1151.

[41] Ommer A, Herold A, Joos A, et al. Fistula plug in the treatment of high anal fistulas-initial results from a German multicenter-study. Ger Med Sci. 2012; 10: 13.

[42] O'Riordan JM, Datta I, Johnston C, et al. A systematic review of the anal fistula plug for patients with Crohn's and non-Crohn's related fistula-in-ano. Dis Colon Rectum. 2012; 55(3): 351−358.

[43] Parks AG, Gordon PH, Hardcastle JD. A classification of fistula in ano. Br J Surg. 1976; 63: 1.

[44] Present DH, Rutgeerts P, Targan S, et al. Infliximab for the treatment of patients with Crohn's disease. N Engl J Med. 1999; 340: 1398−1405.

[45] Quah HM, Tang CL, Eu KW, et al. Meta-analysis of randomized clinical trials comparing drainage alone vs. primary sphincter-cutting procedures for anorectal abscess-fistula. Int J Colorectal Dis. 2006; 21(6): 602−609.

[46] Ramanujam PS, Prasad ML, Abcarian H, et al. Perianal abscesses and fistulas. A study of 1023 patients. Dis Colon Rectum. 1984; 27(9): 593−597.

[47] Ratto C, Litta F, Parello A, et al. Gore Bio-A® Fistula Plug: a new sphincter-sparing procedure for complex anal fistula. Colorectal Dis. 2012; 14(5): e264−269.

[48] Ratto C, Litta F, Parello A. Fistulotomy with end-to-end primary sphincteroplasty for anal fistula: results from a prospective study. Dis Colon Rectum. 2013; 56(2): 226−233.

[49] Read DR, Abcarian H. A prospective survey of 474 patients with anorectal abscess. Dis Colon Rectum. 1979; 22: 566−568.

[50] Rojanasakul A, Pattanaarun J, et al. Total anal sphincter saving technique for fistula-in-ano; The ligation of intersphincteric fistula tract. J Med Assoc Thai. 2007; 90(3): 581−586.

[51] Schwandner O. Video-assisted anal fistula treatment (VAAFT) combined with advancement flap repair in Crohn's disease. Tech Coloproctol. 2013; 17(2): 221−225.

[52] Schwandner O, Stadler F, Dietl O, et al. Initial experience on efficacy in closure of cryptoglandular and Crohn's transsphincteric fistulas by the use of the anal fistula plug. Int J Colorectal Dis. 2008; 23(3): 319−324.

[53] Schwartz DA, Pemberton JH, Sandborn WJ. Diagnosis and treatment of perianal fistulas in Crohn disease. Ann Intern Med. 2001; 135: 906−918.

[54] Sheikh P, Baazka A. Management of fistula in ano- the current evidence. Indian J Surg. 2014; 76(6): 482−486.

[55] Sirikurnpiboon S, Burin A, Jivapaisarnpong P. Ligation of intersphincteric fistula tract and its modification: results from treatment of complex fistula. World J Gastrointest Surg. 2013; 5(4): 123−128.

[56] Sonoda T, Hull T, Piedmonte MR, et al. Outcomes of primary repair of anorectal and rectovaginal fistulas using the endorectal advancement flap. Dis Colon Rectum. 2002; 45(12): 1622−1628.

[57] Spencer JA, Chapple K, Wilson D, et al. Outcome after surgery for perianal fistula: predictive value of MR imaging. AJR Am J Roentgenol. 1998; 171: 403−406.

[58] Stewart MP, Laing MR, Krukowski ZH. Treatment of acute abscesses by incision, curettage and primary suture without antibiotics: a controlled clinical trial. Br J Surg. 1985; 72: 66−67.

[59] Sultan AH, Kamm MA, Hudson CN, et al. Anal sphincter disruption during vaginal delivery. N Engl J Med. 1993; 329: 1905−1911.

[60] Takayuki T, Makoto M, Yoshiaki T, et al. Evidence based treatment strategy of anorectal sepsis and anal fistula. Nippon Doncho Konmonbyo Gakki Zasshi. 2008; 61(7): 364−377.

[61] Tan KK, Lee PJ. Early experience of reinforcing the ligation of the intersphincteric fistula tract procedure with a bioprosthetic graft (BioLIFT) for anal fistula. ANZ J Surg. 2013; 84(4): 280−283.

[62] Tan KK, Tan IJ, Lim FS, et al. The anatomy of failures following the ligation of intersphincteric tract technique for anal fistula: a review of 93 patients over 4 years. Dis Colon Rectum. 2011; 54(11): 1368−1372.

[63] Tozer P, Sala S, Cianci V, et al. Fistulotomy in the tertiary setting can achieve high rates of fistula cure with an acceptable risk of deterioration in continence. J Gastrointest Surg. 2013; 17: 1960−1965.

[64] van Onkelen RS, Gosselink MP, Schouten WR. Is it possible to improve the outcome of transanal advancement flap repair for high transsphincteric fistulas by additional ligation of the intersphincteric fistula tract? Dis Colon Rectum. 2012; 55(2): 163−166.

[65] Vasilevsky CA, Gordon PH. The incidence of recurrent abscesses or fistula-in-ano following anorectal suppuration. Dis Colon Rectum. 1984; 27: 126−130.

[66] Vial M, Parés D, Pera M, Grande L. Faecal incontinence after seton treatment for anal fistulae with and without surgical division of internal anal sphincter: a systematic review. Colorectal Dis. 2010; 12(3): 172−178.

[67] Wallin UG, Mellgren AF, Madoff RD, et al. Does ligation of the intersphincteric fistula tract raise the bar in fistula surgery? Dis Colon Rectum. 2012; 55(11): 1173−1178.

[68] Whiteford MH, Kilkenny J, Hyman N, et al. Practice parameters for the treatment of perianal abscess and fistula-in-ano (revised). Dis Colon Rectum. 2005; 48: 1337−1342.

[69] Yeung JM, Simpson JA, Tang SW, et al. Fibrin glue for the treatment of fistulae in ano-a method worth sticking to? Colorectal Dis. 2010; 12(4): 363−366.

第6章
藏　毛　窦

Pilonidal Disease

P. N. Joshi and Shekhar Suradkar

概　述

　　藏毛窦通常是指肛门后不远处的含毛发的窦道。1847年，本病首先是由Anderson在《溃疡中的毛发》一文中提出。Warren在1854年发表《含有毛发的臀部脓肿》也提到本病。1880年，Hodges最终将其定名为藏毛窦（Aird，1952；Goligher，1970；Turrel，1959）。

　　藏毛窦的发病年龄主要集中在20～30岁，40岁后发病较为罕见，男性较女性多见，并且多数是黑色的毛发。出人意料的是，本病在黑种人中发病率极低。创伤或感染是促发症状一个刺激因素。第二次世界大战期间，本病突然在经常驾驶卡车、坦克和吉普车等车辆的士兵中暴发，引起了人们的广泛关注，藏毛窦因此也被称为"吉普病"。本病其他的好发部位还有手指蹼、腋窝、会阴部、截肢残端、脐、耻骨上区、胸骨柄区、颈部、乳头、腹股沟和肛管（Aird，1952；Buie Practical等，1960；Crosby，1962；Currie等，1953）。

病　因　学

　　藏毛窦起源的各种理论基于不同的作者观察后的描述。

获得假说

　　Patey和Scarff在1946年提出了藏毛窦的获得假说（Goligher，1970）。持有相同观点的Brearly于1955年指出，毛发在臀部相邻表面间的滚动会导致皮肤上的毛发紧紧黏附在皮肤上，拧成束并斜着穿向皮肤，随后在抽吸机制下突破皮肤。他指出，坐或向下弯腰时分离的臀部皮肤会因为负压被提起并离开潜在的骶尾部筋膜。这预示着毛发最终失去附着并完全游离于皮肤之外，被深埋起来。藏毛窦切除后的高复发率使获得假说的支持者开始关注其他的易发因素：多毛，出汗多，肥胖（50%），局部创伤和刺激（34%），久坐不动的习惯（38%）和毛囊炎。有研究指出，较高的体质指数（BMI）可能是青少年人群中发生藏毛窦的危险因素（Clothier和Haywood，1984；Akinci等，1999；Arda，2005）。

皮样隔离假说

Joshi PN 根据疾病表现认为藏毛窦是一类皮样分离或皮样种植类的疾病（Joshi，1978）。藏毛窦多发生在融合的部位，如中间线。常见的位置是骶尾部、脐部、胸骨柄区域、耻骨弓上区等。发生在手指和残肢上的藏毛窦可以通过皮样种植假说来解释。其他支持这种观点的因素如下。

• 本病在青春期较多见，多发生在 20～30 岁，这与第二性征的发育一致，这个时期油脂分泌增加。

• 藏毛窦主要开口于中线位置，内部与皮肤相连。

• 囊肿多包含毛发和上皮碎片，内部就是皮肤组织，除非组织结构因感染被破坏。

• 窦道引发的腔隙多为 1～2 in[①]，包含头发的腔隙较大，毛发的光泽也各不同。

• 所有外科医师的共同经验提示，只要窦道被切除干净，即便初发因素或滚动因素依然存在，藏毛窦也不会复发。

• 如果藏毛窦是获得性的，那么理应在腋窝、腹股沟和耳后等符合发生条件的部位更加频发，也不会有年龄的分布差异。

• 藏毛窦和肛瘘发生在同一位患者身上的情况非常少见。

临 床 特 征

藏毛窦可无症状，或是表现出简单的症状，也可能表现为慢性排出性窦道、脓肿或者复发的复杂性疾病。一般在伴发感染之前很少会有症状。患者通常是一个在脊椎的底部形成脓肿的年轻人，脓肿常常自行破裂

或者是被医师切开（Doll 等，2008）。脓性分泌物通常会在数天后停止分泌，患者在再次伴发感染之前都不会有明显不适。体检时，肛门后区域的特征非常明显。窦道位于肛门后上面 2 in 的中线上（图 6-1）。窦道可以只有一个开口，也可能有几个邻近或散在的开口。与普通瘘道不同的是，有时藏毛窦的窦口比较光滑，并且有毛发从窦口探出。此外，多数患者在中线头侧端 1～2 in 处可能有另外的一个窦口，并有肉芽组织从中探出。

触诊时能摸到窦口周围不规则的硬化区域，用力挤压时可有脓性分泌物流出。有时窦口是封闭的，此时可以触及囊肿。手术中观察特征明显：病灶旁可能有边路通道并且可能发展为小腔；可以看到窦口的毛发，打开窦道后可以看到里面的毛发（图 6-2）。毛发松散分布或者附着在囊肿壁上。此外，它还可能包含脂肪物质。二级通道与一级通道相连并被肉芽组织填充。肛内藏毛窦是一个罕见的类型，发生在肛门周围（Wilson 等，1971；Taylor 和 Hughes，1984）。

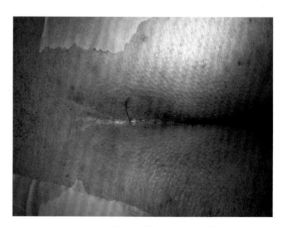

图 6-1　藏毛窦的典型发病部位

---

① 1 in = 2.54 cm。

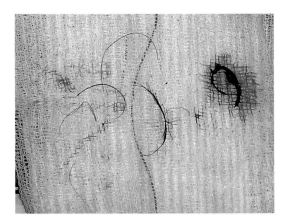

图 6-2　藏毛窦中的毛发（引自 Pankaj Garg, India）

检　查

除常规检查外，超声成像也能够鉴别脓肿。简单的窦腔 X 线片不能提供很多的信息。注射亚甲蓝可以使腔道显像。MRI 腔道成像可用于诊断复发和复杂性的藏毛窦。

治　疗

无症状患者治疗时需要像减肥一样改变生活方式，定期（间隔 2 周）刮掉臀沟周围 2 in 的毛发，保持局部卫生，一旦出现症状即需要随访和及时治疗。有症状的患者选择保守治疗或者手术治疗，需根据疾病的特征来确定。

保守治疗

用针筒吸取 80% 苯酚（碳酸）溶液注入窦道，直至其从窦道口溢出（Stansby 和 Greatorex，1989），撤掉针筒，轻轻挤压窦

鉴 别 诊 断

本病应与疖、痈、肛瘘（图 6-3）、化脓性汗腺炎、肉芽肿和骶骨骨髓炎鉴别（Solla 和 Rotherberger，1990）。

有研究指出，藏毛窦可发展为鳞状细胞癌和基底细胞癌。

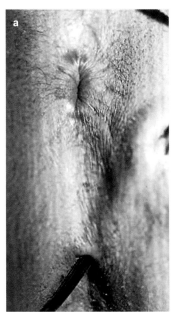
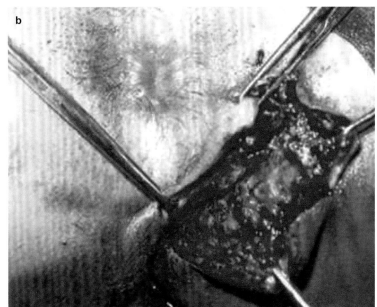

图 6-3　瘘管样的肛周藏毛窦。a. 术前；b. 术后

道，将杂质和毛发挤出。重复几次后，该疗程结束。60%～90%的患者会在3～6周后愈合。据研究报道，窦道切除合并第1天和第7天苯酚治疗的治愈率达到了92%。但有10%的患者会发生皮肤坏死（Olmez等，2013）。保守治疗适用于不愿接受手术的患者，以及伴发其他相关疾病、病情较轻或者术后没有时间休息的患者。本病通常在40岁后好转，在选择治疗方法时要牢记这一点。

手术切除

单纯脓肿切开

通常在急性感染期选择单纯切开病灶排出脓液和坏死物质（Joshi，1978）。

去顶和刮除

去顶和刮除手术是治疗藏毛窦的有效手段（图6-4）。大多数患者，包括形成脓肿或伴有慢性病的患者，通过此方法都能治愈而且复发率很低。此方法的缺点是愈合时间比较长。Kepenekci根据这些结果提出去顶和刮除疗法（Kepenekci等，2010）可作为藏毛窦治疗的方法。

切开后切口关闭或开放

当疾病处于静止期时，可以选择窦道切除并一期缝合，引流与否视情况而定（图6-5）。窦道切除后，伤口逐层关闭，或者不缝合（碟形手术/袋形缝合术）等待二期愈合。切除闭合术仅适用于简单、浅表和单一的窦道。

碟形手术后，伤口敞开引流，6～8周后再次处理。窦周伴蜂窝织炎时可选择此类手术。它可以产生宽阔、扁平、无毛的瘢痕，从而减少摩擦、毛发穿透、毛囊感染的概率。此方法治疗后复发率为8%～21%（Sondenaa等，1996）。

袋形缝合术的伤口边缘缝合至深层组

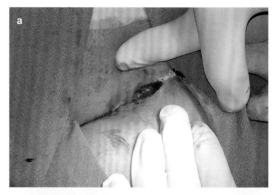

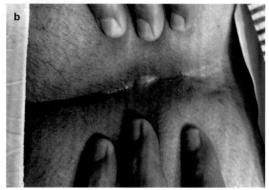

图6-4　单纯去顶和刮除手术。a. 术前；b. 术后（引自 Pankaj Garg, India）

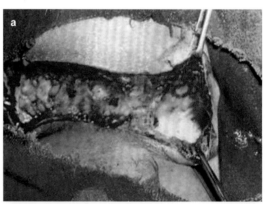

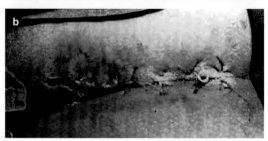

图6-5　a、b. 藏毛窦的切除和一期缝合

织，可以减少破损区域并缩短愈合时间，同时复发率也很低，为 4%～8%（Solla 和 Rotherberger，1990）。

Bascom Ⅰ型术式

合并慢性脓肿的患者推荐使用此术式，中线无瘢痕且效果明显。通过侧方切口打开脓肿腔后用刮匙清理腔隙，将表皮下面清理干净，二级管道与主切口挖通。中线上凸起处使用小菱形切口切开，关闭时使用垂直褥式缝合。侧面切口暂不缝合，待二期愈合。臀沟部位未切除正常组织保持完整，见图 6-6（Jeffery 等，2009）。

窦道切除并关闭皮瓣

皮瓣关闭用于复发的患者或者有多个排脓窦道的复杂性的藏毛窦，这类病灶若完全切除会导致大面积的皮肤缺损。此方法使毛囊移除从而避免了摩擦，同时也避免中线瘢痕。

（1）Bascom Ⅱ型臀间裂抬升技术（皮瓣分离）：此术式与其他皮瓣技术不同，并不切除正常皮下组织。臀间裂两侧脂肪表面较薄的皮肤与皮下组织被分离开来，坏死的组织和窦道被切除，皮下脂肪大约切到中线。

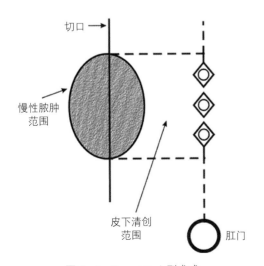

图 6-6　Bascom Ⅰ型术式

处。坏死的皮肤切除后，将对面正常的皮瓣拉过中线缝合在缺损处。此术式不仅实现了一期缝合，同时也去掉了过多的臀间裂（图 6-7）。目前尚没有使用此术式后复发的相关报道（Jeffery 等，2009）。

（2）Karydakis 皮瓣升级技术：椭圆偏心切口的一侧偏离中线，其他切缘邻近对侧的窦道口。对合并病变组织的窦道做偏心切除。全层的皮瓣被提到对侧盖住缺损，进一步完成了中线的一期缝合（图 6-8）。有研究报道，此术式的复发率要高于单纯中线缝合（Lesalneiks，2013）。其复发率为 1.3%，已经作为主流术式被广泛应用于临床（Kulacoglu，2008）。

（3）菱形（Limberg）皮瓣：有多个窦口的藏毛窦被切除后留下较大组织缺损时推荐此术式。此术式会造成正常组织的损失，并且会因为血管受损而导致皮瓣坏死，因而不推荐常规使用。根据相关报道，此术式（图 6-9）的复发率是 5% 左右（Abu Galala 等，1999；Azad 等，1984）。

（4）其他的局部皮瓣："V-Y" 皮瓣推移小弯度 "S" 塑形以及 "Z" 字塑形常用于不对称的缝合。在使用简单缝合技术形成较大张力时，以上缝合技术的优势会凸显出来（图 6-10～图 6-12）。然而，皮瓣易缺血坏死，以及缺损限制了该皮瓣技术的应用（Sharma，2006；Jeffery 等，2009；Morrison，1985）。

（5）肌皮瓣：适用于面积大而且较深的伤口，此时使用简单的技术不能使皮瓣完整覆盖伤口。这种皮瓣富含血管，所以引起坏死和感染的概率较低，但是需要进行较长时间的手术，住院时间也相应延长。此术式复发率在 6%～20%（Senapati 和 Cripps，2000）。在分离皮瓣时应确保皮瓣血管的完整性，并保留完整、足够的基底和蒂。

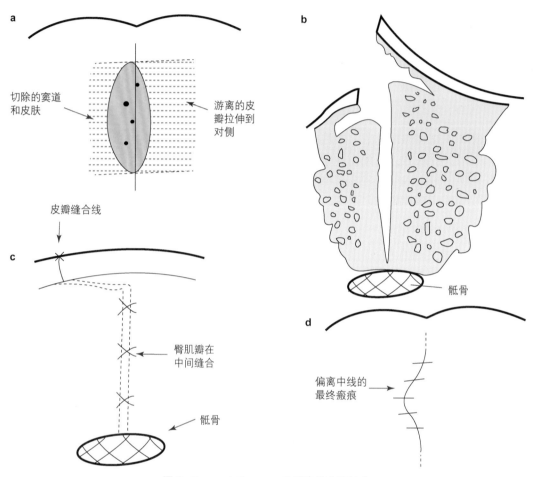

图 6-7 a～d. Bascom Ⅱ 型皮瓣分离技术

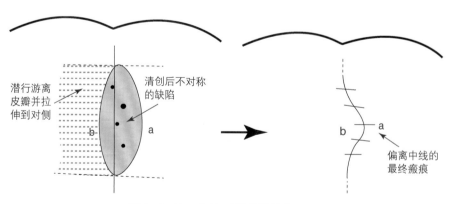

图 6-8 Karydakis 皮瓣升级技术

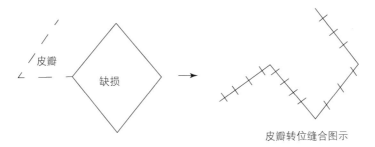

皮瓣转位缝合图示

图 6-9 菱形皮瓣的设计

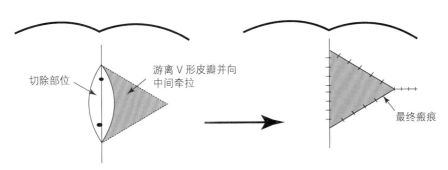

图 6-10 "V-Y"皮瓣推移

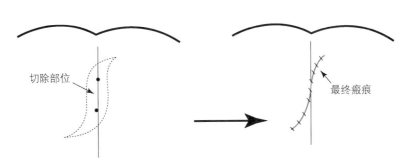

图 6-11 小弯度"S"塑形

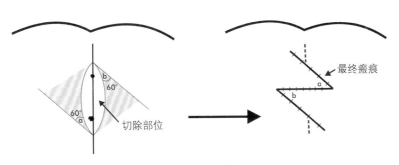

图 6-12 "Z"字塑形

真空辅助闭合（VAC）

当创面在身体的其他位置时，VAC可用于复杂藏毛窦切除后的大面积皮肤缺损，促使伤口快速愈合（Jenny等，2004）。

内镜藏毛窦治疗（EPSIT）

此微创技术已应用于藏毛窦的治疗，初步研究显示此方式可显著减轻疼痛且没有并发症（Meinero等，2014）。

预 防 复 发

应该保持好局部卫生，适当减肥，并且避免久坐。术后辐照，通过电解脱毛，经常使用脱毛霜以及定期剃除该区域毛发，可有效预防复发。

小 结

尽管有关藏毛窦治疗的数据越来越多，但是最佳的治疗方案仍没有定论。无症状的患者不需特殊治疗，仅做一些生活方式的改变即可。伴随急性脓肿时，应做横向切口并引流。病情较简单时只需通过简单的方式治疗，无须做一期缝合或二期缝合的切除，更不需要小弯度"S"塑形。疾病如有复发，则需广泛切除病灶并根据情况使用不同类型的皮瓣进行患处重建。

（金志明　译）

参考文献

[1] Abu Galala KH, Salam IM, et al. Treatment of pilonidal sinus by primary closure with a transposed rhomboid flap compared with deep suturing: a prospective randomized clinical trial. Eur J Surg. 1999; 165(5): 468–472.

[2] Aird I. Pilonidal sinus of the axilla. BMJ. 1952; 1(4764): 902–903.

[3] Akinci OF, Bozer M, Uzunkoy A, et al. Incidence and aetiological factors in pilonidal sinus among Turkish soldiers. Eur J Surg. 1999; 165(4): 339–342.

[4] Arda IS. High body mass index as a risk factor for pilonidal disease in adolescents. World J Surg. 2005; 29(4): 469–471.

[5] Azad ASG, Kamal MS, Saad RA, et al. Radical cure of pilonidal sinus by a transposition rhomboid flap. Br J Surg. 1984; 71: 154–155.

[6] Brearley R. Pilonidal Sinus — A new theory of origin. Br J Surg. 1955; 43: 62.

[7] Buie, Louise Arthur, Leon Banov. Practical Proctology. Springfield, Ill.: Charles C Thomas, 1960. Print. London and Philadelphia: W. B. Saunders Co.

[8] Clothier PR, Haywood IR. The natural history of the post anal (pilonidal) sinus. Ann R Coll Surg Engl. 1984; 66(3): 201–203.

[9] Crosby DL. Pilonidal sinus of suprapubic region. Br J Surg. 1962; 49: 457.

[10] Currie AR, Gibson T, Goodall AL. Interdigital sinuses of barbers' hands. Br J Surg. 1953; 41: 278.

[11] Doll D, Friederichs J, Dettmann H, et al. Time and rate of sinus formation in pilonidal sinus disease. Int J Colorectal Dis. 2008; 23(4): 359–364.

[12] Goligher JC. Surgery of anus, rectum and colon. London: Bailliere, Tindall and Cassell; 1970.

[13] Jeffery M, et al. (2009) Pilonidal disorder and hidradenitis suppurativa. In: Beck OE, et al. editors. The ASCRS manual of colon and rectal surgery. New York: Springer; 2009.

[14] Jenny B, Lynch A, Laing, et al. Vacuum assisted closure therapy: A new treatment option for recurrent pilonidal sinus disease. Report of three cases. Dis Colon Rectum. 2004; 47: 929–932.

[15] Joshi PN. Pilonidal disease. Bombay Hosp J. 1978; 20: 31–33.

[16] Kepenekci I, et al. Unroofing and curettage for the treatment of acute and chronic pilonidal disease. World J Surg. 2010; 34: 153–157.

[17] Kulacoglu H. Choosing the correct side for karydakis flap. Colorectal Dis. 2008; 10(9): 949–950.

[18] Lesalneiks I. Karydakis flap for recurrent pilonidal disease. World J Surg. 2013; 37(5): 1115–1120.

[19] Maurice BA. A conservative treatment of pilonidal sinus. Br J Surg. 1964; 51: 510.

[20] Meinero P, Mori L, Gasioli G. Endoscopic pilonidal sinus treatment (E.P.Si.T.). Tech Coloproctol. 2014; 18: 389–392.

[21] Morrison PD. Is Z-Plasty closure reasonable in pilonidal disease? Irish Journal of Medical Science. 1985; 154(3): 110–112.

[22] Olmez A, Kayaalp C, Aydin C. Treatment of pilonidal disease by combination of pit excision and phenol application. Tech Coloproctol. 2013; 17: 201−206.

[23] Patey D, Scarff R. Pathology of postanal pilonidal sinus; its bearing on treatment. The Lancet. 1946; 248(6423): 484−486.

[24] Stansby G, Greatorex R. Phenol treatment of pilonidal sinuses of the natal cleft. Br J Surg. 1989; 76(7): 729−730.

[25] Sondenaa K, Nesvik I, Andersen E, et al. Recurrent pilonidal sinus after excision with closed or open treatment: final result of a randomized trial. Eur J Surg. 1996; 162(3): 237−240.

[26] Solla JA, Rotherberger DA. Chronic pilonidal disease. An assessment of 150 cases. Dis Colon Rectum. 1990; 33(9): 758−761.

[27] Sharma PP. Multiple Z plasty — a New technique for pilonidal sinus under local anesthesia. World J Surg. 2006; 30(12): 2261−2265.

[28] Senapati A, Cripps NPJ. Pilonidal sinus. In: Johnson CD, Taylor I, editors. Recent advances of surgery, vol.23. Livingstone: Churchill; 2000.

[29] Taylor BA, Hughes LE. Circumferential perianal pilonidal sinuses. Dis Colon Rectum. 1984; 27(2): 120−122.

[30] Turrel R. Disease of the colon and Ano-rectum. Philadelphia/London: Saunders; 1959.

[31] Wilson E, et al. Pilonidal sinuses of anal canal, report of a case. Dis Colon Rectum. 1971; 14: 468.

第7章
直肠阴道瘘
Rectovaginal Fistulas

Fazl Q. Parray

概　述

直肠和阴道之间由内衬表皮的管道相通，称为直肠阴道瘘。绝大部分直肠阴道瘘位于齿状线或齿状线上方。瘘管在齿状线以下不是真正的直肠阴道瘘，其被称为肛门阴道瘘。

一直以来，直肠阴道瘘的女性患者常存在悲观情绪，进而无法获得自尊、亲密的关系和友爱。尽管现在有许多治疗方法能有效缓解直肠阴道瘘导致的不适症状，但本病的症状令人羞于言辞，以及修补后失败率高，给患者和医师在治疗方面带来很大的困扰。一些患者由于同时存在其他病症或与疾病相关的其他因素，无法获得有效治疗，此类患者只可行大便改道手术（Galandiuk等，2005）。但要为患者提供个体化的精确有效治疗，就需要明确瘘管的大小、部位和病因等。

病　因

直肠阴道瘘可以大致分为先天性和获得性两类。

先天性

此类患者大都较年轻。患者的直肠肛门和前庭有一些先天异常，在轻微创伤时，就会导致直肠阴道瘘。

获得性

此类患者继发于感染、炎症、肿瘤、放射治疗和创伤等。

分娩

直肠阴道瘘可能是分娩引起的。主要促成因素如下。

- 分娩时间延长，导致直肠阴道隔坏死。
- 产科损伤，导致的三度或四度会阴撕裂伤。
- 外阴切开术。
- 损伤修补不完全，修补裂开或发生感染。
- 直肠阴道隔内发生感染。
- 直肠肛门隐秘小腺体脓肿和前庭大腺感染。

产科损伤是导致直肠阴道瘘最常见的病因，文献报道发生率达到88%以上（Hibbard，

1978；Lowry 等，1988；Russelland Gallagher，1977）。这些瘘的发生是因为四度撕裂伤未能及时被发现，或在常规修复后的 7～10 天才发现。大约 5% 的阴道分娩会导致三度或四度的撕裂伤，如果及时修复，90%～95% 能治愈（Venkatesh 等，1989）。在观察期间，有一些瘘可自行痊愈。另外，在修补术前，需要评估大便失禁情况。据报道可能有 27% 的患者同时存在大便失禁（Wise 等，1991）。

憩室病

全子宫切除术后，憩室病是导致高位直肠阴道瘘最常见的感染性原因。

结核病和性病性淋巴肉芽肿

结核病和性病性淋巴肉芽肿也是导致直肠阴道瘘的原因（Greenwald 和 Hoexter，1978）。

恶性肿瘤

通常是发生在直肠、子宫、子宫颈或阴道的恶性肿瘤，有广泛转移，并进行过放射治疗。

放射治疗

接受放射治疗的患者可能会发生放射性直肠炎，紧接着直肠前壁发生溃疡。放射治疗后 6 个月到 2 年，直肠溃疡进展为直肠阴道瘘。直肠阴道瘘的发生率与辐射的剂量和有全子宫切除术史相关（Perez 等，1984）。

手术创伤

- 低位直肠阴道瘘可能是直肠肛门和阴道手术导致的结果。
- 低位直肠手术吻合时，如果部分阴道壁夹入吻合器会导致直肠阴道瘘或吻合口瘘导致脓肿，引流入阴道也可能导致直肠阴道瘘。
- 盆腔手术可能导致高位直肠阴道瘘。
- 子宫切除术后放射治疗或未意识到术中有直肠损伤可能导致直肠阴道瘘。

- 吻合器痔环切术（PPH 术）术后发生直肠阴道瘘的报道较多，这与手术的错误操作有关，即由手术中将阴道后壁夹入吻合器中而导致（Giordano 等，2009；Giordano 等，2011；Angelone 等，2006）。
- 经肛门吻合器直肠切除术（STARR）也是导致直肠阴道瘘发病率上升的原因（Naldini，2011；Martellucci 等，2011）。

炎性肠病

溃疡性结肠炎和克罗恩病都可以发生直肠阴道瘘。克罗恩病更多的会发生直肠阴道瘘，因为它会导致直肠壁全层性的炎症，发生率可能会随克罗恩病的严重程度而变化。有一项研究中发现，轻度克罗恩病患者直肠阴道瘘的发病率为 0.2%，而重度患者可增加至 2.1%（De Dombal 等，1966）。

克罗恩病患者直肠阴道瘘症状可以发生在肠道症状之前（Sher 等，1991）。

直肠阴道瘘可能发生在溃疡性结肠炎行回肠贮袋肛管吻合术的患者，出现吻合口瘘或盆腔脓肿并发症后。直肠阴道瘘其他少见的病因包括粪石嵌顿、阴道残端放射治疗后阴道扩张、人类免疫缺陷病毒（HIV）感染者发生病毒和细菌感染，以及遭受性侵史（Schwartz 等，1992；Hoffman 等，2003；Sharland 等，1995；Parra 和 Kellogg，1995）。

分　类

直肠阴道瘘根据大小、位置、病因和解剖大致分为简单型或复杂型。对直肠阴道瘘的分类是临床评估的重要内容，用以制订适当的手术方案。

根据大小分类

根据直肠阴道瘘瘘口大小分类，小于

2.5 cm 为小瘘，超过 2.5 cm 为大瘘。

根据部位和病因分类

直肠阴道瘘和直肠、阴道及直肠阴道隔有关（Corman，1989；Rosenshein 等，1980）。低位直肠阴道瘘，直肠的瘘口位于齿状线而阴道开口在阴唇系带（图 7-1）。高位直肠阴道瘘，阴道的开口位于子宫颈（图 7-2）。位于低位和高位瘘之间为中位直肠阴道瘘（图 7-3）。会阴部手术入路更适合于治疗低位和中位直肠阴道瘘，而高位瘘通过剖腹手术修复更为容易。简单直肠阴道瘘常是继发于感染或外伤的小并且低位的瘘。这些瘘一

般具有健康和良好血供的周围组织，可以通过局部手术进行修复。大的（＞2.5 cm）、高位的或是由炎性肠病引起的直肠阴道瘘被认为是复杂瘘。由于复发的直肠阴道瘘存在瘢痕组织和血供不良也被视为复杂瘘。所以为了修复成功，病变组织切除后，还可能需要填充健康的血供良好的组织。因而复杂瘘修复需要更为复杂的外科修补手术。

根据解剖分类

直肠阴道瘘通过解剖进行分类，具体如下。

盆腔直肠阴道瘘

这些瘘通常是由于曾行全子宫切除术，存在克罗恩病、憩室病或肿瘤，也有其他盆腔手术史。瘘管通常是在回肠、乙状结肠或吻合位置与阴道后穹窿相通。

高位直肠阴道瘘

这些瘘通常在放射治疗、盆腔内直肠或子宫手术操作后发生。瘘管通常位于直肠的中间 1/3 和阴道后穹窿之间。

中位直肠阴道瘘

这些瘘常继发于产科疾病、直肠肿瘤或炎性肠病。瘘管位于直肠的下 1/3 和阴道中段之间。

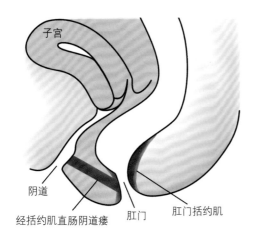

图 7-1　低位直肠阴道瘘

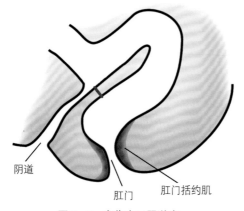

图 7-2　高位直肠阴道瘘

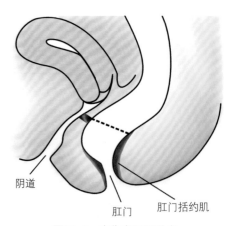

图 7-3　中位直肠阴道瘘

低位直肠阴道瘘

这些瘘常继发于产伤、异物、局部创伤和骨盆修复手术。瘘管位于肛管直肠环的水平。

肛门括约肌上和经肛门括约肌的肛门阴道瘘

这种瘘通常与肛门腺感染、直肠周围脓肿、前庭大腺脓肿、克罗恩病、有肛门手术史及肛管吻合术有关。目前，经肛门括约肌的肛门阴道瘘发病率有所增加，与回肠肛门和结肠肛门吻合术的增多有关（Keighley等，2008）。

临 床 表 现

患者主诉阴道有排气或有液体样粪便通过阴道排出。有些患者主诉阴道分泌物有异味，频繁地发生阴道感染，如果瘘管在括约肌上方，常会发生大便自阴道流出，排便失禁。在检查时，要尽量排除炎性肠病和盆腔恶性肿瘤。了解手术史、骨盆或生殖器放射治疗史也相当重要，这些可能是诱发直肠阴道瘘的因素。

局部体检包括阴道、直肠和周围组织的检查。查看患者被污染的内裤，观察颜色、气味和排放部位。检查患者会阴部周围的皮肤颜色的改变、湿疹情况、抓痕和在前正中线上的任何瘢痕。针孔样的低位瘘可没有症状。

窥阴器检查可以观察到瘘管黏膜发暗，与正常阴道黏膜形成对比。在阴道可能会发现有大便，或存在阴道炎的迹象，应避免探测瘘道。在直肠检查和直肠镜检查时，要评估括约肌、会阴中心腱、肌肉、直肠和阴道之间组织的完整性。

通过直肠镜在直视下检查，或用双指诊，一根手指在直肠和另一指在阴道内检查，明确直肠内的瘘管开口。如果缺陷较大，这两根手指可以在缺陷处会合。这种检查方法也可以评估中间组织的强度和会阴中心腱厚度。如怀疑有炎性肠病或恶性肿瘤，需要在肠道准备后行结肠镜检查，也是进行评估的重要组成部分。在体检时，对肛门括约肌完整性的评定，有助于外科手术方案的制订。患者通常会由于盆底神经病变和括约肌功能缺陷，而同时存在大便失禁（Snooks等，1986）。

诊 断

通过临床评估，对于瘘管确切的解剖位置和括约肌损伤程度仍有较多的不确定性。外科医师只有知道了确切的解剖位置和括约肌强度，才能选择最好的治疗方案。

麻醉状态下检查

这是对于不合作患者最有效的诊断方法。对大多数患者能行最为细致的检查，有助于选择最合适的手术方式；也可以行多处活检，以排除炎性肠病和恶性肿瘤。

直肠肛门测压

它可提供一些继发于放射治疗或炎性肠病的直肠阴道瘘的有用信息。在这些情况下，静息状态下肛门压、括约肌收缩压，以及直肠储便功能顺应性通常会发生改变。

神经电生理检测

阴部神经末梢运动潜伏期的神经生理测试可以在选定的病例中进行，但它对预后几乎没有意义，因此大多数医学中心不做此检查（Saclarides，2002）。

阴道造影检查

使用水溶性对比造影剂，在不同时间摄片检查，灵敏度可以达到79%～100%（Arnold 等，1990；Bird 等，1993；Giordano 等，1996）。

钡灌肠检查

此检查可了解结肠直肠的一般情况。然而，这项检查在大部分患者中无法确定瘘的情况，因此目前大多数医学中心已不将其作为常规检查。

CT 检查

口服造影剂后 CT 扫描腹部和盆腔有助于发现蜂窝织炎或肿瘤，并能发现瘘管位置。

经肛门超声检查

如果存在大便失禁，并考虑可能存在直肠阴道瘘的患者，这是一个很好的检查方法（图7-4 和图7-5）。超声检查可以发现在黏膜下层以下的肛门内括约肌为均匀低回声环。使用经肛门超声检查很容易发现在肛门内括约肌上的缺陷，但外括约肌缺陷难以发现。因为外括约肌纤维是高回声条纹状，并且是更为松散排列的环形图案。

会阴中心腱的正常厚度是从肛门黏膜测量到阴道后壁，约为12 mm，产科损伤通常会导致会阴中心腱肌肉变薄和缩短肛门高压力带的高度。经肛门超声检查技术能很好地检查出这些改变（Saclarides，2002）。然而，也有一些研究报道对经肛门超声检查的初始结果并不满意（Choen 等，1991），但随着技术进步，它的诊断准确率已有很大提高，包括使用过氧化氢作为造影剂和使用三维重建技术（Cheong 等，1993；West 等，2004）。

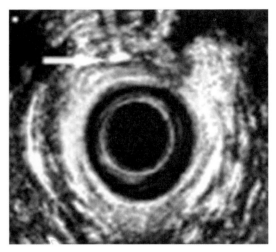

图7-4 使用过氧化氢后，经直肠超声检查显示瘘管为高亮图像。箭头显示的区域为瘘口位置

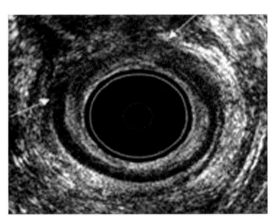

图7-5 经肛门超声检查，两个箭头显示的区域为括约肌内潜在的瘘管

经肛门三维超声图像不再局限于轴向，它可以提供冠状面、矢状面或斜面的任何部分数据图像（图7-6）。使用过氧化氢增强的经肛门三维超声检查能精确诊断肛瘘。

据 Kim 和 Park 于2009年对于61例肛瘘患者的研究报道，使用过氧化氢增强的经肛门三维超声检查对肛瘘术前评估具有较高的可靠性。在这项研究中，过氧化氢增强的使用并没有显著提高诊断准确性。但在诊断疑难病例时，使用过氧化氢是经济而又可靠的检查方法。

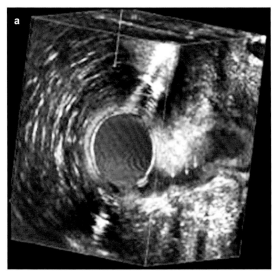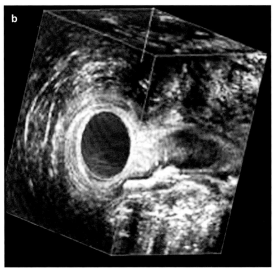

图 7-6 a、b. 经肛门三维超声显示直肠阴道瘘图像

磁共振（MRI）检查

通过重建机体软组织图像，MRI 可显示瘘的位置及相关盆腔器官情况，或是否有肿瘤存在（图 7-7）。腔内超声和 MRI 对比研究检查肛门阴道和直肠阴道瘘的位置，具有相类似的阳性检测价值（Stroker 等，2002）。

经肛门磁共振（MRI）检查

经肛门直肠内 MRI 能提供高分辨率的肛管、直肠和阴道的多平面图像。T_2 加权可以显示出高信号强度病变，如瘘和积液。有研究表明，经肛门直肠内 MRI 是对简单型或复杂型肛门阴道瘘极有效的检查方法。在发现肛门阴道瘘的同时也可发现其他异

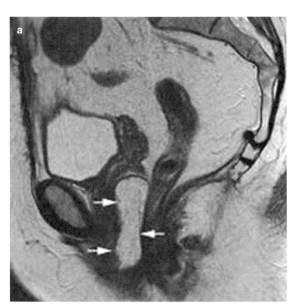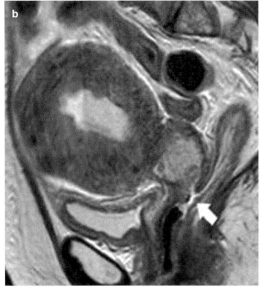

图 7-7 a、b. 磁共振显示直肠阴道瘘。箭头标识为瘘位置

常，如直肠阴道隔脓肿、肛瘘和括约肌损伤等（Dwarkasing 等，2004）。

治 疗

对于低位小瘘，并且会阴部组织健康完整，先予以保守。许多这样的瘘能自行愈合。而手术治疗的方法有很多。方法的选择应根据瘘的病因、位置、大小、周围组织的健康程度，以及修补病史等。大多数手术方法可以分为局部手术和经腹手术。局部修补术最常用于中低位直肠阴道瘘，包括经肛门、经阴道和经会阴的方法。经腹部手术最常用于治疗高位直肠阴道瘘，或者可能用到健康的肌肉或组织进行转位的修补术。

药物治疗

药物治疗有利于产科治疗或手术创伤导致的直肠阴道瘘，以及由于感染并发的直肠阴道瘘。通过局部伤口护理，引流感染组织，以及使用抗生素直到感染得到控制，使组织自行恢复 6～12 周，许多瘘可完全愈合，而不需要进一步治疗。

直肠阴道瘘经保守治疗到组织柔韧性得到改善，并且感染完全控制后，才能进行手术修补。对于炎性肠病患者，同时使用适当的药物治疗。即使患者在使用激素，也可以进行修复直肠阴道瘘手术，但有较高的复发率。部分患者在使用抗代谢药物，如 6-巯基嘌呤或硫唑嘌呤，也可以进行直肠阴道瘘修补术。使用英夫利昔单抗后有些瘘可以完全愈合，但对大多数只是症状获得改善。

手术治疗

直肠阴道瘘通过保守治疗无法愈合，最终将通过手术治疗。但需要知道，有些直肠

阴道瘘源于放射治疗、炎性肠病和吻合器的误操作，这些瘘也很难通过手术治愈。正确评估，选择恰当的手术方法，以及有经验医师的手术操作，能避免反复手术治疗。大部分手术方法是通过会阴部或腹部进行操作，具体描述如下。

[手术方案] 通过评估选择出恰当的手术方案尤其重要。没有明确的手术方案必然导致术中患者体位和麻醉类型的不确定。通过评估患者的解剖和生理功能，并完善体格检查和影像学检查后，再决定采用具体手术方法。向患者及家属详细告知有关手术后复发、术中预防性造口及手术并发症情况。

[术前准备] 在任何修复术前，尽量改善患者的营养和贫血状况。炎性肠病患者要确保在缓解期，在类固醇和免疫抑制剂的使用剂量尽可能小的情况下进行手术。另要确定保守治疗有足够长的时间。任何外科手术前，都要进行机械性肠道准备，充分清洁肠道。在麻醉诱导期或术前 1 小时，静脉预防性使用第三代头孢菌素。如果有盆腔照射治疗史，最好在术前留置输尿管导管，有助于解剖组织。术前用消毒液清洗阴道腔和留置导尿管。

[体位] 目前外科医师最习惯使用的体位仍然是截石位，也有按要求或根据所选用的手术方法进行各种体位改变。但如果方案是经肛门修补术，那么选择俯卧折刀位并将臀部牵拉开，会使外科医师操作时更方便和舒适。

[麻醉] 全身麻醉用于经腹手术，腰麻用于经会阴手术都是恰当的。在麻醉状态下反复进行直肠指检，并完善手术方案。在麻醉下检查能获得许多可能会漏掉的最重要信息。

经肛门的手术方法

（1）直肠黏膜瓣修补术：此手术方式最

初被描述为肛瘘修补术，由黏膜、黏膜下层及部分内括约肌组成皮瓣，用于覆盖瘘的缺损部分。它常用于治疗低位直肠阴道瘘。患者需进行留置导尿，取俯卧折刀位。对于使用肾上腺素浸润存在争议，有报道称它会使组织水肿并更容易发生缺血（Keighley 等，2008）。

手术过程中，分离梯形皮瓣，距瘘口长约 4 cm（图 7-8a）。皮瓣底部的宽度应是顶部的 2 倍，这有助于保持皮瓣良好的血供。切除有瘘口的远端皮瓣（图 7-8b），完全分离出通过直肠阴道隔的瘘管，并送组织学检查。将阴道壁的缺陷分两层闭合，或敞开引流（图 7-8c、d）。

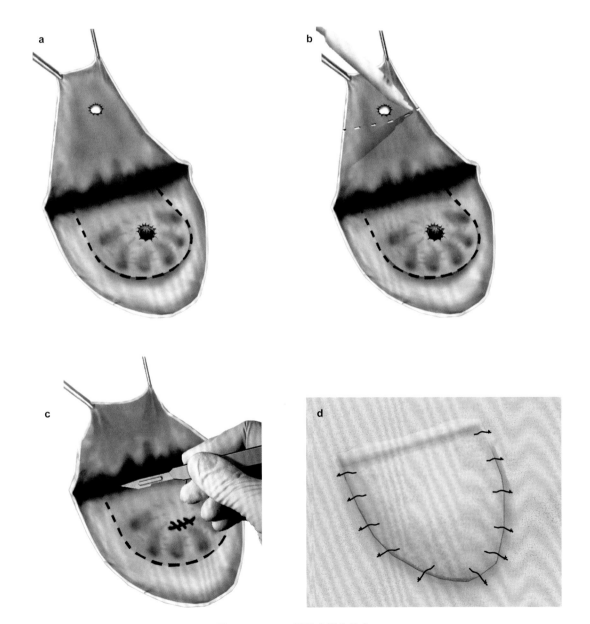

图 7-8　a～d. 黏膜皮瓣修补术

如果肛提肌可以游离并闭合阴道缺损，能有效降低因为缺血导致修补失败的风险。用直肠皮瓣覆盖肛提肌的修补部位，再用可吸收线将皮瓣缝合在肛门切口远端。

文献报道中，此方法修补的成功率有所不同。原因是多方面的，与既往手术操作史、是否存在克罗恩病、患者的括约肌状态及瘘的类型等有关。各种报告的成功率在 63%～96%（Sonoda 等，2002；Kodner 等，1993；Tsang 等，1998）。也有研究证明，如果在此手术的基础上，增加括约肌成形术，修复患者括约肌破损，手术成功率能上升到 95%（Khanduja 等，1999）。

有支持此术式的医师认为，排便时直肠内压力会增加，因此这种修复直肠缺损方法更为合适，至少是优于经阴道的修补术。

（2）经肛门袖状皮瓣修补术（TSAF）：此手术方式非常适用于治疗继发于克罗恩病的直肠阴道瘘，但直肠克罗恩病已得到控制。这也被认为是治疗直肠狭窄导致复发性瘘的较好方法。患者采取截石位，术者用一肛门牵开拉钩完成此手术，瘘管从阴道部位取出。在肛管侧，瘘管下方平行于齿状线做环周切口。

另一个环周切口约取在前一切口向直肠上方 3 cm 处（图 7-9a）。圆筒状组织标本送病理学检查。肛门侧直肠充分游离以避免吻合口张力，行直肠肛管吻合（图 7-9b），在切除瘘管处放置引流。

有些医师认为只切除直肠肛管黏膜和黏膜下层即可，而并非要切除全层直肠。此手术由 Hull 和 Fazio 在 1977 年首次报道。他们随后又进行了报道，在克利夫兰临床中心，12 例患有重度克罗恩病同时存在直肠阴道瘘的患者，采用此手术方式治疗，术后 1 年随访，有 8 例完全恢复。

但作者认为，此手术可以处理一些有重度克罗恩病伴直肠阴道瘘，同时又相对正常的直肠的患者。此类患者另外能选择的手术治疗方法就只有直肠切除术和永久性造口术。

（3）经肛门内镜下微创术（TEM）：使用此技术的医师认为 TEM 是理想的手术方法，用以消除瘘及其周围的瘢痕组织。使用这种手术方式时，会阴部不做任何切口，完全避免了对括约肌的破坏。直肠内的视觉被

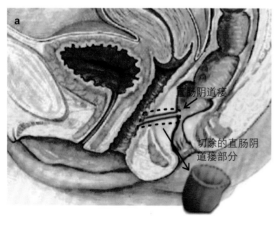
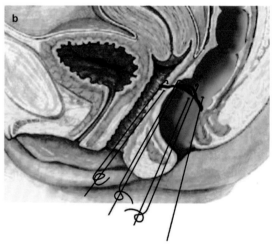

图 7-9　a、b.经肛门袖状皮瓣修补术

放大，故检查清楚瘘的机会更多。

患者取俯卧位，使用经阴道导入的软管或亚甲蓝后，通过直肠镜找到直肠阴道瘘。阴道内填塞纱布以避免二氧化碳泄漏。

在 TEM 内镜下将瘘管组织广泛切除至健康组织边缘。将直肠阴道隔分离完全后，暂停使用 TEM 的设备。

• 使用手指解剖出肛门方向的中隔夹层，直到括约肌纤维，由于技术原因，无法用 TEM 完成此操作。一旦确定了正确的平面，解剖直肠阴道隔夹层就很简单。

• 再次使用 TEM 镜，在阴道的边缘于垂直方向用 3～4 针缝合关闭。再横向关闭直肠缘。将患者置于仰卧位，使用阴道扩开器，再次内向边缘缝合阴道缺损。

有报道，在 2001～2008 年共有 13 例

因直肠阴道瘘修补失败而行改道手术的患者，选择 TEM 术。术后 10 天放射学检查未发现瘘。有 2 例由于直肠阴道隔存在血肿和脓肿而手术过程较困难，遂使用抗生素治疗。另有 2 例，观察到晚上内裤污染，直肠肛管测压表明轻度括约肌张力减退。3 个月的内括约肌锻炼可有效解决功能问题。

经阴道修补方法

经阴道内翻修补术方法如下。

妇科医师做此手术较多，可在腰麻下进行操作，患者取截石位。患者留置导尿处理，手术部位消毒。确定瘘道后，在阴道后壁瘘部位做"U"形切口（图 7-10a）。再将阴道黏膜从直肠阴道隔上进行分离抬举（图 7-10b）。肾上腺素渗透（1∶200 000 稀释）可能会使皮瓣容易抬举，但一些外科医

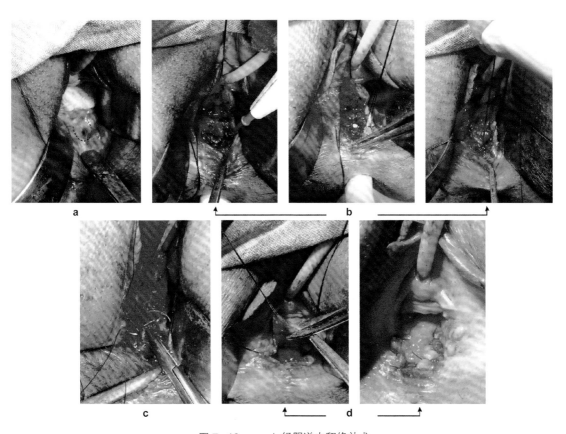

图 7-10　a～d. 经阴道内翻修补术

师因为担心缺血而避免使用。再将瘘管从阴道到直肠进行切除，并送组织学检查。围绕阴道侧瘘口进行一系列穿透阴道壁到直肠阴道隔的荷包缝合，将瘘口内翻；也可用这种方法同时行肛提肌成形术（图7-10c）。手术中要确保使用健康组织进行修补。最后，修整阴道黏膜，进行黏膜缝合（图7-10d）。

与经肛门修补方法相比，此手术方式的暴露更好。某些研究显示这种手术方式已取得极佳的效果，有的甚至报道说成功率达100%（Rahman等，2003）。在克罗恩病患者中，有些外科医师喜欢使用这种方法是因为其避免了病变直肠的切开，并且手术效果更佳（Bauer等，1991）。

经会阴修补术

（1）单纯瘘管切除术：此手术方法最适合于无括约肌参与的肛管阴道瘘。但如果这种治疗应用于直肠阴道瘘，可能会导致大便失禁，所以治疗方法取决于瘘管的位置（图7-11）。

（2）经会阴瘘管切开与分层缝合术：此手术方法很适合于合并括约肌缺陷的女性患者，以及曾行经肛门和阴道修补手术失败的患者。手术可在腰麻下进行，患者取截石位并留置导尿管。完整切除瘘管和周围组织，送组织病理检查（图7-12a）。解剖出直肠和阴道黏膜层，分离出括约肌和直肠阴道隔膈垫，进行分层修补（图7-12b、c）。

直肠壁可另加一层叠加缝合加固。将外括约肌从坐骨直肠窝附着处充分游离，并进行重叠缝合修补。这可减少缝合后的张力，手术失败率将显著下降。据报道，此

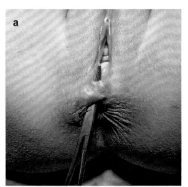
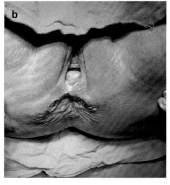
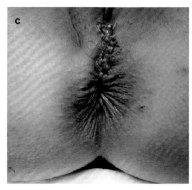

图7-11 a～c.单纯瘘管切除并修补

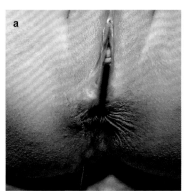
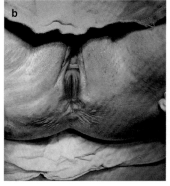
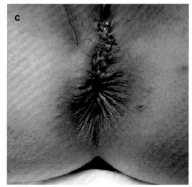

图7-12 a～c.经会阴瘘管切除并分层缝合

手术的成功率是 85%～100%（Mazier 等，1995；Pepe 等，1987；Tancer 等，1990；Watsonand Phillips，1995）。此手术方法能提供良好的暴露，完全显示瘘口和附着物。使用此手术也可以明确分层缝闭会阴中心腱。

（3）经会阴修复并肛提肌整形术：患者取截石位并留置导尿管。在后阴唇系带和肛门之间做一个横向会阴切口。完整地识别并分离出括约肌，在其下方穿过一条带。分离出瘘管并切除，送组织学检查。闭合阴道和肛门缺损。近端解剖直肠阴道隔，游离肛提肌，在中线位置进行肛提肌成形术。这类似于将健康并且血运丰富的组织在阴道和肛门之间进行修复。将会阴肌肉横形再缝合，重建会阴中心腱，缝合皮肤，并放置引流。

经括约肌的修补方法

此手术方法更常用于直肠尿道瘘，并不常用于治疗直肠阴道瘘，也被称为 Kraske 法或 Mason 法。这是治疗距肛缘 6～8 cm 中位瘘的好方法。由于经肛门治疗时，瘘口距离肛门太远而手术操作困难，常导致手术失败。但如存在前括约肌功能障碍，经括约肌途径手术可能会导致大便失禁。因此，这种手术方法应该避免在此类患者中应用（Kilpatrick 和 York-Mason，1969；Thompson 等，1982）。

患者取俯卧折刀位，分开臀部，留置导尿。通过直肠括约肌后半周切开（图 7-13a），直肠全层切断，完全暴露瘘口并切除（图 7-13b）。直肠肌从直肠阴道隔分离，闭合

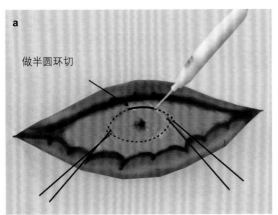
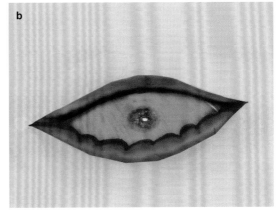
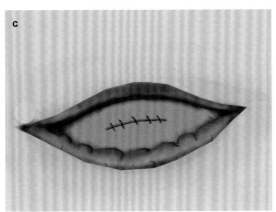
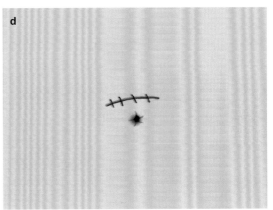

图 7-13　a～d. 经括约肌修补直肠阴道瘘

阴道缺损。直肠阴道隔修整后，用直肠后壁关闭残余缺损。最后，将直肠后壁、括约肌和皮肤分层闭合（图7-13c）。

生物制剂修补法

生物制剂（如纤维蛋白胶和生物补片）常被报道用于治疗肛瘘，但具体的治疗结果有很大差异。而在使用这种生物制剂治疗直肠阴道瘘方面的研究报道较少（Schwander等，2009）。有医师认为，生物制剂对长瘘管的治疗更有效，而直肠阴道瘘的瘘管通常很短（Sklow，2007）。另一些结直肠外科医师喜欢使用纤维蛋白胶治疗反复发作的直肠阴道瘘，以避免手术导致的并发症（Abel等，1993）。也有在内镜下使用纤维蛋白胶的研究报道（Lange等，1990；Shibata等，1999）。

组织转位手术

据各地妇科医师、结直肠外科医师和整形外科医师的报道，许多组织如股薄肌、缝匠肌、腹直肌、臀大肌、球海绵体肌和大网膜等分别可转位，用于治疗放射治疗后缺血导致的难治性复发的直肠阴道瘘。对于这种直肠阴道瘘，一般的修补方法必然会失败。此手术的基本目的是在修补区域提供了一个血供良好无张力的健康组织。

（1）股薄肌转位术：此手术方式经肛门或阴道进行操作。放射治疗后导致直肠阴道瘘的修补术中，很多医师喜欢经阴道的方法，因为阴道组织受辐射影响较小。在组织转位手术中，必须要考虑到转位组织的血液供应情况。闭孔动脉为股薄肌供血，静脉在距腹股沟5～8 cm处进入肌肉表面下方。游离肌肉要有足够的长度和活动度，用于填补直肠阴道瘘的缺损。患者取截石位，取会阴部切口进行阴道黏膜下解剖分离。用几个横切口在腿内侧标记股薄肌；通过外形呈圆形的肌腱鉴别出股薄肌腱，将其切断后贯穿缝合。为保持血供，将距根部10 cm以上的肌肉完全松解，通过皮下组织隧道移向会阴部。瘘管切除后，关闭直肠处缺损，将转位的股薄肌置于闭合瘘管的缝合处，并将其固定在对侧坐骨结节（Hibbard，1978）。

（2）Martius皮瓣修补法：一些外科医师希望通过此修补方法修复由放射治疗导致的直肠阴道瘘。此皮瓣修复方法也称为球海绵体肌皮瓣修补法。手术时患者取截石位，经会阴切口，将阴道黏膜分离抬起，解剖出瘘管，再将直肠缺损闭合。经大阴唇做纵切口，解剖出球海绵体肌及邻近大阴唇的脂肪垫。球海绵体肌从阴部内动脉的会阴部分支获得血液供应。修整出的皮瓣通过阴道黏膜下方的隧道缝合到直肠壁以修复直肠缺损。最后，闭合阴道黏膜的缺陷（图7-14）。为了减少皮瓣继发感染的发生，有医师在行此手术时，加行预防性肠造口等转流手术（Martius，1956）。

经腹手术方法

文献中描述的经腹进行的各种手术方法，常用于治疗高位中央区反复发作的直肠阴道瘘，或是继发于炎性肠病、恶性肿瘤及放射治疗后出现的直肠阴道瘘。

直肠阴道瘘分离术

如果直肠阴道瘘在直肠和阴道的组织相当健康，这是最简单的经腹部手术治疗的方法。在此手术过程中，将直肠阴道隔分离并解剖出瘘管。将直肠和阴道瘘口分别缝合关闭，不做肠段切除。最好将一些健康组织如带蒂大网膜放置在两修补组织之间。健康组织的介入使修补更加坚固，并减少复发的机会。据报道，如果瘘口不大，修补组织都是健康的，能获得理想的修补效果（Taylor，2013）。

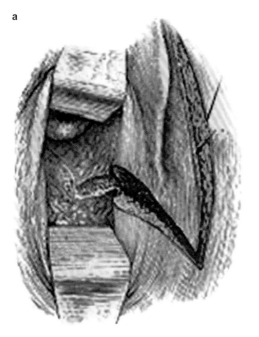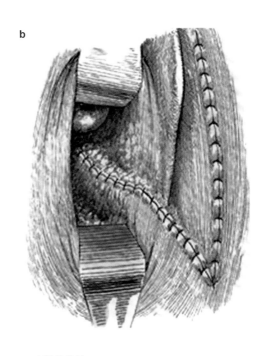

图 7-14　a、b. Martius 皮瓣修补法

（1）结肠肛管袖状重建术：此手术适用于治疗复发的直肠阴道瘘、中央区的瘘，或是由于直肠阴道隔组织缺损导致的瘘（Cuthbertson，1986）。此手术方式最先由 Parks 和他的同事提出（Parks 等，1978）。手术过程包括完整游离降结肠、乙状结肠、直肠，也有可能要在剖腹情况下游离脾曲。直肠后壁需要分离到直肠肛门角。瘘部位的分离通常比较困难，但最好是在直肠上有阴道包裹的组织块，将阴道瘘口切除后缝合。在直肠阴道隔之间继续分离瘘口的下面部分，于直肠肛管交界处将直肠环形切开。将直肠残端经腹取出，根据瘘口的位置将直肠的全部病变部位切除。转而行会阴部手术，切除直肠残端黏膜。将结肠拖出肛门并与齿状线缝合。

有医师喜欢用吻合器吻合，而不切除直肠残端黏膜。对于这些患者，建议行预防性造口，在术后 8～12 周，吻合口痊愈后关闭造口。

（2）Bricker 补丁术：此手术常用来修复放射治疗导致的直肠阴道瘘。在手术剖腹情况下，充分游离直肠、乙状结肠，并暴露和分离出直肠阴道瘘。在直肠阴道瘘上方离断直肠或乙状结肠，近端拖出造口。在远端直肠或结肠的残端开口向下与直肠瘘口吻合，形成肠襻，通过内部循环将肠内分泌液自肛门排出。

经过数月休养后，通过影像学检查愈合情况，将造口结肠回纳，并与远端肠襻顶点进行重建吻合。尽管这个手术看似比直接切除的方法更合理，但仍有一些医师会切除放射损伤的肠管，为达到更好的远期结果（Taylor，2013）。

后续随访发现，此手术后最大的缺点是会出现肠管狭窄和出血。

（3）肠造口术：通过结肠造口术或回肠造口术将粪便分流，对于老年人发生的放射治疗后形成直肠阴道瘘，同时有多种其他病症患者，是很好的选择。粪便和气体的分流能明显提高患者的生活质量。

腹腔镜修补术

尽管目前有一些对高位瘘成功在腹腔镜下修补的报道，直肠阴道瘘的腹腔镜修补术并不流行或被广泛接受（Parmar等，2013）。目前，我们认可高位直肠阴道瘘腹腔镜修补术的可行性，但在手术时，需要识别出正确的组织层面，并具有良好的腹腔镜缝合技术（Kumaran等，2005）。只有通过更多的临床研究数据来评估这种手术的结果，它才会被更为广泛的接受。

并　发　症

局部修补术的并发症

出血

如果出血发生在皮瓣下，常会因为术后感染而复发。为防止这种并发症，需要细致地止血。

感染

感染是一个严重的并发症，会导致修补失败和复发。术前预防性使用抗生素，术中操作轻柔，止血完善，术后使用抗生素和恰当的伤口换药能减少感染的发生。

术后尿潴留

尿潴留通常与会阴部手术有关。疼痛是导致尿潴留的另一原因，所以最好是在手术48小时后拔除尿管，同时有良好的术后镇痛。

复发

尽管用了所有的预防措施，但是在直肠阴道瘘修补术后还是有一些患者会复发。然而，个体化的正确选择预防措施，对显著减少这种并发症的发生还是有意义的。

经腹修补术的并发症

出血

大量切除瘘周围组织可能导致术中或术后出血。这种并发症可以通过细致的术中止血来预防。

感染

有5%～7%的患者出现伤口感染和盆腔脓肿并发症。

肠外瘘

肠外瘘可能是由吻合口漏导致。

复发

与其他修补术一样，经腹修补术也会导致失败和复发。外科医师的经验是，正确选择患者和恰当的手术方式，尽量减少复发率。

（陈春球　译）

参考文献

[1] Abel ME, Chiu YS, Russell TR, et al. Autologous fibrin glue in the treatment of rectovaginal and complex fistulas. Dis Colon Rectum. 1993; 36: 447−449.

[2] Angelone G, Giardiello C, Prota C. Stapled hemorrhoidopexy. Complications and 2-year follow-up. Chir Ital. 2006; 58(6): 753−760.

[3] Arnold MN, Aguilar PS, Stewart WR. Vaginography: an easy and safe technique for diagnosis of colovaginal fistulas. Dis Colon Rectum. 1990; 32: 1039−1041.

[4] Bauer JJ, Sher ME, Jaffin H, et al. Transvaginal approach for repair of rectovaginal fistulae complicating Crohn's disease. Ann Surg. 1991; 213: 151−158.

[5] Bird D, Taylor D, Lee P. Vaginography-investigation of choice for vaginal fistulae? Aust N Z J Surg. 1993; 63: 894−896.

[6] Cheong DM, Noguerass JJ, Wexner SD, et al. Anal endosonography for recurrent anal fistulas; image enhancement with hydrogen peroxide. Dis Colon Rectum. 1993; 36: 1158−1160.

[7] Choen S, Burnett S, Bartram CI, et al. Comparison between and endosonography and digital examination in the evaluation of anal fistula. Br J Surg. 1991; 78: 445−447.

［8］ Corman ML. Rectovaginal fistulas. In: Colon and rectal surgery. 2nd ed. Philadelphia: JB Lippincott Co; 1989.

［9］ Cuthbertson AM. Resection and pull through for rectovaginal fistula. World J Surg. 1986; 10: 228－236.

［10］ D'Ambrosio G, Paganini AM, Guerrieri M, et al. Transanal endoscopic microsurgical treatment of rectovaginal fistula: an original technique. J Prev Res. 2014; 3(2): 60－63.

［11］ De Dombal FT, Watts JM, Watkinson G, et al. Incidence and management of anorectal abscess, fistula and fissure, in patients with ulcerative colitis. Dis Colon Rectum. 1966; 9(3): 201－206.

［12］ Dwarkasing S, Hussain SM, Hop WC, et al. Anovaginal fistulas: evaluation with endoanal MR imaging. Radiology. 2004; 231(1): 123－128.

［13］ Galandiuk S, Kimberling J, Al-Mishlab TG, et al. Perianal Crohn disease: predictors of need for permanent diversion. Ann Surg. 2005; 241(5): 796－801; discussion 801－802.

［14］ Giordano P, Drew PJ, Taylor D, et al. Vaginography-investigation of choice for clinically suspected vaginal fistulas. Dis Colon Rectum. 1996; 39: 568－572.

［15］ Giordano P, Gravante G, Sorge R, et al. Long-term outcomes of stapled hemorrhoidopexy vs. conventional hemorrhoidectomy: a meta-analysis of randomized controlled trials. Arch Surg. 2009; 144(3): 266－272.

［16］ Giordano P, Nastro P, Davies A, et al. Prospective evaluation of stapled haemorrhoidopexy versus transanal haemorrhoidal dearterialisation for stage II and III haemorrhoids: three-year outcomes. Tech Coloproctol. 2011; 15(1): 67－73.

［17］ Greenwald JC, Hoexter B. Repair of rectovaginal fistulas. Surg Gynecol Obstet. 1978; 146(3): 443－444.

［18］ Hibbard LT. Surgical management of rectovaginal fistulas and complete perineal tears. Am J Obstet Gynecol. 1978; 130: 139－141.

［19］ Hoffman MS, Wakeley KE, Cardosi RJ. Risks of rigid dilation for a radiated vaginal cuff: two related rectovaginal fistulas. Obstet Gynecol. 2003; 101(5 Pt 2): 1125－1126.

［20］ Hull TL, Fazio VW. Surgical approaches to low anovaginal fistulas in Crohn's disease. Am J Surg. 1997; 173: 95－98.

［21］ Keighley MR, Williams NS, Church JM, et al. Chap 12 Rectovaginal fistula. In: Surgery of the anus, rectum and colon. 3rd ed. Edinburgh: Saunders Elsievier Ltd; 2008.

［22］ Khanduja KS, Padmannabhan A, Kerner BA, et al. Reconstruction of rectovaginal fistula with sphincter disruption by combining rectal mucosal advancement flap and anal sphincteroplasty. Dis Colon Rectum. 1999; 42: 1432－1437.

［23］ Kilpatrick FR, York-Mason A. Postoperative rectoprostatic urethral fistula. Br J Urol. 1969; 41: 649－654.

［24］ Kim Y, Park YJ. Three dimensional endoanal ultrasonographic assessment of an anal fistula with and without H_2O_2 enhancement. World J Gastroenterol. 2009; 15(38): 4810－4815.

［25］ Kodner IJ, Mazor A, Shemesh E, et al. Endorectal advancement flap repair of rectovaginal and other complicated anorectal fistulas. Surgery. 1993; 114: 682－689.

［26］ Kumaran SS, Palinivelu C, Kavalakat AJ, et al. Laparoscopic repair of high rectovaginal fistula, is it technically feasible? BMC Surg. 2005; 5: 20.

［27］ Lange V, Meyer G, Wenk H. Fistuloscopy －an adjuvant technique for sealing gastrointestinal fistulae. Surg Endosc. 1990; 4: 212－216.

［28］ Lowry AC, Thorson AG, Rothenberger DA, et al. Repair of simple rectovaginal fistula. Influence of previous repairs. Dis Colon Rectum. 1988; 31: 676－678.

［29］ Martellucci J, Talento P, Carriero A. Early complications after stapled transanal rectal resection performed using the Contour® Transtar™ device. Colorectal Dis. 2011; 13(12): 1428－1431.

［30］ Martius J. Operations for urinary incontinence. In: McCall M, Bolten KA, editors. Operative gynaecology. Boston: Little, Brown; 1956: 318－327.

［31］ Mazier WP, Senagore AJ, Schiesel EC. Operative repair of anovaginal and rectovaginal fistulas. Dis Colon Rectum. 1995; 38: 4－6.

［32］ Naldini G. Serious unconventional complications of surgery with stapler for haemorrhoidal prolapse and obstructed defaecation because of rectocoele and rectal intussusception. Colorectal Dis. 2011; 13(3): 323－327.

［33］ Parmar AK, Mathew MJ, Reddy PK. Laparoscopic stapler repair of high rectovaginal fistula: a case report. Open J Gastroenterol. 2013; 3(1): 35－37.

［34］ Parks AG, Allen CL, Frank JD, et al. A method of treating post-irradiation rectovaginal fistulas. Br J Surg. 1978; 65: 417－421.

［35］ Parra JM, Kellogg ND. Repair of a recto-vaginal fistula as a result of sexual assault. Semin Perioper Nurs. 1995; 4(2): 140－145.

［36］ Pepe F, Panella M, Arikan S, et al. Low rectovaginal fistula. Aust N Z L Obstet Gynecol. 1987; 27: 61－63.

［37］ Perez CA, Breaux S, Bedwinek JM, et al. Radiation therapy alone in the treatment of carcinoma of the uterine cervix. II. Analysis of complications. Cancer. 1984; 54(2): 235－246.

［38］ Rahman MS, AL-Suleiman SA, El-Yahia AR, et al. Surgical treatment of rectovaginal fistula of obstetric origin: a review of 15 years' experience in a teaching hospital. J Obstet Gynecol. 2003; 23: 607－610.

［39］ Rosenshein NB, Genadry RR, Woodruff JD. An anatomic classification of rectovaginal septal defects. Am J Obstet Gynecol. 1980; 137: 439－442.

［40］ Russell TR, Gallagher DM. Low rectovaginal fistulas: approach and treatment. Am J Surg. 1977; 134: 13－18.

［41］ Saclarides TJ. Rectovaginal fistulas. Surg Clin N Am. 2002; 82: 1261－1272.

［42］ Schwandner O, Fuerst A, Kunstreich K, et al. Innovative technique for the closure of rectovaginal fistula using Surgisis™ mesh. Tech Coloproctol. 2009; 13(2): 135－140.

[43] Schwartz J, Rabinowitz H, Rozenfeld V, et al. Rectovaginal fistula associated with fecal impaction. J Am Geriatr Soc. 1992; 40(6): 641.

[44] Sharland M, Peake J, Davies EG. Pseudomonal rectovaginal abscesses in HIV infection. Arch Dis Child. 1995; 72(3): 275.

[45] Sher ME, Bauer JJ, Gelernt I. Surgical repair of rectovaginal fistulas in patients with Crohn's disease: transvaginal approach. Dis Colon Rectum. 1991; 34(8): 641-646.

[46] Shibata Y, Mizuguchi N, Takeda M, et al. Successful closure of a rectovaginal fistula following low anterior resection by endoscopic fibrin glue application. Colorectal Dis. 1999; 1: 42-44.

[47] Sklow B. Rectovaginal fistulas: current surgical management. Clin Colon Rectal Surg. 2007; 20(2): 96-101.

[48] Snooks SJ, Swash M, Henry MM, et al. Risk factors in childbirth causing damage to pelvic floor innervations. Int J Colorectal Dis. 1986; 1: 20-24.

[49] Sonoda T, Hull T, Piedmonte MR, et al. Outcome of primary repair of anorectal and rectovaginal fistulas using the endorectal advancement flap. Dis Colon Rectum. 2002; 45: 1622-1628.

[50] Stroker J, Rociu E, Schouten WR, et al. Anovaginal and rectovaginal fistulas. Endoluminal sonography versus endoluminal MR imaging. Am J Roentgenol. 2002; 1781(3): 737-741.

[51] Tancer ML, Lasser D, Rosenblum N. Rectovaginal fistula or perineal and anal sphincter disruption or both after vaginal delivery. Surg Gynecol Obstet. 1990; 171: 43-46.

[52] Taylor D, Rakinik J. Rectovaginal Fistula Treatment & Management: Medical Therapy, Surgical Therapy, Follow-up. 2015. Available at: http://emedicine. medscape. com/article/193277-treatment

[53] Thompson JS, Engen DE, Beart Jr RW, et al. The management of acquired retourinary fistula. Dis Colon Rectum. 1982; 25: 689-692.

[54] Tsang CB, Madoff RD, Wong WD, et al. Anal sphincter integrity and function influences outcome in rectovaginal fistula repair. Dis Colon Rectum. 1998; 41: 1141-1146.

[55] Venkatesh KS, Ramanujum PS, Larson DM, et al. Anorectal complications of vaginal delivery. Dis Colon Rectum. 1989; 32: 1039-1041.

[56] Watson SJ, Phillips RK. Non inflammatory rectovaginal fistula. Br J Surg. 1995; 82: 1641-1643.

[57] West RL, Dwarkasing S, Felt Bersma RJ, et al. Hydrogen peroxide enhanced three dimensional endo ultrasonography and endo-anal magnetic resonance imaging in evaluating perianal fistulas; agreement and patient preference. Eur J Gastroenterol Hepatol. 2004; 16: 1319-1324.

[58] Wise WE, Aguilar PS, Padmanabtan A, et al. Surgical treatment of low rectal vaginal fistulas. Dis Colon Rectum. 1991; 34: 271-274.

第8章
直肠肛门损伤
Anorectal Injuries

Satish B. Dharap

概　　述

直肠肛门与结肠相连，含有与结肠类似的内容物，治疗上与结肠类似。然而，直肠的肌肉更发达，壁厚，能容纳更多空间。它位于盆腔深部，受肛提肌保护和坐骨直肠窝内脂肪组织的支撑。这些特点使直肠肛门损伤不常见。钝挫伤时，直肠肛门可发生损伤，但非常罕见。由于直肠存在丰富的血供和门体静脉吻合，直肠撕裂可合并大出血。由于直肠肛门周围存在复杂的排尿、排便控制机制，故直肠肛门损伤可引起排尿、排便失禁。

结肠损伤的治疗模式已经从强制性转流术转变为一期关闭而无须转流，结肠造口仍被应用于一些特殊的病例。然而，直肠肛门损伤的治疗仍是一个难题，并存在争议。

病　　因

创伤

无论是钝性损伤还是穿透伤，均可引起直肠肛门损伤。穿透伤引起的直肠肛门损伤比钝性伤更为常见（Brunner 和 Shatney，1987；Shatnawi 和 Bani-Hani，2006）。

直肠肛门钝性伤

由于骨盆的良好保护，直肠肛门钝性伤主要来源于高能量冲击波造成的损伤，如辗轧伤、车祸外伤和高处坠落伤。直肠肛门损伤和会阴撕裂伤极具破坏性，可伴有骨盆骨折、大出血和泌尿生殖系统损伤。骨盆骨折所致的大出血和因污染而导致的败血症是危及生命的直接原因。与安全带相关的直肠损伤也有被报道（Hefny 等，2010）。

直肠肛管穿透伤

在印度，枪伤所致的直肠肛管损伤在普通平民中不常见；而在军事地区和容易获得武器的地方，这种损伤较常见。在医师进行周密的临床检查之前，由低速武器（像刀和剑）所致的直肠肛管损容易被忽视。

爆炸伤

爆炸的弹片能损伤直肠肛门。爆炸伤通常见于战伤，也可发生于日常生活中的恐怖事件（Almogy 等，2002）。

直肠肛门异物

直肠肛门异物并非少见，有时可以引起直肠壁的全层裂伤而需要剖腹手术。直肠肛门异物可以来源于患者自慰，往往最终需寻求医疗帮助来移除异物。

产伤

在分娩过程中可能会出现会阴撕裂。当伤及肛门括约肌时，被称为三度会阴撕裂；而伤及直肠肛门上皮时，被称为四度会阴撕裂。

医源性损伤

灌肠可导致直肠穿孔，但少见，此损伤易于预防。直肠附近区域的手术，如清宫术、子宫切除术、阴道成形术、前列腺根治术等，可引起医源性直肠损伤。无论是诊断性或治疗性的硬质镜检查或软结肠镜检查，均有报道可能引起直肠穿孔。

性侵

暴力肛交可引起直肠肛门撕裂伤，但全层撕裂较少见，除非存在直肠肛门异物。

诊　断

在评估任何外伤患者时，首要的事是快速识别和处理危及生命的事件，如解除气道阻塞、解除呼吸抑制、快速控制出血和给予有效的体液复苏。通过初步的病史询问，可以明确受伤的原因，如是否存在下腹部的穿透性损伤，是否有高处坠落引发的骨盆骨折，是否有辗轧伤和挤压伤史等。会阴损伤或出血往往提示可能并存直肠肛门损伤。

在进行彻底检查之前，直肠肛门损伤易漏诊。对于所有外伤患者而言，特别是怀疑直肠肛门损伤的患者，体格检查时必须充分暴露身体（包括私密部位），必须进行会阴部、生殖器检查和直肠指检（Porter 和 Ursic，2001）。在穿透性创伤的情况下，需在臀部、下腹部、会阴和腹股沟区仔细检查是否存在入口和出口。穿透伤时，即使入口远离直肠肛门，也可能造成直肠肛门损伤。会阴裂伤波及肛缘、肛门出血、肛门撕裂、直肠肛门完整性破坏或直肠指检触及骨盆碎骨片，往往提示可能存在直肠肛门损伤。直肠指检还可以发现直肠肛门异物。直肠肛门损伤可合并尿道和生殖器损伤，需仔细检查相关的损伤。所有患者均需一个从头到脚、完整的再次检查和评估。骨盆挤压试验阳性提示可能存在骨盆骨折；腹膜炎的患者可出现肌卫。

怀疑直肠肛门损伤时，进一步的处理措施取决于患者的血流动力学稳定性。

不稳定患者

体液复苏后，患者仍处于休克状态，这可能表明失血仍在继续，外科医师必须迅速决定是否施行剖腹手术以拯救生命。对于腹部穿透伤的患者，若存在休克、内脏脱出和明确的高速武器外伤史，推荐立即进行剖腹探查术。

对于存在钝器伤的不稳定患者，可进行床旁影像学检查，如便携式胸部、骨盆 X 线和针对创伤的超声快速检查。骨盆 X 线检查可发现骨盆骨折、异物或子弹。耻骨联合分离和骶髂关节脱位时，应高度怀疑存在直肠损伤（Aihara 等，2002）。剖腹探查的指征包括：直肠指检提示直肠损伤、超声检查发现游离液体、诊断性腹腔穿刺发现不凝血。对于病情不稳定的患者，不推荐转运患者进行 CT 或者其他放射学检查。

对于病情不稳定的患者，必须遵守损

伤控制性剖腹探查（DCL）原则。控制大出血是首要的，空腔脏器穿孔处理可在大出血有效控制后进行，此时推荐行转流术或者单纯的穿孔修补术，而非吻合术，腹腔关闭亦采取临时措施。术后患者转移至重症监护病房，以有效地纠正低体温、凝血功能障碍和酸中毒。48～72 小时后，可再次进行手术探查，如果可行的话，移除用于填塞止血的纱布并进行确定性的手术修复，同时正式关闭手术切口。

在剖腹探查术中，明确直肠肛门损伤可能比较困难。这是因为直肠的主要部分位于腹膜外和盆腔深部。直肠损伤在手术探查时可能被漏诊，直至行低位直肠前切术时，充分游离直肠时才可能被发现。对于不稳定的患者，广泛的游离直肠是不可取的，临床如果高度怀疑存在直肠损伤，可行转流手术（结肠造口术）。

直肠损伤合并腹部闭合伤及骨盆骨折时，治疗极具挑战性。骨盆骨折的患者，如果直肠指检证实直肠损伤或者怀疑腹腔积血建议行剖腹探查术（Heetved，2007）。

骨盆骨折的即时风险来源于骨盆骨折引起的大出血，骨盆带或骨盆外固定器可控制出血。腹膜外填塞术（PPP）是近来可接受的手术控制盆腔出血的方法。如果条件许可，骨盆骨折出血的患者在进行腹膜外填塞术和骨盆外固定术后，可采用血管栓塞术进行止血（Burle 等，2011）。骨盆骨折伴直肠损伤的患者可能存在尿道和阴道损伤。最好不要去解剖分离盆腔血肿，术者应采取简单结肠造口转流术和耻骨上膀胱造瘘。

稳定患者

如果患者的血流动力学稳定，可以进行以下检查，以明确直肠肛管损伤。

直肠镜检查：可明确直肠损伤，如果需要的话，在术中亦可进行此检查。直肠损伤镜下可见出血、黏膜血肿、裂伤等。

普通 X 线检查：有助于直肠异物的定位，包括子弹。同时，它有助于了解穿透性武器的损伤轨迹。

对照 X 线检查：水溶性钡剂灌肠造影检查在过去常被使用，现在基本被增强 CT 扫描（CECT）取代。

增强 CT 扫描：对于肾功能正常、病情稳定的患者，采用腹部增强 CT 扫描（造影剂可选经口腔、直肠或者静脉）有助于诊断直肠损伤。腹腔游离气体或造影剂外溢至直肠前和直肠周围间隙可确认存在直肠壁全层损伤。它也有助于直肠损伤的定位和发现腹腔内的其他脏器损伤（Anderson 和 Soto，2008）。CT 扫描副损伤的发生率低，可避免肛门指诊给患者带来的不愉快感（Johnson等，2008；Leaphart 等，2006）。

腹腔镜检查：直肠穿透性损伤时，可采用腹腔镜检查排除腹腔内脏器的损伤，若不存在腹腔内脏器损伤，可行腹腔镜乙状结肠造口术治疗腹膜外直肠损伤，无须进行剖腹探查（Navsaria 等，2001）。

损 伤 分 级

表 8-1 列出了直肠损伤的不同分级，该分级来源于东部创伤外科协会。然而，具体的损伤分级还取决于不同的部位：腹腔内、腹膜外或直肠肛门区。

手 术 方 案

直肠肛门损伤是否进行外科手术取决于以下情况。

表 8-1　直肠损伤分级

分级	损伤类型	损　伤　描　述
I	血肿	挫伤或者血肿不伴有血供阻断
I	撕裂	部分撕裂
II	撕裂	撕裂小于周长的 1/2
III	撕裂	撕裂大于周长的 1/2
IV	撕裂	全层撕裂并扩展至会阴
V	血管	部分血供障碍

注：Moore 等（1990）。

血流动力学稳定性：对于不稳定的患者，推荐应用损伤控制性手术，应仅限于处理即刻威胁生命的事件，如采用近端结肠造口术转流粪便、清除坏死组织、引流骶前间隙等。

局部组织的状况：如果存在局部组织缺损并伴有坏死、水肿和肉眼可见的污染，如行吻合术，极可能发生吻合口瘘。在这种情况下，建议行近端转流术；如局部组织健康，可以尝试一期吻合。

解剖定置：腹腔内直肠损伤的处理与结肠损伤类似，目前的证据支持一期吻合术而无须转流。腹膜外（EP）直肠伤口难抵达，因此关闭该伤口较困难，理论上，该处的损伤特别是位于骶前间隙时，可以导致腹腔内脓肿，其感染源可直接来自直肠内容物，因此常规需行近端肠管转流术、骶前引流术和远端直肠冲洗术（DRW）。这种手术在军事地区发生的损伤中广泛应用，后来也应用于普通地区（Brunner 和 Shatney，1987；McGrath 等，1998）发生的损伤。至今，直肠损伤的诊治仍在 4 个方面存有争议：① 常规应用近端转流术。② 一期吻合无转流。③ 骶前引流。④ 远端直肠冲洗术。

理论上远端直肠冲洗存在污染直肠前间隙的风险（Tuggle 和 Huber，1984）。Ivatury 等于 1991 年报道了直肠乙状结肠损伤行一期吻合的安全性以及转流术与骶前引流的有效性，但是在他们的报道中未发现支持行远端直肠冲洗的证据（Ivatury 等，1991）。McGrath 报道，腹腔内直肠损伤可行一期吻合术（McGrath 等，1998）。对于腹膜外直肠撕裂，容易抵达并修补满意者，骶前引流或许是不必要的。但对于那些不容易抵达、缝合困难的腹膜外直肠撕裂伤，推荐行骶前引流以防止形成骶前脓肿。Gonzalez 等报道，他们不放置骶前引流管用于防止局部感染性并发症（Gonzalez 等，1998）。直肠穿透伤时，Navsaria 等人主张行腹腔镜探查以排除腹腔内的损伤。他们报道腹膜外的直肠损伤无须剖腹探查，采用腹腔镜乙状结肠造口术是可行的治疗方法，无须骶前引流和直肠冲洗（Navsaria 等，2001；Navsaria 等，2007）。基于直肠损伤（腹膜外或者腹腔内）的解剖定位，2006 年 Weinberg 等提出：大多数腹腔内直肠损伤和一些选择性的腹膜外直肠损伤病例无须行结肠造口；对于腹膜外直肠损伤，正确选择骶前引流能减少直肠后脓肿的发生（Weinberg 等，2006）。然而，并没有足够的证据支持：在开放性骨盆骨折合并直肠损伤的病例中，结肠造口术能防止感染性并发症（Lunsjo 和 Abu-Zidan，2006）。Gonzalez 等报道，腹膜外非破坏性的直肠穿透伤不进行转流也可治愈，但是仍需进一步的随机对照试验（RCT）证实（Gonzalez 等，2006）。

对直肠损伤推荐的管理方案如图 8-1 所示。

手术技术要点

有关直肠肛门损伤的各种争议问题有时使得外科决策面临挑战。Burch 等人探

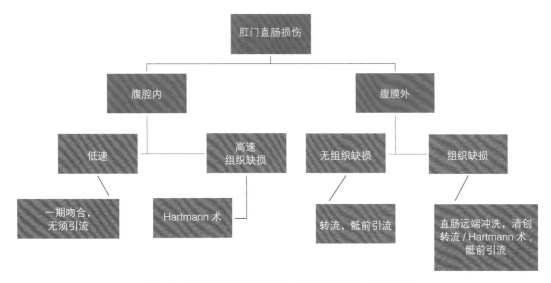

图 8-1　直肠损伤治疗流程图，远端直肠冲洗术（DRW）

讨了以下的技术要点以提高患者术后预后（Burch 等，1989）。

　　结肠造口术：目的是完全转流受损部位的粪便。盲肠造口术、结肠置管引流术等不是最佳的选择，无法做到完全有效转流。

　　结肠造口位置：乙状结肠造口术是首选的，除非直肠和乙状结肠均遭到严重破坏，在这种情况下，可行横结肠造口术。

　　结肠造口类型：襻式结肠造口最简单，并易于关闭，但必须确保开口充分以达到彻底转流的目的（图 8-2）。如果乙状结肠需切除，近端结肠造口是首选。如果直肠、乙状结肠有破坏，可行近端造口，远端闭合术（Hartmann 术）。如合并肛门括约肌破坏，可考虑行腹会阴联合切除术及结肠造口术。

　　骶前引流：引流管放置在 Waldeyer 筋膜和直肠之间，经会阴部肛门与尾骨之间的弧形切口引流（图 8-3）。

　　远端直肠冲洗：通常是在结肠造口术后和关腹后进行。患者取截石位，经远端造口进行直肠残端冲洗，同时扩肛，易于粪便排出。

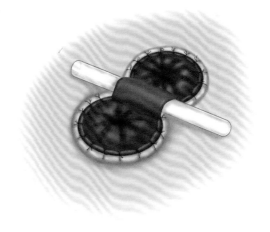

图 8-2　襻式结肠造口

直肠肛门异物

　　直肠肛门异物包括棍、瓶、玻璃器具、罐头等。直肠指检和腹部、骨盆 X 线平片通常能明确诊断。不要反复询问患者异物是如何进入体内的，这会让患者觉得尴尬。体格检查必须排除腹膜炎体征（腹部压痛、肌卫和反跳痛），如存在腹膜炎，需行剖腹探查术。取出异物具有挑战性，各种创新的方

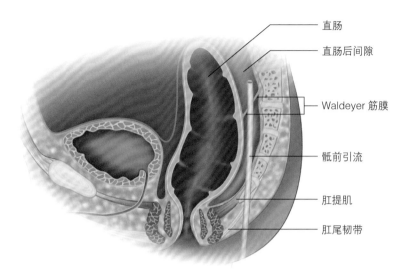

右侧标注（从上到下）：
直肠
直肠后间隙
Waldeyer 筋膜
骶前引流
肛提肌
肛尾韧带

图 8-3 骶前引流管的位置

法已被报道用于安全取出异物。患者取截石位，有良好的光线暴露，良好的镇静肌松、耻骨上膀胱压迫以及选取合适的工具有助于取出异物。在困难的病例中，全身麻醉充分肌松可能有助于异物的安全取出。如果经肛门手工取出失败，可尝试在内镜引导下取出。腹腔镜下异物取出也被报道过（Coskun 等，2013）。有时需行剖腹探查术和结肠造口术取出经肛不易取出的异物（Cologne 和 Ault，2012）。

必须牢记，经肛成功取出异物后，要密切观察是否有直肠全层撕裂的迹象，如果怀疑有穿孔，需行增强 CT 检查进一步排除（Cologne 和 Ault，2012）。

产科肛门括约肌损伤（OASIS）

会阴撕裂在分娩时较常见。三度和四度会阴撕裂分别累及括约肌和肛管。会阴撕裂往往与初产、引产、硬膜外镇痛、持续性枕后位、第二产程延长、产钳助产和巨大儿有关。在印度，无人照料的家庭分娩应该也是一个发病因素。治疗通常不需

要转流（Cawich 等，2007），明确诊断并一期修补是最佳的选择。可用丝线或者可吸收缝线行端-端或重叠缝合修复肛门外括约肌。术后需理疗，保持大便通畅，并应用抗需氧和厌氧菌的抗生素（爱尔兰皇家医师学院，2014）。如不治疗，患者可能出现大便失禁，排便紧迫感，性交痛，会阴疼痛（Fowler，2010）。经肛门超声检查（图8-4）具有诊断价值。可采用重叠括约肌成形术修复括约肌。

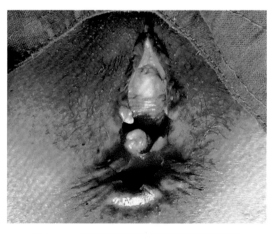

图 8-4 若干年后产科会阴损伤的临床照片

医源性直肠肛门损伤

医源性损伤在理论上是可预防的，但事实上还是有发生的。医源性损伤管理的关键问题包括：诊断的时间（术中或术后）、穿孔的大小、肠道准备状况（结肠镜检查）、粪便污染的程度和损伤直肠的状态（是否有病变或其他）。如果在手术过程中诊断，且没有污染的情况下可直接修补。小穿刺伤可以保守治疗。大的伤口必须关闭，可以通过内镜下钛夹，腹腔镜下缝合或行开放手术修复。延迟诊断的患者，由于脓毒症，通常需要行转流术（Lohsiriwat，2010）。医源性损伤发生在有炎症或者病变的直肠时，通常需要行转流术。腹膜外前列腺癌根治术时发生的腹膜外直肠损伤被报道可采用保守治疗（Khoder 等，2009）。肛门手术，尤其是高位肛瘘手术，可引起肛门括约肌损伤。如果在手术中确认存在损伤，主张直接修复。后期发现合并肛门失禁者，可行肌转位术和人工括约肌术（Sheikh，2008）。

结肠造口闭合术

对于括约肌功能完好者，转流的结肠造口需关闭。通常在术后 4～8 周，经远端肠道造影明确直肠损伤已经愈合，可行结肠造口闭合术。

关于造口闭合术仍存在的争议，包括：① 造口关闭的最佳时间。② 术前是否行远端结肠造影，以确定直肠损伤愈合。③ 如何预防结肠造口闭合术后的并发症。

造口闭合术后可见较多并发症，较常见有吻合口瘘、腹膜炎、吻合口狭窄和术后肠梗阻。Bern 等报道，结肠损伤后的结肠造口闭合术并发症的发生率明显高于直肠损伤后的结肠造口闭合术（Berne 等，1998）。较高的并发症发病率与术后延迟闭合有关。

该报道支持结肠损伤行一期吻合修复，直肠损伤行近端结肠造瘘，同时也支持早期关闭造口。Renz BM 等人也主张早期关闭造口，他们认为术后 5～10 天采用对照灌肠放射学检查明确直肠损伤已愈合即可进行造瘘关闭术；若放射学检查显示仍有漏存在，则 2 个月后行闭合术（Renz 等，1993）。Pittman DM 和 Smith LE 建议，对于结肠损伤的患者和结肠造瘘术合并手术并发症的患者，4～8 周后进行延迟关闭造口（Pittman 和 Smith，1985）。在结肠造口闭合之前，并不推荐常规行远端直肠造影术（Madiba 等，2000）。

结　果

并发症

脓毒血症和多器官功能不全常见于严重的创伤，直肠肛门损伤除了上述并发症外，还有其相对特有的并发症，如感染、手术区感染、臀部脓肿、臀部坏死、耻骨骨炎、化脓性关节炎和盆腔脓肿（Navsaria 等，2007；Ivatury，1991）。伤口感染、盆腔脓肿和休克与治疗延迟超过 6 小时有关。引流和冲洗并不能明显降低盆腔感染的发生率（Shatnawi 和 Bani-Hani，2006）。直肠皮肤瘘和直肠膀胱瘘已有被报道（Navsaria 等，2007）。直肠肛门撕裂伤可导致肛门狭窄，需合理处理（Ibn Majdoub Hassani 等，2013）。

骨盆会阴损伤所致的肛门失禁应当通过临床检查、肛门压力测定、同心针电极肌电图和经肛门超声检查等进行充分评估。Engel 等发现，在 65 例创伤后（非产科伤）肛门失禁的患者中，有 56 例存在肛门外括约肌缺损；在 52 例行重叠括约肌修复术的患者中，有 36 例修复效果良好（Engel 等，1994）。

死亡率

Brunner RG 和 Shatney CH 报道，直肠钝性伤具有较高的并发症发生率和死亡率（Brunner 和 Shatney，1987）。一般而言，死亡与休克、相关的损伤和延误治疗 6 小时以上相关（Shatnawi 和 Bani-Hani，2006）。

小　结

虽然直肠肛门损伤相对少见，但其诊治管理却极具挑战性。直肠肛门损伤除了出血和感染等近期并发症外，由于肛门失禁和肛门狭窄可能会产生远期并发症。早期诊断和及时治疗对于控制危及生命的大出血和严重感染性并发症是极其必要的。穿透伤比钝性伤更易造成直肠肛门损伤。直肠异物、产伤和医源性损伤是造成直肠肛门损伤的其他一些原因。会阴检查和直肠指检有助于早期识别和诊断直肠肛门损伤。彻底完善的临床检查是必需的，这是因为直肠损伤不仅可以伴有盆腔、子宫、阴道和下腹部病变，还可导致身体其他部位受损。如果患者病情稳定，可进一步行直肠镜和增强 CT 检查以明确直肠肛门损伤。直肠全层损伤需要外科手术治疗。过去提倡转流术、清创术、引流术和远端直肠冲洗术。然而，目前的证据表明，对于腹腔内直肠损伤，单纯的一期吻合术是安全可行的。结肠造口转流术可用于病情不稳定、严重污染、局部组织失活者或不易抵达的腹膜外直肠撕裂。直肠异物取出后需密切观察是否存在直肠损伤。产科性损伤需早期诊断，并由经专业培训的医师识别确诊，同时修复括约肌损伤。术中有效识别医源性损伤，可将其并发症降至最低，然而最佳的方案是采取有效措施预防其发生。

（徐　彬　译）

参考文献

[1] Aihara R, Blansfield JS, Millham FH, et al. Fracture locations influence the likelihood of rectal and lower urinary tract injuries in patients sustaining pelvic fractures. J Trauma. 2002; 52(2): 205–208.

[2] Almogy G, Makori A, Zamir O, et al. Rectal penetrating injuries from blast trauma. Isr Med Assoc J. 2002; 4(7): 557–578.

[3] Anderson SW, Soto JA. Anorectal trauma: the use of computed tomography scan in diagnosis. Semin Ultrasound CT MR. 2008; 29(6): 472–482.

[4] Berne JD, Velmahos GC, Chan LS, et al. The high morbidity of colostomy closure after trauma: further support for the primary repair of colon injuries. Surgery. 1998; 123(2): 157–164.

[5] Brunner RG, Shatney CH. Diagnostic and therapeutic aspects of rectal trauma. Blunt versus penetrating. Am Surg. 1987; 53(4): 215–219.

[6] Burch JM, Feliciano DV, Mattox KL. Colostomy and drainage for civilian rectal injuries: is that all? Ann Surg. 1989; 209(5): 600–611.

[7] Burlew CC, Moore EE, Smith WR. Preperitoneal pelvic packing/external fixation with secondary angioembolization: optimal care for life-threatening hemorrhage from unstable pelvic fractures. J Am Coll Surg. 2011; 212(4): 628–635.

[8] Cawich S, Bambury I, Mitchell D, et al. Is a diverting colostomy required after repair of obstetric ano-rectal injuries. Inter J Third World Med. 2007; 6(2).

[9] Cologne KG, Ault GT. Rectal foreign bodies: what is the current standard? Clin Colon Rectal Surg. 2012; 25(4): 214–218.

[10] Coskun A, Erkan N, Yakan S, et al. Management of rectal foreign bodies. World J Emerg Surg. 2013; 8(1): 11.

[11] Engel AF, Kamm MA, Hawley PR. Civilian and war injuries of the perineum and anal sphincters. Br J Surg. 1994; 81(7): 1069–1073.

[12] Fowler G. Risk factors for and management of obstetric anal sphincter injury. Obstet Gyn R Med. 2010; 20(8): 229–234.

[13] Gonzalez RP, Falimirski ME, Holevar MR. The role of presacral drainage in the management of penetrating rectal injuries. J Trauma. 1998; 45(4): 656–661.

[14] Gonzalez RP, Phelan 3rd H, Hassan M, et al. Is fecal diversion necessary for non-destructive penetrating extraperitoneal

rectal injuries? J Trauma. 2006; 61(4): 815-819.

[15] Heetveld M. The management of haemodynamically unstable patients with a pelvic fracture. NSW ITIM. 2007.

[16] Hefny AF, Al-Ashaal YI, Bani-Hashem AM, et al. Seatbelt syndrome associated with an isolated rectal injury: case report. World J Emerg Surg. 2010; 5(1): 4.

[17] Ibn Majdoub Hassani K, Ait Laalim S, et al. Anorectal avulsion: an exceptional rectal trauma. World J Emerg Surg. 2013; 8(1): 40.

[18] Ivatury RR, Licata J, Gunduz Y. Management options in penetrating rectal injuries. Am Surg. 1991; 57(1): 50-55.

[19] Johnson EK, Judge T, Lundy J, et al. Diagnostic pelvic computed tomography in the rectal-injured combat casualty. Mil Med. 2008; 173(3): 293-299.

[20] Khoder WY, Becker AJ, Schlenker B, et al. Conservative management of rectal perforation after nerve sparing endoscopic extraperitoneal radical prostatectomy (nsEERPE) in a patient with a past history of polypectomy. Eur J Med Res. 2009; 14(7): 320-322.

[21] Leaphart CL, Danko M, Cassidy L, et al. An analysis of proctoscopy vs. computed tomography scanning in the diagnosis of rectal injuries in children: which is better? J Pediatr Surg. 2006; 41(4): 700-703.

[22] Lohsiriwat V. Colonoscopic perforation: incidence, risk factors, management and outcome. World J Gastroenterol. 2010; 16(4): 425-430.

[23] Lunsjo K, Abu-Zidan FM. Does colostomy prevent infection in open blunt pelvic fractures? A systematic review. J Trauma. 2006; 60(5): 1145-1148.

[24] Madiba TE, Mahomva O, Haffejee AA, et al. Radiocontrast imaging of the rectum prior to colostomy closure for rectal trauma-is routine use still justified? S Afr J Surg. 2000; 38(1): 17-18.

[25] McGrath V, Fabian TC, Croce MA, et al. Rectal trauma: management based on anatomic distinctions. Am Surg. 1998; 64(12): 1136-1141.

[26] Moore EE, Cogbill TH, Malangoni MA. Organ injury scaling, II: pancreas, duodenum, small bowel, colon, and rectum. J Trauma. 1990; 30(11): 1427-1429.

[27] Navsaria PH, Graham R, Nicol A. A new approach to extra-peritoneal rectal injuries: laparoscopy and diverting loop sigmoid colostomy. J Trauma. 2001; 51(3): 532-535.

[28] Navsaria PH, Edu S, Nicol AJ. Civilian extraperitoneal rectal gunshot wounds: surgical management made simpler. World J Surg. 2007; 31(6): 1345-1351.

[29] Pittman DM, Smith LE. Complications of colostomy closure. Dis Colon Rectum. 1985; 28(11): 836-843.

[30] Porter JM, Ursic CM. Digital rectal examination for trauma: does every patient need one. Am Surg. 2001; 67(5): 438-441.

[31] Renz BM, Feliciano DV, Sherman R. Same admission colostomy closure (SACC). A new approach to rectal wounds: a prospective study. Ann Surg. 1993; 218(3): 279-292.

[32] Royal College of Physicians of Ireland Management of obstetric anal sphincter injury. In Clinical practice guidelines of Institute of obstetricians and Gynaecologists, Royal College of Physicians of Ireland and Directorate of Clinical Strategy and programmes, Health Service executive Version 1.0; guideline 8. 2014.

[33] Shatnawi NJ, Bani-Hani KE. Management of civilian extraperitoneal rectal injuries. Asian J Surg. 2006; 29(1): 11-16.

[34] Sheikh P. Prevention and management of iatrogenic anal sphincter injuries. Bombay Hosp J. 2008; 50(3): 416-418.

[35] Tuggle D, Huber Jr PJ. Management of rectal trauma. Am J Surg. 1984; 148(6): 806-808.

[36] Weinberg JA, Fabian TC, Magnotti LJ. Penetrating rectal trauma: management by anatomic distinction improves outcome. J Trauma. 2006; 60(3): 508-513.

第9章

大 便 失 禁

Anal Incontinence

P. N. Joshi, Ashok Kumar, and Kiran Shah

概　述

自我控制大便的能力可以定义为在各种体位时（包括体育锻炼、咳嗽、打喷嚏）能够保留住各种固体或液体的大便以及气体。这是一种获得的能力，能够抑制排便的自然冲动。大便失禁是指无法控制粪便，以及不能在合适的地点和时间引起排便。这是一个非常痛苦的症状，严重干扰了一个人的社会生活。这对于一个家庭和患者而言，从社会上和心理上都是一个破坏性的打击。在印度，其确切的发病率未知。然而，据报道在西方人口中患病率高达总人口的2.2%。根据美国的一个调查报道，14%的成年人在首次就诊时发现有大便失禁，其中10.5%的人群因此而活动受限（Gupta，2007）。

肛门括约肌复合体的解剖

肛门内括约肌（IAS）：是由非自主神经系统控制的直肠平滑肌的延续，可持续强直收缩，维持80%的肛门静息压。

肛门外括约肌（EAS）：是自主控制下的一种横纹肌，这个肌肉由阴部神经支配（S_2、S_3、S_4），在静息的时候也能保持部分收缩，它可以维持20%的肛门静息压。在排便过程中通过抑制肛门外括约肌从而允许大便通过。

耻骨直肠肌（PRM）：是一个"U"形吊带，围绕直肠肛门连接处周围，并使直肠肛门在连接处成90°角，用以关闭出口，防止固体粪便的流出。它仍然由S_2、S_3、S_4阴部神经的分支支配，具有静息时部分收缩的功能。在正常的排便过程中，随着耻骨直肠肌的松弛和粪便下降入盆腔，直肠肛管角增大接近135°，从而有利于粪便排出。

自我控制大便的能力是多因素相互作用的结果，影响因素包括大便的性状、肛门的平滑肌和横纹肌协调性和盆底解剖结构的完整性，另外还有自主神经支配的完整性、脊髓和脑反射环的完整性。

大便失禁的原因

多种原因可引起的大便失禁。有些可以

预防；有些可以纠正，并能取得相当好的治疗效果。

创伤

它可继发于产科损伤、意外损伤和肛肠手术，如肛瘘切开术、侧方内括约肌切开术等。产科损伤中大便失禁的危险性和阴道分娩次数、巨大儿、第二产程延长、使用产钳和会阴切开有关。造成大便失禁有两方面的原因：① 肌肉和内部的神经损伤（导致早期大便失禁）。② 单独的阴部神经病变（晚期形成）。在中年妇女中，阴部神经的拉伸是造成特发性肛门失禁的一个重要的原因。肌电图检查和组织病理学研究显示，有80%的耻骨直肠肌和肛门外括约肌失去神经支配。

神经疾病

疾病（如糖尿病、多发性硬化症、先天性异常、脑和脊髓肿瘤）可以导致自主神经功能紊乱、细菌过度生长、摄入己糖醇过多和胰腺供血不足等，而出现大便失禁现象。

腹泻状态

这些发生于继发的感染性腹泻、炎性肠病和短肠综合征患者。腹泻能导致大便失禁，这是由大便量增加和粪便的快速运输以及直肠感觉受损造成的。

先天性疾病

先天性疾病中有巨直肠和巨结肠病。

盆底神经损伤

它可以继发于长期的用力排便、会阴下降综合征、直肠脱垂和经阴道分娩。

老龄

老龄可以导致肛门内括约肌硬化和肛门外括约肌纤维密度增加，以及骨盆的肌肉减弱，这是大便失禁的原因。在住院的老年患者中，解剖和功能性出口梗阻都可导致大便失禁。

其他因素

如滥用泻药。

临 床 评 估

病史

病史能够展现出大便失禁对社会活动及工作影响的严重程度。难产史、外伤史和早期的肛肠外科手术史都应该列出。症状持续时间、病情是否恶化、排便习惯、排便频率，以及粪便的黏稠度、饮食情况、是否有直肠脱垂、是否有妇科和泌尿系统病史以及相关的神经系统疾病、是否有代谢性疾病和放疗史都应该详细询问。

在发展中国家，延迟治疗的产科损伤是大便失禁和心理压抑的主要原因。

美国克利夫兰医学机构设计的大便失禁评分考虑 5 个参数，评分为 0～4 分，5 个参数是气体、液体、固体失禁的频率、依赖护垫的程度和生活方式的变化（表 9-1）。

检查

必须进行直肠肛门的仔细检查，进行肛门指检时可以发现污染的衣物、外科手术瘢痕、扩开时肛门裂口的大小、括约肌松弛和收缩时压力、反射性收缩、肛管纤维化程度和肛管周围组织的情况。必要时要检查肛管入口处张力是否增加，或者咳嗽时是否存在脱肛，以及是否存在直肠阴道隔组织松弛、会阴下降和完全性直肠脱垂。

表 9-1 克利夫兰临床大便失禁评分（CCIS）

失禁种类	频 率				
	无	很少	有时	经常	总是
固体	0	1	2	3	4
液体	0	1	2	3	4
气体	0	1	2	3	4
戴护垫	0	1	2	3	4
生活方式改变	0	1	2	3	4

注：0 分为完全控制，20 分为完全失禁。

无（＜1次/月），有时（＜1次/周），经常（＜1次/天），总是（＞1次/天）。

评估

Hughes 建议在选择适当的诊疗计划和措施时应该充分地评估病因和疾病的严重程度（Hughes 等，1984）。

肛门测压法

测压法研究能够对临床表现加以验证，在评估影响平滑肌和横纹肌疾病时很有用。如果有计划性的生物反馈训练，这些研究就特别有用。而且，它们能够对手术后效果进行精准评估。肛门测压法可确定肛门括约肌的压力、感觉、直肠的顺应性及直肠肛门反射。它是将一个能够发现压力变化的球囊置于直肠中来测得结果。压力计是用空气、水灌注系统，或者用芯片感受压力。

有许多不同的技术可以利用，包括装满水的导管、装满水或空气的球囊、袖套式导管或压力传感器。微型传感器是最可靠的导管，因为其对肛门扩张的程度最小。但是昂贵的费用和易碎性限制了它的应用。应用最广泛的感觉装置是直径 4～8 mm、充水型、柔软、塑料和径向排列的多通道导管。当导管置于压力区域时，让患者收缩肛门括约肌可以测得收缩压力。在患者人群中，松弛时压力和收缩压力与正常值不同。

直肠感觉测试包括第一次测到的感觉的容积测量，胀满感和所能承受的气球膨胀的最大耐受量。高敏感性可以被视为处于炎症状态和直肠低顺应性。

通过不断地增加直肠内膨胀的球囊内的水和空气量来测量顺应性（C）。结果可以用压力（P）和体积（V）之比来表示（$C=P/V$）。炎症、纤维化、药物及外科手术可以导致顺应性的下降。

松弛状态下，肛管压力的正常值是 40 mmHg，收缩时肛管压力的正常值是 80 mmHg，这是肛门内外括约肌的主要作用。顺应性是指直肠的体积变化与压力的变化关系。直肠外科手术治疗或放疗后可能导致顺应性的改变。

生理盐水灌注系统有 16 个通道来感受压力的变化。人工地将球囊膨胀至所需体积（图 9-1 和图 9-2）。

生理盐水灌注系统图的下面部分对应着肛管，上部压力对应着直肠（图 9-3）。

肛门括约肌强度的测量

Henriksen 和 Huthouisen 已经叙述了肛门括约肌强度定量评价的方法。将一个直径为 2 cm 的球囊放入直肠中，测定取出球囊所必须要的力量值。

肛门括约肌肌电图

它检查的是骨盆底部、肌肉及控制肌肉的神经的健康程度。当人们在安静的放松状态下，牵拉使得肠道发生运动时，肌电图所记录发生电活动的平均数量，检查控制肛门外括约肌和骨盆底部肌肉的神经是否有损坏。它能够测定包括外部肛管和直肠在内的横纹肌的电活动。有不同的方法形成肌电图（图 9-4），也可以同时使用数字减影技术检测肌肉的电活动。在大便失禁的治疗中因超声内镜的引入，肌电图的重要性有所下降。

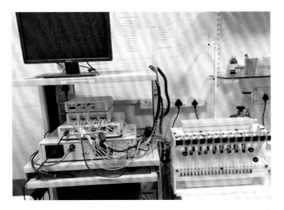

图 9-1　肛门测压设备（引自 Dr. Uday C. Ghoshal）

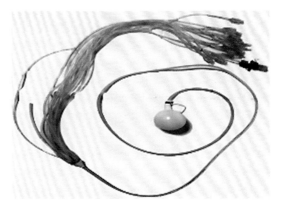

图 9-2　生理盐水灌注系统（引自 Dr. Uday C. Ghoshal）

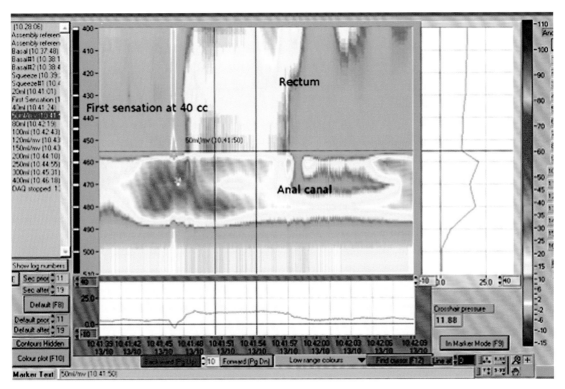

图 9-3　生理盐水灌注系统记录着直肠肛门的压力。每 1 cm 分布着 16 个压力感受器，该感受器记录着直肠肛门压力的变化（引自 Dr. Uday C. Ghoshal）

　　肌电图的结果并不真正代表括约肌修复的结果。现今，肌电图似乎主要用于直肠肛门畸形的修复，以及肠易激综合征治疗的反馈。

　　肌电图用来记录控制直肠肛管功能的肌肉电活动，也可用于确定在排便过程中是否有不正常的耻骨直肠肌收缩，并提供证据。它也用于反映括约肌的情况，特别是肛门异位、先天性异常患者，以及括约肌遭受严重破坏后。过去有同心针或者单纤维电极的肌电图，在临床定位中发挥重要的作用。肌电图的结果与直肠内超声成像、手术或组织学

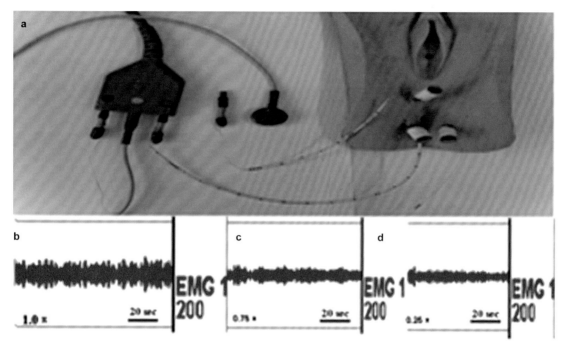

图9-4　a~d. 肌电图研究

方法一致时可以确定括约肌损伤。使用在肛管中置入肛门塞的表面肌电图检测方法，痛苦少，感染风险更小，在应用生物反馈训练时可起确切的作用。

经肛门超声

超声内镜是评估肛门括约肌功能的最新的医疗设备产品。超声内镜能反映出肛门内外括约肌的缺陷。这是括约肌损伤单项检查最重要的方法。在超声内镜中，肛管内外括约肌分别被视为低回声和强回声结构。耻骨直肠肌反射为"U"形结构。括约肌的缺陷可以在术前得到证实，这样有助于手术切口的选择和修复。但如有肛门狭窄，则无法进行超声内镜检查。缺乏广泛使用和培训也是一个限制超声内镜检查的因素（图9-5）。

有经验的临床医师进行操作时，通过超声成像确定括约肌缺陷的敏感性和特异性能够达到100%。一个10 MHz直径15 mm能够360°旋转的探针被用来在肛管的几个层

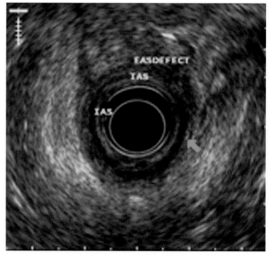

图9-5　超声内镜显示肛门内外括约肌的缺陷（引自 Dr. Preveer Rai）

面进行括约肌成像。肛门内括约肌被显像为靠近传感器的低回声环，并被代表肛门外括约肌的高回声环包围。通过超声内镜能够发现大便失禁的唯一危险因素，是在有产科创伤的女性中90%都存在的括约肌畸形。

球囊数字减影和排粪造影

这项检查在任何解剖结构的改变和排便机制的变化上都很有用（Macleod，1979；Mahieu 等，1984；Pichrell 等，1959）。 它显示一个人储存粪便到什么程度，以及在什么情况下排出粪便。它还确定了直肠和肛门的结构变化，如脱肛和直肠脱垂。排粪造影被用于确定解剖结构，以及排便时骨盆底部肌肉位置的变化。它可以识别异常，如脱垂、会阴下降、肠套叠。这个过程中利用钡糊和土豆粉膏刺激粪便。通过射线的方法，用仪器可以实时地记录在排便过程中直肠肛门在受牵拉、挤压时的解剖学变化。

磁共振成像

这是可替代经肛门超声，并提供更详细的解剖学信息，尤其是关于肛门外括约肌的一项检查（图 9-6）。

内镜检查

柔性或硬性乙状结肠镜检查和灵活的肠镜检查能有效排除结肠的病理变化。

阴部神经运动延迟（PNML）检测

阴部神经的神经纤维由骶骨神经 $S_{2\sim4}$ 神经前支组成，提供运动神经支配外括约肌，并接收来自会阴的感官信息。PNML 测量是指在坐骨棘水平受到神经刺激后外括约肌收缩的传导时间。PNML 检测只需要一个数字化测量仪，将该仪器的刺激电极安装在指尖，将记录电极安装在手指底部即可。由于这种一次性自粘电极很容易量产，并且可以很容易地安装在戴着手套的手指上，使得 PNML 的检测在大部分医学中心成为常规检查项目。

正常的阴部神经运动延迟时间是（2.1± 0.2）ms。延迟时间增加可能与产科损伤、会阴下降、直肠脱垂和医源性神经病变有关。括约肌成功修复后可使 90% 损伤的阴部神经功能恢复至 50%

肛门失禁治疗

保守治疗

饮食

饮食调节是最有效的治疗措施。因为腹泻和便秘都可以造成大便失禁，所以必须针对不同的疾病给予不同的饮食建议，否则就会无效，甚至起反作用。对于那些腹泻加重或大便变稀的患者，应增加膳食纤维的摄入，少吃导致腹泻的食物，如精制谷物 / 面包、含有致泻成分（如大黄、梅干 / 李子）的水果、蔬菜、豆类、白菜、豆芽、香料（特别是辣椒）、人工甜味剂（如无糖型口香糖）、酒精（烈性酒、啤酒）、含有乳糖酶的乳糖和咖啡因。咖啡因会降低肛管静息压从而引起腹泻。过量服用维生素 C、镁、磷和（或）钙补充剂也可导致大便失禁。减少可引起腹泻的人造脂肪替代品的摄入也会起到一定作用（Norton 等，2007）。

药物治疗

病情较轻或者不适合手术的大便失禁患者可行保守治疗（Brocklehurst，1978；Marti 和 Noethiger，1981）。大便增稠剂、大便成形剂和增加高膳食纤维食物的摄入量应作为常规的治疗方法。在合适的时间使用甘油栓

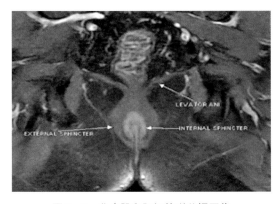

图 9-6　盆底肌和肛门的磁共振图像

剂可刺激排便。栓剂可以使直肠扩张，通过反复的应用，直肠的感觉容量阈值可以增加。这时患者会有自控能力，直到下一个非自主的大肠蠕动引起排便。各种药物如下。

（1）吸附剂：① 蒙脱石散剂和果胶制剂，通过吸收粪便中多余的水分，对于轻度的大便失禁有一定疗效。② 阿片衍生物，常用的有洛哌丁胺。其他药物有盐酸地芬诺酯（复方苯乙哌啶）、盐酸地芬诺酯＋阿托品、可待因、阿片酊。

（2）三环类抗抑郁药：阿米替林（每天 20 mg），它有抗胆碱能和 5-羟色胺能的作用。

（3）膨胀剂：用于各种肠易激综合征的腹泻患者。

（4）胆盐结合剂：考来烯胺（消胆胺）和考来替泊。这类药物在小肠中通过结合胆汁盐治疗胆汁酸性腹泻。

（5）局部用药：这类药是通过作用于内部括约肌来增加肛门静息压，如 10% 去甲肾上腺素。

肠道管理

针对不同患者使用个性化的治疗方法，如将饮食疗法与其他疗法（如轻泻剂、栓剂、灌肠剂）联合使用，从而使患者在预期的时间内产生一个完整的排便功能。这种方法对有神经系统疾病、糖尿病及先天性直肠肛门畸形的患者有效，对大便溢出性失禁的患者也有效。这种方法通过使用各种联合剂来完全清洗结肠，而后再使用聚乙二醇／泻药的日常配方。

物理治疗

肌肉训练对于刺激肌肉是非常重要的，经常锻炼括约肌能增加肌肉活力。治疗时可以是自觉训练，也可通过植入电极或使用外部激活插头来发出电刺激，从而产生伴或不伴腔内压力水平增加的反馈效应（Bleijenberg 和 Kuijpers，1987；Loygue 和 Dubois，1964）。

电刺激似乎不会导致肛门静息压的升高，但会使括约肌的疲劳性降低。如果括约肌收缩可持续 50～60 秒，则直肠顺应性会增加，然后就可以实现肛门自制。

生物反馈疗法

生物反馈疗法作为一个有效的疗法治疗大便失禁已被广泛接受。生物反馈疗法起源于心理学中的"学习理论"。这种类型的学习也称为工具性学习和操作性条件反射。在正常情况下，一些自己感受不到的身体功能可以用技术来检测到，并能被证明是受到支配而产生反馈。有两种生物反馈训练的方法：① 利用测压技术使得直肠扩张。② 使用肛门括约肌肌电图或肛门测压技术增强括约肌收缩，但与直肠扩张无关。

生物反馈疗法对于那些粪便造影没有异常，而肛门测压结果异常的患者能产生较好的括约肌协调作用（Corman，1985；Denis 等，1983）。此方法是通过把气囊放置在肛管内，然后连接到一个换能器上，监视器可以显示测试者在试图排便不同阶段中的压力读数。观察患者在肛门括约肌收缩达到高峰压力值时，有没有直肠扩张。对于测试者要做相应的培训，使其明白何时以及如何放松括约肌。经过 3～5 个疗程训练将会改善症状。

生物反馈治疗师会在 6～8 周的治疗过程中评估治疗的效果。虽然部分患者使用其中一种方法的疗效更好，但这两种方法都是有效的。生物反馈疗法最适用于有一定的肛门外括约肌自主收缩功能（即使是部分括约肌被破坏）但直肠感觉功能完好，并积极治疗的患者。

生物反馈疗法对于因糖尿病、分娩和

肛肠手术造成的大便失禁有效，特别是对于肛门的原发性感觉疾病导致排便感觉丧失最为有效。对于不同的大便失禁的患者，64%～89% 的生物反馈训练有效，总体成功率约为 70%。在治疗后症状可以明显改善。但起效的确切机制仍然不清。尽管如此，它是安全和有效的，但并不排除其他治疗因素的影响。

电刺激疗法

这种方法是通过刺激肛肠括约肌的传入纤维和传出纤维使盆底肌肉收缩能力加强，从而达到治疗目的。这种电刺激用正弦感应电流。有人认为，电刺激使得 II 型运动神经（快肌纤维）转变成 I 型（慢肌纤维）运动神经（Sokunbi 和 Okunsanya，2002）。现观察到 I 型运动神经可提高盆底肌肉的张力从而降低大便失禁的发生率。通过刺激传入纤维改变肛周的感觉从而抑制大便失禁，而刺激传出纤维可诱导产生排便刺激。

患者取俯卧位，并在下腹部和脚踝垫个枕头以充分暴露治疗部位。4 个电极（6 cm×8 cm）上内侧的两个电极放在肛门两侧坐骨结节，而其余两个放置在离正中线 5 cm 的髂后下棘（Continence Foundation，2001；Sokunbi 和 Okunsanya，2002）。

刺激持续时间是每天 20～60 分钟，疗程约为 20 天。治疗的间隔期可能从数周到数月（Continence Foundation，2001；Sokunbi 和 Okunsanya，2002）。

经皮胫神经刺激疗法（PTNS）

已有大量的证据表明，经皮胫神经刺激疗法（PTNS）能有效治疗大便失禁。曾有对 PTNS 在大便失禁患者中疗效的研究报道，但仅限于少量患者的短期随访。在近期的研究中，经过 12 个疗程的 PTNS，以及进一步的治疗，大便失禁得到了明显改善。

PTNS 的可操作性好，大多数患者都可接受。PTNS 的疗效随时间的推移（通常在治疗 42 个月后）而降低。在 6 个月的治疗间隔期内，加用其他疗法可能有助于改善大便失禁（Hotouras 等，2014）。

手术治疗

手术干预的主要指征是生物反馈疗法无效和出现骶神经刺激症状时。这也是产科手术导致部分括约肌损伤引起大便失禁的首选治疗方法，治疗效果较佳。

手术方式的选择取决于病变的性质和大便失禁的程度。须行肠道准备和预防性使用抗生素。

各种外科手术方式都是通过以下方法来实现的，如缩小肛管直径、括约肌的修补重建、加强肛门关闭能力、增强括约肌收缩、减小静息状态下直肠肛门角的大小、替代括约肌成形术、人工括约肌植入术等。

肛门环匝术

用线或不可吸收缝合材料、阔筋膜等来行肛门环匝术（图 9-7），这种方法已被用来治疗直肠脱垂（Goebell，1927）。对于直肠内容物来说，特别是固体粪便，而不是液体或气体，此方法可创建一个静态的屏障。它对有自主控制大便能力的患者不起作用。

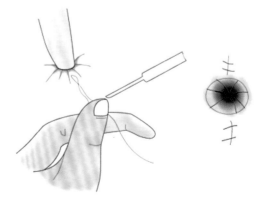

图 9-7　肛门环匝术

这个手术也很繁杂，而且缝合材料是一种异物，反复挤压容易造成儿童和老年体弱患者的二次感染。

产科损伤修复

产科损伤包括阴道后壁、会阴肌肉、肛门外括约肌、肛门内括约肌、直肠等损伤。因此，有必要缝合所有的这些组织以重新获得完整的自主排便能力。应及时行修复手术，如果不及时，二次修复手术的时间间隔至少为 6 个月，让组织有足够的时间恢复正常。此时的手术操作将会变得容易些，成功率也会高些。

分层修复方法用于修复老的产科撕裂伤（图 9-8）。在阴道后壁和直肠黏膜交界处做

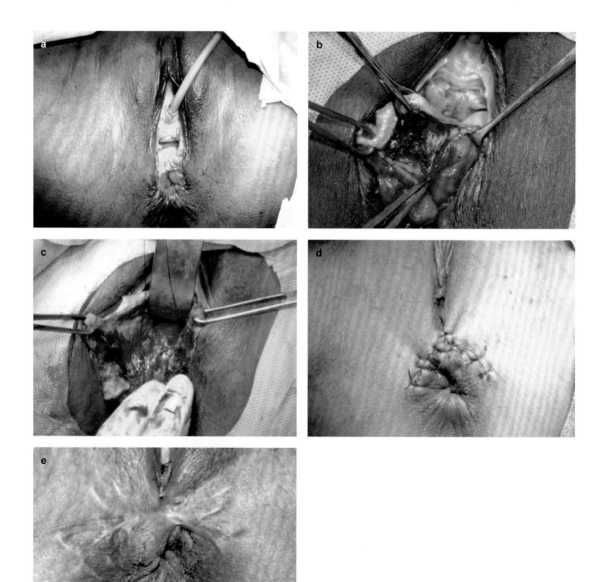

图 9-8 a～e. 分层修复产科撕裂伤

一个倒置的半月形切口，切口的外侧端应达到括约肌的顶端，紧贴阴道壁将阴道皮瓣向上游离，需游离到耻骨直肠肌；再切开括约肌的顶端，然后用 Babcock 钳抓住。对于没有肌层的直肠用非损伤性 2-0 PDS 缝线以间断缝合修复。再间断缝合 2～3 针，以缝合肛提肌的耻骨直肠肌部分。然后用不可吸收缝线将切开的括约肌顶端和原来切断的地方缝合在一

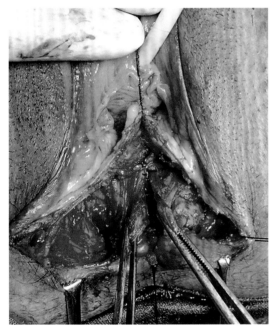

图 9-9　重叠括约肌成形术（1）（引自 S. Mantoo, Singapore）

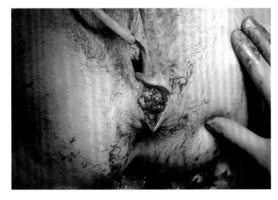

图 9-10　重叠括约肌成形术（2）（引自 S. Mantoo, Singapore）

起。闭合伤口，必要时引流。留置尿管 4～5 天，引流管可在 48 小时后拔除，术后 7～8 天皮肤拆线，但对便秘患者术后可延迟。大便软化剂在手术后第 3 天到有排便的这段时间内应用，必须应用抗生素来预防感染。

修复手术造成的裂隙缺损需要缝扎紧括约肌。如果有 2/3 的括约肌完好，就可以做这种修复手术。

括约肌重建（括约肌成形术与肛提肌塑形术）

对于创伤性损伤、产科撕裂伤或医源性创伤造成的括约肌损伤，直接重建是首选的方法。对于已有陈旧撕裂伤，行括约肌成形术也有不错的效果（Blaisdell，1940；Blaisdell，1956；Engel 等，1974）。

对于新发灶，应尽量尝试缝合全部括约肌，而且应使用可吸收缝线深 "U" 形缝合。小心打结，以免造成不必要的损伤。对于阴道和肛门伤口的边缘要全部封闭，而在皮肤的边缘要留有部分空隙，允许放置引流从而预防感染。

对于陈旧病变，修复时通过与括约肌平行的曲线切口进行，瘢痕与括约肌下的肛膜和肛门黏膜要剔除。然后充分游离括约肌，得到一个相对较宽的伤口边缘。肌肉的两端要重叠，以减少肛门伤口。肛垫缝合用 2 号可吸收缝线。同样皮肤要留有一定空隙放置引流来防止感染。电刺激有助于识别括约肌。神经分支尽量保留，括约肌纤维边缘不能切除。在各种情况下，神经刺激器的使用非常有效。在处理产科的撕裂伤或复杂的会阴侧切术时，括约肌直肠阴道隔有必要一起修复（Corman，1980；Mille 等，1988）。对于 90% 因为括约肌损伤导致的大便失禁患者，括约肌成形术非常有效，有的甚至完全恢复正常（表 9-2 和表 9-3）。

表 9-2　括约肌直接修补法的结果

参 考 文 献	例数	完全有反应（%）
Manning 和 Pratt（1964）	102	74
Fang 等（1984）	79	58
Corman（1985）	28	100
Cterceko 等（1988）	44	54

表 9-3　前方括约肌重叠成形术的结果

参 考 文 献	例数	优秀／良好（%）
Fang 等（1984）	76	58
Hawley（1985）	100	52
Fleshman 等（1991）	55	72
Oliveira 等（1996）	55	71
Gilliland 等（1998）	100	60
Buie（2001）	158	62

恢复直肠肛门角

通过一个足够的皮瓣阀作用来恢复直肠肛门角。这种由 Parks 于 1975 年设计的肛门修复术是最有效的手术方式，尤其是对于那些括约肌去神经化的患者，这些患者多表现为会阴下降综合征和经腹直肠固定术或短肛管修复术造成的内外括约肌功能异常的特发性大便失禁。通过完整的括约肌才能来保证手术成功。

手术方法是首先在肛门后做一个"V"形切口，它的顶点在尾骨尖端水平。钝性分离内括约肌平面。肛管及内括约肌要从外括约肌向上到耻骨直肠肌这个水平分离出来。在分离 Waldeyer 筋膜暴露肛提肌后，继续解剖至直肠后脂肪间隙。不要打开骶前筋膜，以避免大静脉出血。

用聚丙烯材料在一个尽可能高的位置构建第一个固定平面，从一侧肢体的肛提肌水平到另一侧肢体的髂骨尾骨肌的水平用 0 号线缝合。第二个固定平面插入耻骨尾骨肌水平。第三个固定平面插入位置接近耻骨直肠肌。最后，放置引流管，缝合外括约肌及皮肤，在最后的皮肤缝成"Y"形以便放置负压吸引。打结时不要过紧，以免发生缺血坏死（表 9-4）。

表 9-4　肛门后修复的结果

参 考 文 献	良好／优秀（%）
Browning, Parks 140（1983）	86
Henry, Simson 129（1985）	70
Yoshioka, Keighley 116（1988）	57

肌肉转位

为了提高肛门括约肌的肌肉质量，可使用一些肌肉转位。在半个世纪前，臀大肌的肌肉是最常用的肌肉转位供肌。1902 年，Chetwood 报道了在手术中用臀大肌肌肉和筋膜悬吊加强儿童括约肌的强度。1929 年，这一方法得到了改进，筋膜的自由端被用来包绕在肛门周围并固定两侧臀大肌的肌肉。此手术方法中，肛管在筋膜封闭环内，可以通过收缩臀肌的肌肉收紧括约肌（Wreden，1929）。此后，有多个病例报道臀大肌肌肉是肛门括约肌的有效替代品。然而，股薄肌使用后，臀大肌转位大大减少。

1981 年，Salmons 报道用低频电刺激可使骨骼肌从快肌肌肉（Ⅱ型）转换为慢肌肌肉。在 1988 年，这个想法得以发展，Baeten 和同事用一个对转位的股薄肌有作用的脉冲发生器与患者相连。结果发现，大便失禁无意识地停止了。这种技术的广泛应用提高了股薄肌转位手术的成功率。然而，此过程涉及多个部件而且需要专业的技术，有时会诱发一系列的并发症，阻碍了其优势作用。因此，治疗焦点又开始转移到改进原始治疗方法，以改善治疗结果，如 Graciloplasty 用人造肠道括约肌来替换括约肌的缺失部分。刺激股薄肌成形术提高了治疗效果，使其对肛门闭锁和经腹会阴联合切除术的患者有效，可以应用在直肠肛门的重建中。臀大肌皮瓣可用于大的皮肤和肌肉缺损，如应用到肛提肌外经腹会阴联合切除术中。

（1）臀大肌成形术：臀大肌的优点有体积大、单一的近端神经支配，靠近肛管。此外，对即将发生的大便失禁，臀大肌会产生收缩反应。患者取折刀位时，少于 10% 臀大肌的肌肉和筋膜可以从骶骨起始部位进行游离，一直到远端分离成两半。神经与血管保存在坐骨结节附近。两边各有一个皮肤下的通道，保证侧切口与肛门对侧切口相互贯通（图 9-11）。

（2）股薄肌

1）股薄肌成形术：先沿大腿内侧做 2～3 个 3～5 cm 长的纵向切口，来辨别和游离出股薄肌。神经与血管保留在肌肉的近侧端，而在胫骨附着的地方分离肌腱。肌肉通过前或后经皮隧道通往肛周切口。经肛周对侧面切口，肌肉缠肛门有 3 种方式：α

形、ε 形和 γ 形。肌腱缝合时用不可吸收缝线固定在对侧坐骨上。注意，包围肛门的是肌肉而不是肌腱，因为手术的目的是实现一个动态的而不是静态的结果，所以不能用含韧性纤维太多的肌腱。移位完成后，以能插入一根手指为宜（图 9-12）。患者通过下蹲的姿势来放松括约肌，而通过站立和腿的外展来实现括约肌的收缩。

此术式由 Pickrell 和他的同事在 1952 年最先报道，在他的儿科患者中 100% 恢复了大便的自控能力。随后，Corman 在 1985 年报道了随访 5 年的患者，有 14 例患者功能恢复非常好，11 例患者恢复一般。他们把成功归因于选择患者比较恰当，包括相对年轻的积极治疗的患者，而且没有功能性结肠运动障碍和致残性外伤导致的大便失禁，以及无先天性异常。

Christiansen 等人在 1990 报道了他们术后随访的患者，其中 13 例患者好转，只有 3 例改善不明显。Sielezneff 和他的同事们在 1996 年报道，所有应用此方法结合术后生物反馈疗法的 8 例患者，临床疗效非常成功。相比之下，Yoshioka 和 Keighley 在 1988 年报道接受了股薄肌成形术的患者中有 6 例出现了不良后果，并需要结肠造口，

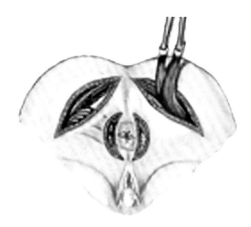
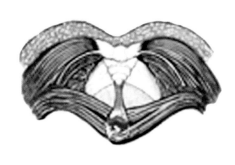

图 9-11　臀部成形术

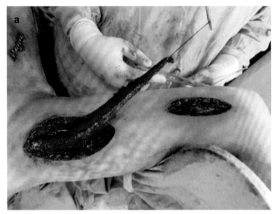
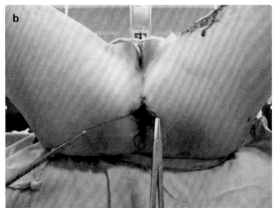

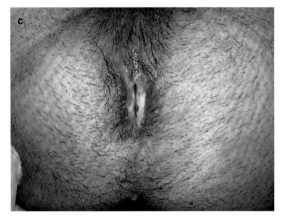

图 9-12　a～c.股薄肌成形术

而且有 5 例出现了感染性并发症。Eccersley 等人在 1999 年报道，有 2/3 随访患者大便失禁得到改善，一半患者恢复得非常好。他们得到的结论与同行得出的结果具有可比性。此项研究中，年轻的没有阴部神经病变的患者能获得更好的结果。表明在这些患者中，股薄肌成形术是有效的。

为了取得更好的临床效果，Kumar 和同事们在 1995 年改进了手术方法，包括双侧股薄肌转位。他们对 10 例进行结肠造口的患者应用了这种方法，其中 9 位患者在 2 年后自主排便能力都得到了逆转。从实验的结果来看，双侧股薄肌转位可能会替代单侧股薄肌成形术，但这需要更进一步的研究数据证实。

2）股薄肌成形术 + 电刺激术：股薄肌成形术联合股薄肌的移位和植入脉冲式发放的电刺激装置。优先选择股薄肌，因为它是大腿内侧最表浅的肌肉，它有一个邻近的神经血管束可以在大腿近端皮下穿行，并用以缠绕在肛管周围。术中患者最好采用截石位。股薄肌只有 43% 的 I 型肌肉纤维。慢性低频刺激能够诱发快肌纤维到慢肌纤维的转化。1968 年，Dikson 和 Nixon 报道了第 1 例转位股薄肌的电刺激处理，有种方法能够进行肌肉刺激。在 Williams 等人的设计过程中，电极直接放在股薄肌的神经上。在神经定位器的帮助下识别神经，然后将刺激器和电极连接起来。将刺激器放于胸部较低位置的口袋中。其导线通过腹股沟区域的一个小的切口沿皮下穿行，与电极一起送到相应的神经部位。电极板以一种纵向的方式与

表 9-5　电刺激成形后股薄肌的结果

作　者	例　数	成功例数（%）	随访时间（外伤，神经病变）
Geerdes 等（1996）	54	45（83）	32 个月
DMP 试验（1999）	75	53（71）	24 个月
DGTSG 试验（2000）	83	45（54）	12 个月

表 9-6　电刺激成形后股薄肌的并发症

系列研究	例数	切口感染	包扎问题	设备问题	疼痛（%）	便秘（%）	患者并发症（%）
Geerdes 等	67	9（13）	10（15）	12（18）	—	13（19）	36（54）
DMP 试验	93	27（29）	4（4）	11（12）	25（27）	—	—
DGTSG 试验	123	17（14）	9（7）	16（13）	34（28）	28（23）	91（74）

注：DMP 试验，动态肌肉成形术试验；DGTSG，动态股薄肌成形术治疗研究组。

主要的神经束缝合在一起。另一种技术是将电极插入毗邻神经的股薄肌中。刺激器的连接是由外部程序员评估后设计使用。

然后根据前所描述的，股薄肌在肛管周围转位置入（图 9-13）。术后，护理患者时将大腿用绷带松散包裹。如果伤口愈合，在第 10 天开始电刺激肌肉。刺激器是按程序使用一个标准进行培训。一旦开始训练肌肉，可以行造口闭合。通过开关开启或关闭刺激器（表 9-5 和表 9-6）。

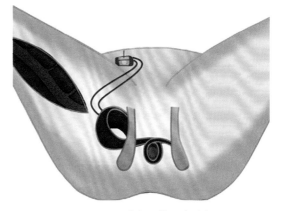

图 9-13　动态股薄肌成形术

骶骨的神经刺激（SNS）

骶神经刺激，也称为骶骨神经调节，通常是在皮下植入一个可编程的刺激器，通过 S_3 孔发出低强度的电刺激，从而导致骶神经受刺激。先前的报道主要关注大便失禁骶神经刺激的短期效果（Mellegren，2011）。此方法要求患者有完整的括约肌或有部分括约肌损伤。通过刺激骶神经（位于背部），发送一个信号，控制盆腔底部的肌肉收缩。随着时间的推移，这些肌肉收缩可以重建其内的器官和肌肉的力量，可有效地减少相关大便失禁的症状，在许多情况下甚至可以完全消除。

多项研究提出了各种不同的机制，包括能改进的感觉功能，改善肛门括约肌功能，改善直肠的蠕动和中枢神经系统功能。这种临时经皮放置电极的技术，能改善直肠和内括约肌平滑肌功能，但不能增强外括约肌横纹肌的功能。

符合条件的患者要经历分期的治疗过程。测试点 S_2、S_3 和（或）S_4 用来测试存

在的运动 / 感官反应（图 9-14）。将刺激器的电极放置在一个反应最好的部位，并连接经皮延伸设备来测试信号。患者接受慢性测试刺激 10～14 天（图 9-15）。植入永久性的神经刺激器患者每周大便失禁发作次数下降 50% 或大便失禁的天数减少 50%。

在永久性植入过程中，经皮延伸的装置可移除，用一个置于臀部皮下脉冲发生器替代。植入之后脉冲发生器可以被激活（图 9-16）。

不良反应包括疼痛、感觉异常、对刺激的异常感觉、植入部位感染、腹泻和肢体疼痛。对植入部位疼痛的治疗包括重新编程和调节神经刺激器。

因为仪器和手术部位远离肛门，SNS 大大降低了并发症发生率。由于 SNS 的操作相对简单，风险相对较低。而且重要的是，疗效部分确切。

人工括约肌植入术

通过在肛门部位植入人工开关来恢复自主控制排便的能力，并维持良好的心理状态。可用于以下原因造成的严重大便失禁：肛门括约肌保留不足、椎间盘脱出、良性脊柱肿瘤、糖尿病神经病变、脑外伤、重症肌无力、肛门闭锁治疗失败。人工括约肌植入通常是通过会阴或者选择性经阴道的方法。人工括约肌植入主要的三个部分如下。

• 一个充满液体的硅橡胶套管：放置在肛门周围。

• 一个充满液体的可调压的气球：放置在腹腔脂肪中。

• 一个手动泵连接这些组件：放置在大阴唇或阴囊。

硅橡胶套管的长度为 9～14 cm，它有两种直径（放空标准，窄的有 2.0 cm 和 2.9 cm）。套管嵌插在肛管上端内，管道沿着会阴走行，

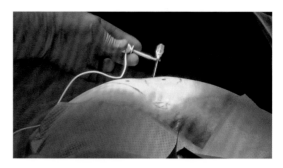

图 9-14 骶骨神经刺激和永久刺激器（1）（引自 S. Mantoo, Singapore）

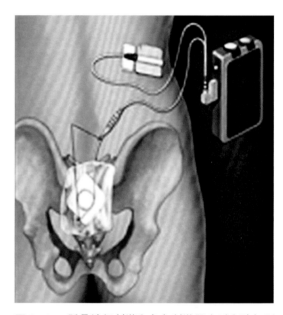

图 9-15 骶骨神经刺激和永久刺激器（2）（引自 S. Mantoo, Singapore）

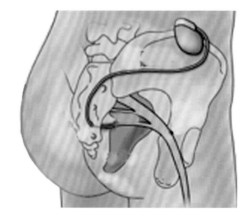

图 9-16 骶骨神经刺激和永久刺激器（3）（引自 S. Mantoo, Singapore）

连接到一个在阴囊或阴唇的皮下控制泵。然后通过管道连接到腹壁皮下植入的球囊。球囊内大约有 40 ml 不透射线的溶液，控制泵调节液体从球囊转到套管，当套管充满液体，就能实现自主控制排便。球囊有 4 个压力范围（81～90 cmH$_2$O、91～100 cmH$_2$O、101～110 cmH$_2$O 和 111～120 cmH$_2$O）。按泵几次，液体就从套管流向球囊，允许排便。一旦完成排便，液体慢慢回到套管，实现自主控制排便（图 9-17）。

手术在技术上不如股薄肌成形术＋电刺激要求高。股薄肌成形术＋电刺激和人工肛门括约肌都能明显提高自主控制排便能力，人工括约肌植入术更有优势。因为前一种方法都有很多的并发症，如远端的股薄肌无效收缩、无法刺激肌肉收缩、肛管的穿孔、肛门包绕得太紧或太松、短暂的腿部水肿、伤口感染、溢出性尿失禁、排便困难等。

人工括约肌系统有很多优点：能模拟正常括约肌功能、容易控制、临床证实有效并

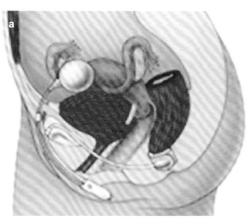
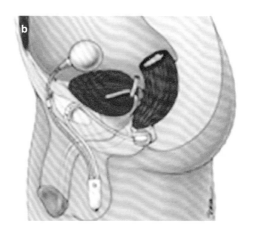
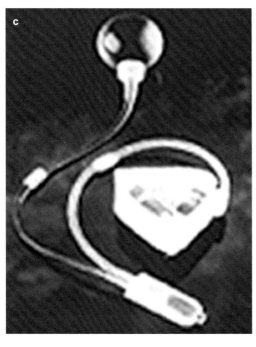

图 9-17 人工肛门括约肌系统，女性（a）、男性（b）和人工括约肌（c）

可明显改善生活质量，是一种简单并可再利用的方法。

FENIX™ 自制恢复系统

它用来治疗大便失禁，使功能不全的肛门括约肌恢复自主控制能力。它由小的、柔性化的带磁芯的钛珠组成（图 9-18）。磁的吸引力增强肛门括约肌功能，创建一个较自然的排便控制阀，磁力引力暂时中断后，允许粪便通过。

FENIX™ 自制恢复系统在手术过程中放置在肛门括约肌周围，它需要一个单独的切口。要有一个预定尺寸的工具，确保选择正确尺寸的装置。用 X 线透视检查确定大小，FENIX™ 植入并缝合。再次行 X 线透视检查确定尺寸的正确。在一个前瞻性、非随机匹配研究（n = 20）中，Wong 等将人工磁肛门括约肌（MAS）和人工肠道括约肌系统（ABS）设备进行比较：发现早期术后并发症没有明显的区别，但是相对于 ABS 设备，MAS 组手术时间更短（62 分钟 vs. 97 分钟；P = 0.027 3），住院天数更短（4.5 天 vs. 10 天；P < 0.000 1）（Wong 等，2011）。两组的 Wexner 大便失禁基线的分数都明显改善。

其他方法

（1）平滑肌移位术：Schimdt 描述了使用移动有蒂或游离的平滑肌构建一个括约肌的手术方法。黏膜完全切除之后，将一段大肠套在肛门周围，以恢复静息压。Schmidt 报道 31 例患者术后在夜间也能恢复自主控制。根据作者的经验，解剖外括约肌和做修复耻骨直肠肌手术简单和易行（Schmidt，1985）。

（2）加强闭合功能手术：Stone 和 Wreden 使用两根筋膜或丝绸索带加强闭合，筋膜或丝绸索带从位于肛门前后的臀大肌间穿过。臀部收缩会拉紧索带并产生张力，从而压缩肛管。但目前没有进一步的报道结果。

（3）射频消融：射频的应用基于其可使胶原沉积的理论，随后瘢痕化增加识别保留粪便的功能和提高自制。射频在 200 kHz 至 3.3 MHz 导致水分子的振动和随后的摩擦加热。控制温度的射频能量系统旨在将温控射频能量传送到内部括约肌。射频能量机头有 4 个镍弯针电极（22 号针，6 mm 长）（Paristien 和 Corman，2005）。针电极通过肛管黏膜放置到内部括约肌。一旦放置到位，电阻抗减少，表明电极穿透黏膜表面以下，在适当的位置。温度由温控自动监测系统处理，调整射频输出，在电极针尖端达到

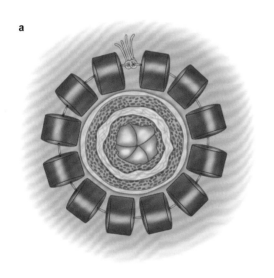

a

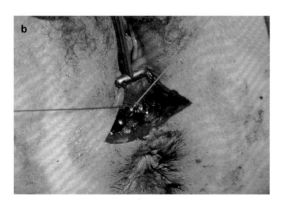

b

图 9-18　a、b. 人工磁肛门括约肌（引自 S. Mantoo, Singapore）

85℃。冷冻水通过机头灌注冷却，但是灌注针电极周围的深层组织被加热。连续监控肛周皮肤温度，温度超过预设的 42℃ 极限，能源输送自动停止。

消融过程可在局部或区域麻醉下进行，患者取俯卧折刀位或截石位。机头插入至距离齿状线 0.5 cm。将电极针放置到组织，进行阻抗检查组织接触适当与否。一旦达到适当的组织，发起射频能量传递，四通道发生器可提供能量，使 4 个电极达到 85℃。每个消融点需 1 分钟。正常情况下，从齿状线远端 5 mm 开始，每次增加 5 mm，4 个电极针插入消融，如果可能可产生 20 个消融点。根据设置的数量，这个过程需要 30 分钟。麻醉复苏后患者可以出院。

（4）注射制剂治疗：数个膨胀剂已用于治疗大便失禁，如非动物源性稳定的透明质酸（NASHA Dx）、自体脂肪、特氟隆（Teflon，聚四氟乙烯树脂）、胶原蛋白、碳涂层锆珠、聚二甲硅氧烷聚合物、聚糖酐微球等。将这些材料注射到黏膜下可起填补作用，关闭肛管。对于没有进行麻醉的门诊患者进行透明质酸的疗效研究，分别设置了实验组（$n = 136$）和非手术组（$n = 70$）。患者持续大便失禁 1 个月后给予 1 个疗程的治疗。治疗组 71 例（52%）患者与非手术组 22 例（31%）患者，在 6 个月后有阳性治疗反应（阳性的标准：50% 的大便失禁患者与基线相比有改善）（Ratto 等，2011）。

Gatekeeper[TM] 是一种可注射的，可使肛门膨胀的假体（来自美敦力公司，明尼阿波利斯，明尼苏达州，美国），用于日常手术。

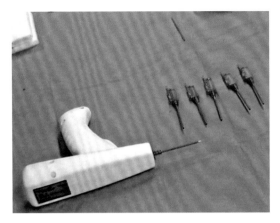

图 9 - 19　Gatekeeper 假体（引自 S. Mantoo, Singapore）

这些都是小型固态柱状体（长度为 21 mm，直径为 1.2 mm）的聚丙烯腈，具有亲水作用，一旦接触人体组织，形状发生改变、变厚（直径 7 mm）和变短（长度 17 mm），植入 24 小时内，变为组织一样柔软。

经保守治疗后未能明显改善，并术后并发症风险较大的患者都适合用这个方法。以下患者尽量避免使用：血糖控制不好的糖尿病患者、肛门脓毒症、炎性肠病累及直肠肛门、结直肠癌和单独的肛门外括约肌（EAS）缺陷。此方法安全有效（Ratto 等，2011），但还需要大样本的患者随访来证实 Gatekeeper[TM] 的效果。

（5）结肠造口术：对于那些传统治疗方法无效、不适合手术或手术失败的大便完全失禁患者，可选择结肠造口术。对于那些严重残疾、卧床、伴有神经疾病的老年患者或因直肠辐射导致失禁的患者，这是一种无奈而又唯一的选择。

（金志明　译）

参考文献

[1] Baeten C, Spaans F, Fluks A. An implanted neuromuscular stimulator for fecal continence. Dis Colon Rectum. 1988; 31: 134.

[2] Blaisdell PC. Repair of the incontinent sphincter ani. Surg Gynecol Obstet. 1940; 70: 692-697.

[3] Blaisdell PC. Repair of the incontinent sphincter ani. Am J Surg. 1956; 94: 573.

[4] Bleijenberg G, Kuijpers HC. Treatment of the spastic pelvic floor syndrome with biofeedback. Dis Colon Rectom. 1987; 30: 108-111.

[5] Brocklehurst JC. Management of anal incontinence. Clin Gastroenterol. 1978; 4: 479-487.

[6] Browning GGP, Parks AG. Post anal repair for neuropathic faecal incontinence: correlation of clinic results and analcanal pressures. Br J Surg. 1983; 70: 101-104.

[7] Buie D, Lowry A, Rothenberger D, et al. Clinical rather than laboratory assessment predicts continence after anterior sphincteroplasty. Diseases of the Colon & Rectum. 2001; 44(9): 1255-1260.

[8] Christiansen J, Sorensen M, Rasmussen O. Gracilis muscle transposition for fecal incontinence. Br J Surg. 1990; 77: 1039-1040.

[9] Corman ML. Follow-up evaluation of gracilis muscle transposition for fecal incontinence. Dis Colon Rectum. 1980; 23: 552-555.

[10] Corman ML. Gracilis muscle transposition for anal incontinence: late result. Br J Surg. 1985; 72: 521-522.

[11] Cterceko GC, Fazio VW, Jalman DG, et al. Anal sphincter repair: a report of 66 cases and review of the literature. Aust NZ J Surg. 1988; 58: 703-710.

[12] DGTSG trial (2000): Baeten C. Safety and efficacy of dynamic graciloplasty for fecal incontinence. Diseases of the Colon & Rectum. 2000; 43(6): 743-751.

[13] DMP Trial (1999): Madoff R, Rosen H, Baeten C, et al. Safety and efficacy of dynamic muscle plasty for anal incontinence: Lessons from a prospective, multicenter trial. Gastroenterology. 1999; 116(3): 549-556.

[14] Denis P, Colin R, Galmiche JP, et al. Traitement de l'incontinence fecale de l'adulte. Resultats en function des donnees cliniques et interer de la reedication par apprentissage instrumental. Gastroenterol Clin Biol. 1983; 7: 853-857.

[15] Eccersley AJ, Lunniss PJ, Williams NS. Unstimulated graciloplasty in traumatic faecal incontinence. Br J Surg. 1999; 86: 1071-1072.

[16] Engel BT, Mikoomanesh P, Schuster N. Operant conditioning of rectosphincteric responses in the treatment of fecal incontinence. N Engl J Med. 1974; 290: 646-649.

[17] Fang DT, Nivatvongs S, Vermeulen FD, et al. Overlapping sphincteroplasty for acquired anal incontinence. Dis Colon Rectum 1984; 27: 720-722.

[18] Fleshman JW, Peters WR, Shemsh EL, et al. Anal Sphinter reconstruction anterior overlapping muscle repair. Dis Colon Rectum. 1991; 34: 739-743.

[19] Geerdes B, Heineman E, Konsten J, et al. Dynamic graciloplasty. Diseases of the Colon & Rectum. 1996; 39(8): 912-917.

[20] Gilliland R, Altomare DF, Moreira H Jr, et al. Pudendal neuropathy is predictive of failure following anterior overlapping sphincterplasty. Dis Colon Rectum. 1998; 41: 1516-1522.

[21] Goebell R. Methods of forming new anal sphincter. (Kongressbericht) Arch Klin Chir. 1927; 148: 612-619.

[22] Goligher J, Duthie HL. Surgery of the anus rectum and colon. 4th ed. London: Bailliere Tindall; 1980.

[23] Graf W, Mellgren A, Matzel KE, et al. Efficacy of dextranomer in stabilised hyaluronic acid for treatment of faecal incontinence: a randomised, sham-controlled trial. Lancet. 2011; 377: 997-1003.

[24] Gupta AK. Fecal Incontinence. In: Sanjiv H, editor. Clinical G.I. surgery 'A reference book for surgeons'. Ahmedabad: Haribhakti Education Foundation; 2007: 474-490.

[25] Hawley PR, Burke M. Anal sphincter repair. In: Henry MM, Swash M, editors. Coloproctology and the pelvic floor. Pathophysyology and management. London: Butterworth's; 1985: 252-258.

[26] Henriksen FW, Huthouisen B. Measurement of the anal sphincter through a simple method suitable for routine use. Scand J Gastroenterol. 1972; 7: 555.

[27] Henry MM, Simson JN. Results of postanal repair. A prospective study. Br J Surg. 1985; 72(Suppl): 17-19.

[28] Hotouras A, Murphy J, Walsh U, et al. Outcome of percutaneous tibial nerve Stimulation (PTNS) for faecal incontinence. A prospective cohort study. Ann Surg. 2014; 259(5): 939-943.

[29] Hughes E, Cuthbertson AM, Killingback MK. Colorectal surgery. Br J Surg. 1984; 72: 156. Edinburgh: Churchill Livingstone.

[30] Jorge JM, Wexner SD. Etiology and management of fecal incontinence. Dis Colon Rectum. 1993; 36: 77-970.

[31] Kumar D, Hutchinson R, Grant E. Bilateral gracilis neosphincter construction for treatment of faecal incontinence. Br J Surg. 1995; 82: 1645-1647.

[32] Loygue G, Dubois F. Surgical treatment of anal incontinence. Am J Proctol. 1964; 15: 361-374.

[33] MacLeod JH. Biofeedback in the management of partial anal incontinence. Dis Colon Rectum. 1979; 22: 169-171.

[34] Mahieu P, Pringot J, Bodart P. Defecography. Gastrointest Radiol. 1984; 9: 247-261.

[35] Manning P. Fecal Incontinence caused by lacerations of perineum. Arch Surg. 1964; 88(4): 569.

[36] Marti MC, Noethiger F. Incontinence anale et chirurgie de renforcement de l'appareil sphincterien. Schweiz Rundsch Med Prax. 1981; 70: 679-682.

[37] Mellegren A, Wexner SD, Coller JA, et al. Long term efficacy and safety of sacral nerve stimulation for faecal incontinence. Dis Colon Rectum. 2011; 54(9): 1065-1075.

[38] Mille R, Bartolo DCC, Locke-Edmunds JC, et al. Fecal incontinence and the anorectal angle. Br J Surg. 1988; 75: 101-105.

[39] Norton Orgel MG. A double-split gluteus maximus muscle flap for reconstruction of the rectal sphincter. Plast Reconstr Surg. 1985; 75: 62-66.

[40] Norton C, Thomos L, Hill J. Management of fecal inconvenience in adults Sensory of Nice guidelines. BMJ. 2007; 334: 1370-1371.

[41] Oliveira L, Pfeifer J, Wexner S. Physiological and clinical outcome of anterior sphincteroplasty. Br J Surg. 1996; 83(4): 502-505.

[42] Parisien J, Corman ML. The Secca procedure for the treatment of fecal incontinence: definitive therapy or short-term solution. Clin Colon Rect Surg. 2005; 18(1): 42-45.

[43] Parks AG. Anorectal incontinence. Proc R Soc Med. 1975; 68: 681-690.

[44] Pichrell KL, Beorgiades N, Richard EF, et al. Gracilis muscle transplantation for the correction of neurogenic rectal incontinence. Surg Clin North Am. 1959; 39: 1405.

[45] Pickrell KI, Broadbent TR, Masters FW, et al. Construction of rectal sphincter and restoration of anal continence by transplanting the gracilis muscle. Report of 4 cases in children. Ann Surg. 1952; 135: 853-862.

[46] Ratto C, Parello O, Donis L, et al. Novel bulking agent foe faecal incontinence. Br J Surg. 2011; 98(11): 1644-1652.

[47] Schmidt E. Spatergebnisse nach glattmuskularem Sphinkterersatz. Chirurg. 1985; 56: 305-310.

[48] Shoemaker J. Un nouveau procede operatoire pour la reconstitutiondu sphincter anal. Semaine Med Paris. 1909; 29: 160.

[49] Sielezneff I, Bauer S, Bulgare JC, et al. Gracilis muscle transposition in the treatment of faecal incontinence. Int J Colorectal Dis. 1996; 11: 15-18.

[50] Sokunbi OG, Okunsanya E. Management of faecal incontinence by pelvic floor muscle exercise, faradic electro stimulation and behavioural training. J Niger Soc Physiother. 2002; 14(2): 61-67.

[51] Stone HB. Plastic operation for anal incompetence. Arch Surg. 1929; 18: 845-851.

[52] The Continence Foundation, 2001.

[53] Wong MT, Meurette G, Stangherlin P, et al. The magnetic anal sphincter versus the artificial bowel sphincter: a comparison of 2 treatments for fecal incontinence. Dis Colon Rectum. 2011; 54: 773-779.

[54] Wreden. Method of reconstructing voluntary anal control. Ann Surg. 1929; 90(2): 317.

[55] Yoshioka K, Keighley MR. Clinical and manometric assessment of gracilis muscle transplant for fecal incontinence. Dis Colon Rectum. 1988; 31: 767-769.

第10章
成人完全性直肠脱垂

Complete Rectal Prolapse in Adults

Ajay K. Khanna

概　　述

　　直肠脱垂导致患者生活质量欠佳，而对于外科医师通过手术改善此类患者的生活质量也具有一定的挑战性。完全性直肠脱垂是直肠全层完全突出到肛门外。如果直肠脱垂未突出肛门，它被称为隐匿性直肠脱垂、直肠内脱垂或直肠套叠。它应该与直肠黏膜脱垂鉴别，直肠黏膜脱垂只是直肠黏膜向外突出（Roig 等，1998；Felt-Bersma 和 Cuesta，2001）。直肠脱垂常发生在幼年或老年（Wassef，1986；Jacobs，1997）。在儿童中，本病好发于 3 岁左右，没有性别差异。成人中，本病的发病高峰在 50 岁以后。女性的发病率（80%～90%）高于男性。但在印度，完全性直肠脱垂患者大多数是年轻的男性患者，而西方绝大多数是老年女性（Khanna 等，1996）。

病　　因

　　尽管直肠脱垂发病可能的原因有很多，但确切的病因和机制仍不是很明确。在慢性便秘、肥胖、会阴损伤、妊娠和其他引起腹内压升高的情况下，会导致完全性直肠脱垂（Madden 等，1992）。解剖变异是直肠脱垂发生的先决条件。此类患者常存在较深的 Douglas 窝（Jacobs 等，1997；Brodén 和 Snellman，1968；Kuijpers，1992；Nicholls，1994）；盆底与肛管肌肉松弛（Brodén 和 Snellman，1968；Kuijpers，1992）；内外括约肌无力，常有证据表明存在阴部神经病变（Kuijpers，1992；Nicholls，1994）；直肠系膜活动度增加，导致直肠缺乏正常固定；乙状结肠冗长；外侧韧带松散。由于存在这些解剖结构的异常，小肠就可能压迫直肠前壁，使直肠脱出肛门导致脱垂（Brodén 和 Snellman，1968）。尽管提出不同的解剖因素，但其中最重要的因素是直肠未能牢固固定在骶骨，所以使用各种直肠悬吊术治疗完全性直肠脱垂具有一定的合理性（Khanna 等，1996）。

　　另外，精神障碍的患者常会发现同时存在全层直肠脱垂。年龄小于 50 岁的直肠脱垂患者往往会存在精神问题（Marceau 等，2005）。

临 床 特 点

直肠脱垂最常见的临床特征是经肛门有肿块突出。开始时大便后肿块从肛门突出，通常患者站起来后肿块回纳。但随着疾病的进展，用力排便或加腹压时，肿块更易于突出，并且需要手法复位（图 10-1）。

最终，患者日常活动，如散步时，也会出现直肠脱垂，并进展到完全脱垂。少数情况下直肠会发生嵌顿，患者无法回纳直肠。直肠脱垂常伴有黏液分泌或直肠出血。脱垂的痔可能有类似的症状，但可以通过仔细的体格检查加以区别（图 10-2）。

直肠脱垂的黏膜皱襞突出，显示同心圆槽样，一般是无触痛，而环形痔脱垂显示纵向槽，并且有触痛。直肠脱垂时，肛管可能会扩大，因此经常伴有大便失禁。15%～65% 的病例经常有较长的便秘史（Cirocco 和 Brown，1993；Keighley 和 Shouler，1984；Mann 和 Hoffman，1988；Tjandra 等，1993）。用力排便可使上端的直肠前壁突入肛管，由于黏膜损伤会导致孤立的直肠溃疡。疼痛症状变化较大。10%～25% 的患者同时有子宫、膀胱脱垂，35% 的患者有与直肠脱垂相关的膀胱膨出。直肠脱垂病史较长，长期没有明显症状，但会出现直肠脱垂嵌顿和绞窄。

诊 　 断

根据临床症状和表现诊断直肠脱垂，并结合病史和完整的直肠肛门检查进一步证实。直肠脱垂患者完整的术前检查包括直肠、结肠镜检查，部分患者进行直肠测压、阴部神经末梢运动潜伏期试验、结肠传输试验研究等。为了更好地检查直肠脱垂，让患者在便盆上用力排便，就能将直肠突出肛门外，检查直肠脱垂情况。直肠脱垂有时是隐

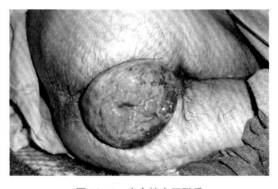

图 10-1　完全性直肠脱垂

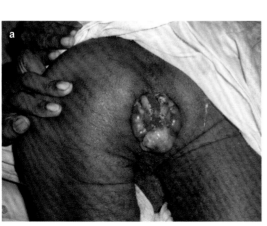

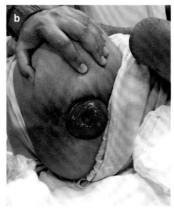

图 10-2　脱垂性混合痔（a）和完全性直肠脱垂（b）

匿性的，或者脱垂在直肠内，使诊断更加困难。在这种情况，排粪造影可以有很大的帮助。患者排便时，通过 X 线摄片检查。排粪造影还可以帮助决定手术是否能使患者受益，以及哪种手术方式更为恰当；它更有利于对直肠内脱垂进行评估。括约肌生理功能基准线的检测有利于检查盆底肌组织是否存在无力的情况。肛门测压可以评估括约肌的功能。使用结肠镜检查，排除黏膜异常，特别如肿瘤，因为它可能是直肠脱垂的病因或与直肠脱垂有关。阴部神经终末运动潜伏期 (PNTML) 和肌电图检测方法，检测患者用力排便后肌肉劳损严重程度具有一定价值。Glasgow 等 (2006) 认为行经会阴切除术患者，如果术前最大挤压力超过 60 mmHg，能明显减少术后大便失禁的发生率。便秘的存在会明显影响治疗直肠脱垂的手术方法。结肠运输试验用以评价那些频繁使用泻药的便秘患者，这是选择正确手术方法的必要条件。

治 疗

保守措施只是姑息性的处理。完全性直肠脱垂的治疗方法是有针对性的手术治疗。到目前为止，超过 100 种手术方法用于治疗脱垂的直肠，间接表明目前没有完美的手术方法。

理想的手术方式应简单有效，并能恢复正常的解剖结构，术后复发率与并发症的发生率低，还应该同时能处理功能性障碍，如便秘和尿失禁。手术的目的是通过缩小肛门口，切除冗肠，或者通过固定或不固定直肠到骶骨的方式折叠冗肠，并在直肠前折叠耻骨直肠肌，恢复和重建盆底的强度和功能 (Kuijpers，1992)。术前制订手术方案时必须要考虑到患者年龄、性别、合并疾病、术前肠道功能和是否存在子宫或膀胱脱垂。手术可以通过腹部或会阴部进行操作。

经腹手术

各种经腹操作技术的区别仅在于直肠的游离程度、直肠固定方法和是否有直肠的切除 (Kuijpers，1992)。直肠固定不建议使用合成材料，因为这会导致相关的并发症，如感染、梗阻。肠管腐蚀破坏 (Kuijpers，1992；Gordon 和 Hoexter，1978；Novell 等，1994)。

经腹手术时直肠应完全从骶骨游离，直到直肠肛管连接处，在盆底肛提肌后侧，将直肠上提后固定于上端骶骨。未能将直肠拉直可能很快出现手术失败症状，因为已固定于骶骨远端的直肠会继续脱垂。直肠固定的基本原理是保持直肠附着在预期抬高的位置，直到它纤维化固定。大便失禁患者，扩开的括约肌约 1 个月后开始恢复其张力，2～3 个月后恢复控制大便功能。

缝合直肠悬吊术

1959 年，Cutait 在体质虚弱的老年患者中第一次描述使用这种手术方式。此手术方式对伴有便秘的直肠脱垂患者有效。它包括彻底游离直肠，直肠头侧拉直，并将直肠固定在骶骨·岬骶前筋膜。

直肠游离和随后纤维化愈合后，保持直肠固定在一个抬高的位置。在文献中，没有缝合直肠悬吊术相关死亡率的报道。复发率为 0～9% (Briel 等，1997；Carter，1983；Novell 等，1994；Graf 等，1996；Khanna 等，1996)。大多数报道显示，本术式能改善大便失禁 (Khanna 等，1996)。对便秘的影响有较多变化。

Briel 等 (1997) 回顾 24 例缝合直肠悬

吊术治疗直肠脱垂和大便失禁患者，发现整体临床结果在男性中更好。故他们推断，女性患者中手术的成功率低可能是因为存在隐匿性括约肌缺陷。另认为直肠悬吊术后女性仍存在顽固性大便失禁，是因为生产时有会阴撕裂或会阴侧切史。这些患者应在腔内超声诊断后，手术修复括约肌。Karas 等（2011）进行了一项随机对照试验，研究是否有固定直肠的必要。他们获得的结论是，无直肠悬吊术与直肠悬吊术相比复发率更高（8.6% vs. 1.5%）。Khanna 还报道了骶骨直肠悬吊的简化技术，仅在右侧切开腹膜，游离直肠，而直肠前壁不游离，也不分离侧韧带，在骶骨岬中线进行一处或两处缝合（图 10-3）。切开右侧腹膜的优点包括，在技术上比左侧更容易，左侧输尿管更靠近直肠近端，避免分离侧韧带有助于保护性功能。此操作术后无 1 例患者发生性功能障碍（Khanna 等，1996）。另外，保留韧带能改善大便失禁和便秘（Watts 等，1985）。

人工网片直肠悬吊术

因为相关并发症的发生，现较少使用人工网片行直肠悬吊术（Kuijpers，1992；Gordon 和 Hoexter，1978；Novell 等，1994）。有认为，这些外部材料的使用比普通缝合直肠悬吊术更能促进纤维组织形成。使用的材料包括阔筋膜、非吸收性合成网片［如尼龙、聚丙烯（Prolene）、聚乙烯醇（Ivalon）、聚四氟乙烯（Teflon）］和可吸收网片［如聚羟基乙酸（Vicryl）和聚乙醇酸（Dexon）］。有三种网片直肠悬吊术：直肠后方网片悬吊术、直肠前方吊带悬吊术（Ripstein 术）和腹部直肠悬吊术。

直肠后网片悬吊术

在这一手术过程中，直肠完全游离后，将人工材料或网片放置在骶骨与直肠之间，首先缝合直肠，然后是缝合骶骨岬的骨膜（图 10-4）；也有用海绵的直肠悬吊术（Wells，1959），将聚乙烯醇海绵放置在直肠与骶骨之间。据报道，这些手术的复发率是 0～6%（Luukkonen 等，1992；Kim 等，1999）。

Ripstein 术（直肠前方吊带悬吊术）

此手术是在 1952 年最先由 Ripstein 描述。它涉及用阔筋膜加固，直肠前肌提肛折叠的方法；在 1963 年此术式得以改进，成为现在经典的 Ripstein 修补术。这一手术是为了恢复直肠后方的曲线。先将直肠游离到肛提肌水平，合成网片放置并包裹在直肠前壁的腹膜反折水平，网片固定于距中线

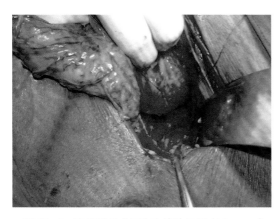

图 10-3 直肠悬吊术后方中线处悬吊（Khanna）

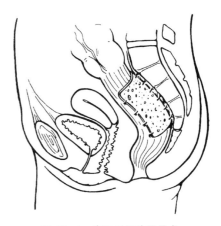

图 10-4 直肠后网片悬吊术

1 cm 的骶前筋膜两侧。在缝合悬吊时，要防止缝线穿透直肠前壁（图 10-5），并使用不可吸收性缝线缝合结肠。这种使用人工网片的技术已经不再普及使用，因为有更好的替代方法。因为发生的并发症与网片有关，加重梗阻症状，并有较高的约 10% 的复发率（Roberts 等，1988）。

肠管切除的直肠悬吊术

1969 年，Frykman 和 Goldbergh 报道了肠管切除的直肠悬吊术。直肠乙状结肠切除术的理论基础是直肠低位前切除术后，吻合口缝合线与骶骨之间形成致密纤维化，从而能确保其贴附于骶骨（Kuijpers，1992）。切除冗长的直肠乙状结肠能防止肠扭转，达到将左半结肠拉直的另一种固定方式（Kuijpers，1992；Jacobs 等，1997）。在一些患者中，此手术也能缓解便秘（Madden 等，1992）。此手术方法适用于乙状结肠冗长和长期便秘的患者。在切除术中，乙状结肠被充分游离，并标准切除，使用吻合器或手工进行吻合（图 10-6），降结肠不游离，用以稳定吻合口，并防止复发。切除冗

长乙状结肠能改善便秘和减少用力排便，从而打破恶性循环（Kuijpers，1992；Jacobs 等，1997；Frykman 和 Goldberg，1969；Solla 等，1989；Stevenson 等，1998）。乙状结肠前切除直肠悬吊术是目前美国最常用的手术方法，在美国的复发率是 0～9%（Luukkonen 等，1992；Kim 等，1999）。

经腹直肠悬吊术

这是一种新的手术方法，通过开腹或腹腔镜技术治疗内部和外部直肠脱垂。此手术方法安全并且可以改善排便梗阻症状，不会像直肠后悬吊术一样术后引发便秘。术中在直肠前方和右侧进行游离，将带状网片固定于骨盆和直肠下端，拉起后固定于骶前筋膜（图 10-7）；避免完全解剖直肠后方，从而减少骨盆神经损伤的风险（Sileri 等，2012）。

腹腔镜下直肠悬吊术

1993 年，Munro 等报道了首例腹腔镜直肠悬吊术，与开腹手术相比，腹腔镜直肠悬吊术具有疼痛轻，住院时间短，恢复快，能早期恢复工作的优点（Kellokumpu 等，2000）。

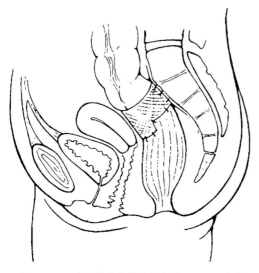

图 10-5　直肠前方吊带悬吊术（Ripstein 术）

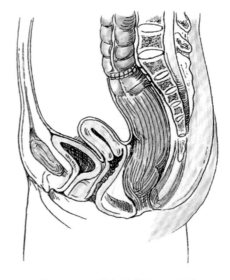

图 10-6　肠管切除的直肠悬吊术

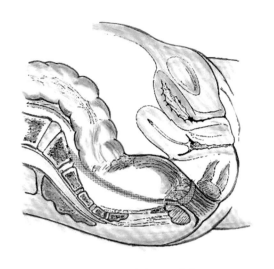

图 10-7 经腹直肠悬吊术

该手术包括单纯缝合或直肠后置网片的悬吊术，同时进行或不进行肠管切除术。现此手术已经普及，因为它相对简单和容易完成。如果有必要，就行肠管切除并吻合（Heah 等，2000；Kessler 等，1999；Bruch 等，1999；Benoist 等，2001；Darzi 等，1995）。有报道随访 8～30 个月，腹腔镜直肠悬吊术后，死亡率是 0～3%，复发率是 0～10%。研究表明，此手术方法与开放手术治疗直肠脱垂的效果相同。大便失禁和便秘的治疗效果取决于直肠悬吊术的手术类型。有两项随机报道，比较开放与腹腔镜使用网片直肠悬吊术的结果发现，复发率无显著性差异（Boccasanta 等，1999；Solomon 等，2002）。

机器人辅助腹腔镜直肠悬吊术

2014 年，Germain 等报道了 77 例机器人辅助腹腔镜直肠悬吊术的临床经验。他们对小于 75 岁和 75 岁以上的患者进行比较，发现在改善大便失禁、复发和满意度方面没有差别，即使在老年患者，机器人辅助腹腔镜直肠悬吊术也是安全的。机器人直肠悬吊术安全可行，并具有与腹腔镜直肠悬吊术相

似的结果，但手术时间较长，成本较高。功能方面和远期的结果有待于进一步研究，因为这方面的经验目前仍然有限（Buch 等，2013）。

经会阴手术

经会阴手术的优势在于避免剖腹，这使得它们更适合于高危患者。事实上，即使在健康的年轻患者此手术也很受欢迎，因为没有排尿和性功能障碍的风险。以后再通过腹部手术用以治疗复发。

Thiersch 术

在 1988 年，Thiersch 最早报道了肛门环扎术，通过使用银线加强或替换肛门括约肌，并缩小肛门口。它能触发异物反应并诱导纤维化。银线会导致组织破损和皮肤糜烂的问题，也有使用其他材料，如尼龙、涤纶、聚丙烯、硅橡胶、聚四氟乙烯及阔筋膜等（图 10-8a）。肛门环扎术并不纠正直肠脱垂，只是防止其下垂，并有较高复发率，达 33%～44%（Jacobs 等，1997；Wassef 等，1986；Kuijpers，1992；Dietzen 和 Pemberton，1989）。术后并发症包括狭窄溃疡、脓肿和便秘。由于高复发率和并发症的高发生率，此手术只适用于无法进行其他手术操作，并有严重合并症的患者。

还有许多改良的直肠环扎手术，其中之一是在 12 点、3 点、6 点和 9 点钟位置上做小切口，用 Prolene 1.0 的线将脱垂直肠浆肌层缝合在骨盆壁的不同层面上。然后按顺序结扎这些线，然后用薇乔 1.0 线缝合埋在皮肤下。此手术现变成了一种微创的经会阴环扎术或是改良的 Thiersch 术（图 10-8b～e）。

Delorme 术

Delorme 在 1900 年最早地报道了此手术方式。手术从齿状线上 2 cm 开始，沿折

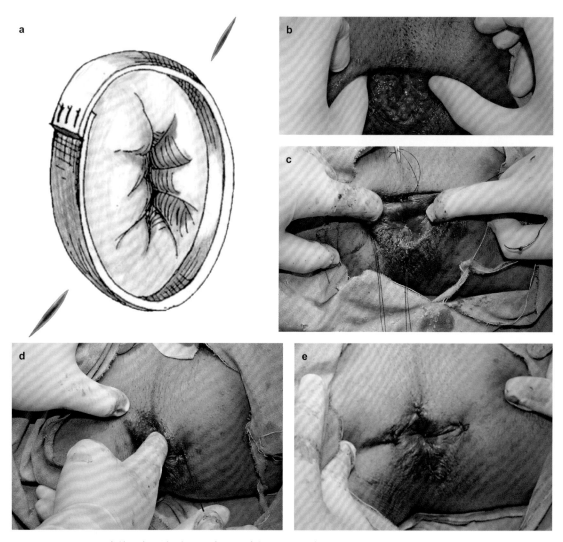

图 10-8　Thiersch 术的示意图（a）和经会阴通过直肠环扎（改良 Thiersch 术）的手术步骤（b～e）

叠的固有肌层分离、切除黏膜和黏膜下层到脱垂的顶端，然后将分离的黏膜和黏膜下层断端缝合（图 10-9）。此手术适用于无法耐受较大手术的患者，比如年老体虚、临床上不宜行大手术的患者。此操作的另一个优点是如果存在直肠溃疡，可以一并切除（Pescatori 等，1998）。手术并发症包括出血、尿潴留、缝合线断裂、腹泻和狭窄，发生率为 0～32%。Pescatoriet 等报道，行 Delorme 术结合括约肌成形术的 33 例患者

中，79% 的患者取得良好结果，大便控制能力提高了 70%，便秘治愈率为 44%。他们认为，如果临床和生理的检查结果显示患者直肠脱垂伴有严重的盆底功能障碍，就应该行 Delorme 术与括约肌成形术相结合治疗。然而，在没有行括约肌成形术的报道中显示，Delorme 术能改善 40%～50% 患者的大便失禁（Lechaux 等，1995；Agachan 等，1997；Oliver 等，1994；Watts 和 Thompson，2000）。而术后复发率要比 Altemeier 术

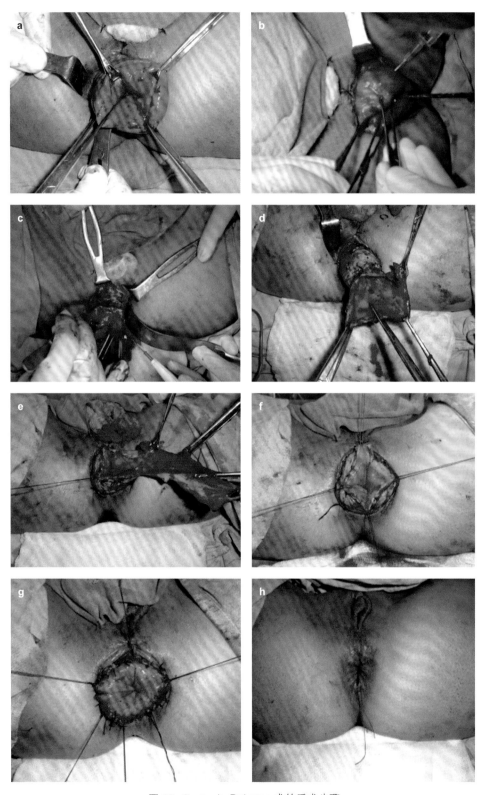

图 10-9 a～h. Delorme 术的手术步骤

高 7%～22%（Oliver 等，1994；Graf 等，1996；Agachan 等，1997）。导致 Delorme 术失败的因素，包括排粪造影时发现的直肠近端脱垂伴骶后分离、大便失禁、慢性腹泻及会阴明显下降（用力排便时 > 9 cm）。在没有这些因素情况下，Delorme 术能获得令人满意而持久的效果，此术式适合于治疗全层脱垂限于部分肠管（如仅前壁）和脱垂不超过 4 cm 的全层脱垂患者（Takesue 等，1999）。

经会阴直肠乙状结肠切除术（Altemeier 术）

此术式最早由 Mikuliczin 在 1889 年提出，而 Miles 又在 1933 年提出，Altemeier 等在 1971 年对此术式进行推广普及。它涉及直肠全层切除，也有可能包括部分乙状结肠切除，并使用可吸收线间断缝合，使用吻合器吻合术（图 10-10）。手术中切除一部分形成道格拉斯窝的冗余前腹部腹膜。肠道完整游离是成功的关键。但过多的肠切除可能导致吻合口张力过大，结扎肠系膜多可能

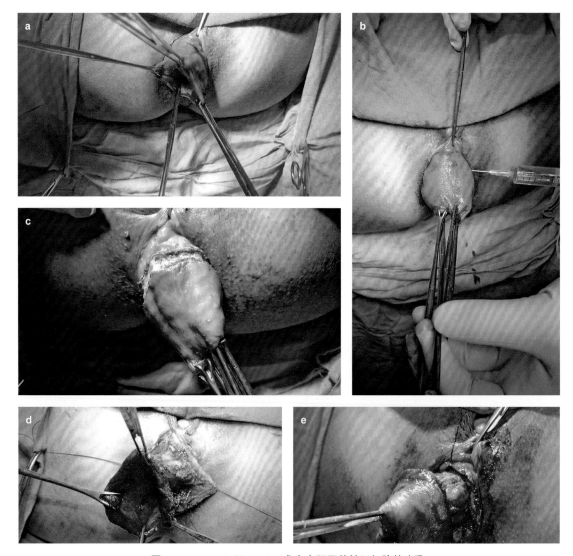

图 10-10 a～j. Altemeier 术中直肠乙状结肠切除的步骤

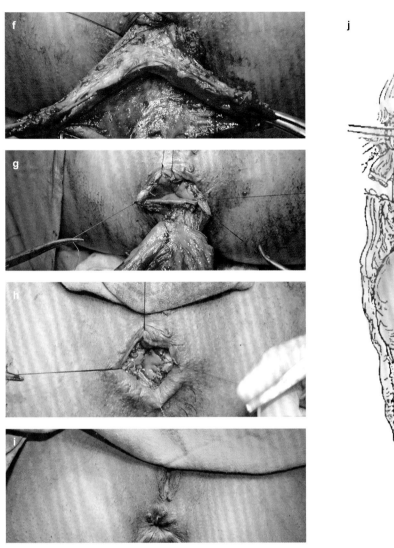

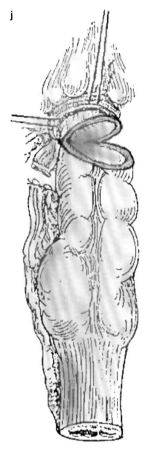

图 10-10 （续）

导致缺血。此手术适用于全层大的脱垂嵌顿、坏疽性直肠脱垂，以及通过其他经会阴手术后复发的直肠脱垂患者。研究报道的死亡率范围为 0～5%，复发率为 0～16%（Kim 等，1999；Xynos 等，1999）。主要是因为冗肠切除不完整。术后一般恢复平稳。患者的痛苦轻微。术后 24～48 小时内开始经口进食，数日之内肠功能恢复（Takesue 等，1999）。可能的并发症包括出血、吻合口瘘和盆腔脓肿。据报道，此手术会产生一些并发症，如内裤污便、大便紧迫感和由于缺乏储便功能而导致大便失禁（Deen 等，1994）。有张力和血供差可导致吻合口裂开。此手术导致非生理性的作用是因为其降低了休息时肛门的压力和顺应性。因此，一些医师提出经会阴直肠乙状结肠切除术的同时行肛提肌成形术。

同时行肛提肌成形术可以最大限度地延长复发间隔期，降低复发率，显著改善大便失禁，因为此手术重塑了直肠肛门角

（Takesue 等，1999）。Altemeier 术最适合用于大的全层直肠脱垂的老年高危患者，同时行肛提肌悬吊术适用于治疗直肠脱垂伴大便失禁的患者。

不同手术方法的比较

2001 年，Benoist 等报道了 48 例腹腔镜直肠悬吊术的临床研究结果。腹腔镜下的三种操作方法，即直接缝合、使用网片和手术切除肠管的直肠悬吊术的结果没有明显差异。腹腔镜直肠悬吊术和直接开腹直肠悬吊术相比，能减少手术切口感染风险和住院时间（Magruder 等，2013）。腹腔镜直肠悬吊术是安全可行的，在复发、大便失禁和便秘方面与开腹手术相似（Cadeddu 等，2012）。Madiba 等在对直肠脱垂手术治疗的综述文章中认为，总的来说，经腹直肠悬吊术要比经会阴手术在控制症状方面有优势。只有存在非常高风险的患者才应行经会阴手术。

手术方式的选择

全直肠脱垂应选择手术治疗。用力排便和便秘是直肠脱垂的诱发因素，但纠正用力排便和便秘并不能纠正直肠脱垂。手术可以选用经腹的方法（开腹或腹腔镜）或经会阴部的方法。前一种方法首选对象是年轻、健康的患者，而后者首选对象是不宜于行腹部手术的老年人和高风险患者。按结果来说，开腹缝合直肠悬吊术仍然是最佳手术方式（降低复发和获得更好的功能效果）。直肠后放置网片没有任何优势，缺点是会出现与异物相关的并发症。因为乙状结肠冗长导致的慢性便秘患者，应切除乙状结肠并行直肠悬吊术。腹腔镜手术治疗的并发症少，疼痛轻，住院时间短，恢复快，可早期恢复工作。在复发率和功能改善方面的结果与开腹手术相似。因此，如果能熟练掌握腹腔镜的手术方法，它应该是首选。经会阴直肠悬吊术的复发率高，建议仅在虚弱的老年人和有高风险的患者中使用。

复发性脱垂

直肠脱垂复发患者应重新彻底评估便秘和盆底其他异常。会阴部手术比腹部手术有更高的复发率。如果患者最初行的是Altemeier 术，就可以安全地重复做此手术或经腹行直肠悬吊术（不行肠管切除，因为这样会增加缺血的风险）。如果患者最初接受经腹部手术，可以再次做腹部手术，切除或不切除肠管，或经会阴做直肠乙状结肠切除术。那些经腹切除肠管行直肠悬吊术后复发患者，应再次经腹行直肠悬吊术，切除或不切除肠管，但应该避免行经会阴直肠乙状结肠切除手术。

小 结

此外，完全性直肠脱垂的治疗目的不仅要纠正脱垂，也要纠正功能紊乱。彻底的术前评估，包括直肠生理功能评估相当重要。手术方式的选择也非常重要，应根据患者的年龄、合并症和相关的功能紊乱如便秘、大便失禁及是否有膀胱膨出，以及外科医师对手术方式的熟悉程度进行选择。诱发因素如便秘和用力排便应尽量避免，以减少复发。

（陈春球 译）

参考文献

［1］ Agachan F, Reissman P, Pfeifer J, et al. Comparison of three perineal procedures for the treatment of rectal prolapse. South Med J. 1997; 90: 925−932.

［2］ Altemeier WA, Culbertson WR, Schwengerdt C, et al. Nineteen years' experience with the one-stage perineal repair of rectal prolapse. Ann Surg. 1971; 173: 993−1006.

［3］ Benoist S, Taffinder N, Gould S, et al. Functional results two years after laparoscopic rectopexy. Am J Surg. 2001; 182: 168−173.

［4］ Boccasanta P, Venturi M, Reitano MC, et al. Laparotomic vs laparoscopic rectopexy in complete rectal prolapse. Dig Surg. 1999; 16: 415−419.

［5］ Briel JW, Schouten WR, Boerma MO. Long-term results of suture rectopexy in patients with fecal incontinence associated with incomplete rectal prolapse. Dis Colon Rectum. 1997; 40: 1228−1232.

［6］ Brodén B, Snellman B. Procidentia of the rectum: studies with cineradiography. Dis Colon Rectum. 1968; 11: 330−347.

［7］ Bruch HP, Herold A, Schiedeck T, et al. Laparoscopic surgery for rectal prolapse and outlet obstruction. Dis Colon Rectum. 1999; 42: 1189−1194.

［8］ Buch NC, Pugin F, Ris F, et al. Early experience with robotic rectopexy. Int J Med Robot Comp Assisted Surg. 2013; 9(4): 61−65.

［9］ Cadeddu F, Sileri P, Grande M, et al. Focus on abdominal rectopexy for full thickness for full thickness rectal prolapsed: metaanalysis of literature. Tech Coloproctol. 2012; 16: 37−53.

［10］ Carter AE. Rectosacral suture fixation for complete prolapse in the elderly, the frail and the demented. Br J Surg. 1983; 70: 522−523.

［11］ Cirocco WC, Brown AC. Anterior resection for the treatment of rectal prolapse: a 20-year experience. Am J Surg. 1993; 59: 265−269.

［12］ Cutait D. Sacro-promontory fixation of the rectum for complete rectal prolapse. Proc R Soc Med. 1959; 52(Suppl): 105.

［13］ Darzi A, Henry MM, Guillou PJ, et al. Stapled laparoscopic rectopexy for rectal prolapse. Surg Endosc. 1995; 9: 301−303.

［14］ Deen KI, Grant E, Billingham C, Keighley MRB. Abdominal resection rectopexy with pelvic floor repair versus perineal rectosigmoidectomy and pelvic floor repair for full-thickness rectal prolapse. Br J Surg. 1994; 81: 302−304.

［15］ Delorme R. Sur le traitement des prolapses du rectum totaux pour l'excision de la muscueuse rectale ou rectocolique. Bull Mem Soc Chir Paris. 1900; 26: 499−518.

［16］ Di Giorgio A, Biacchi D, Sibio S, et al. Abdominal rectopexy for complete rectal prolapse: preliminary results of a new technique. Int J Colorectal Dis. 2005; 20: 180−189.

［17］ Dietzen CD, Pemberton JH. Perineal approaches for the treatment of complete rectal prolapse. Neth J Surg. 1989; 41: 140−144.

［18］ Felt-Bersma RJ, Cuesta MA. Rectal prolapse, rectal intussusception, rectocele and solitary ulcer syndrome. Gastroenterol Clin North Am. 2001; 30: 199−222.

［19］ Frykman HM, Goldberg SM. The surgical treatment of rectal procidentia. Surg Gynecol Obstet. 1969; 129: 1225−1230.

［20］ Germain A, Perrencot C, Scherrer ML, et al. Long term outcome of robotic assisted laparoscopic rectopexy for full thickness rectal prolapse in elderly patients. Colorectal Dis. 2014; 16: 198−202.

［21］ Glasgow SC, Birnbaum EH, Kodner IJ, et al. Preoperative anal manometry predicts continence after perineal proctectomy for rectal prolapse. Dis Colon Rectum. 2006; 49: 1052−1058.

［22］ Gordon PH, Hoexter B. Complications of the Ripstein procedure. Dis Colon Rectum. 1978; 21(4): 277−280.

［23］ Graf W, Karlbom U, Påhlman L, et al. Functional results after abdominal suture rectopexy for rectal prolapse or intussusception. Eur J Surg. 1996; 162: 905−911.

［24］ Heah SM, Hartely J, Hurley J, et al. Laparoscopic suture rectopexy without resection is effective treatment for full-thickness rectal prolapse. Dis Colon Rectum. 2000; 43: 638−643.

［25］ Himpens J, Cadière GB, Bruyns J, et al. Laparoscopic rectopexy according to Wells. Surg Endosc. 1999; 13: 139−141.

［26］ Jacobs LK, Lin YJ, Orkin BA. The best operation for rectal prolapse. Surg Clin North Am. 1997; 77: 49−70.

［27］ Karas JR, Uranues S, Altomare DF, et al. No rectopexy versus rectopexy following rectal mobilization for full thickness rectal prolapse: a randomized controlled trial. Dis Colon Rectum. 2011; 54: 29−34.

［28］ Keighley MR, Shouler PJ. Abnormalities of colonic function in patients with rectal prolapse and faecal incontinence. Br J Surg. 1984; 71: 892−895.

［29］ Kellokumpu IH, Virozen J, Scheinin T. Laparoscopic repair of rectal prolapse: a prospective study evaluating surgical outcome and changes in symptoms and bowel function. Surg Endosc. 2000; 14: 634−640.

［30］ Kessler H, Jerby BL, Milsom JW. Successful treatment of rectal prolapse by laparoscopic suture rectopexy. Surg Endosc. 1999; 13: 858−861.

［31］ Khanna AK, Misra MK, Kumar K. Simplified sutured sacral rectopexy for complete rectal prolapse in adults. Eur J Surg. 1996; 162: 143−146.

［32］ Kim D-S, Tsang CB, Wong WD, et al. Complete rectal prolapse: evolution of management and results. Dis Colon

Rectum. 1999; 42: 460−469.

[33] Kuijpers HC. Treatment of complete rectal prolapse: to narrow, to wrap, to suspend, to fix, to encircle, to plicate or to resect? World J Surg. 1992; 16: 826−830.

[34] Lechaux JP, Lechaux D, Perez M. Results of Delorme's procedure for rectal prolapse: advantages of a modified technique. Dis Colon Rectum. 1995; 38: 301−307.

[35] Luukkonen P, Mikkonen U, Järvinen H. Abdominal rectopexy with sigmoidectomy vs rectopexy alone for rectal prolapse: a prospective, randomized study. Int J Colorectal Dis. 1992; 7: 219−222.

[36] Madden MV, Kamm MA, Nicholls RJ, Santhanam AN, Cabot R, Speakman CT. Abdominal rectopexy for complete prolapse: prospective study evaluating changes in symptoms and anorectal function. Dis Colon Rectum. 1992; 35(1): 48−55.

[37] Madiba TE, Baig MK, Wexner SD. Surgical management of rectal prolapse. Arch Surg. 2005; 140(1): 63−73.

[38] Magruder J, Efron J, Wick E, Gearhart S. Laparoscopic rectopexy for rectal prolapse to reduce surgical-site infections and length of stay. World J Surg. 2013; 37(5): 1110−1114.

[39] Mann CV, Hoffman C. Complete rectal prolapse: the anatomical and functional results of treatment by an extended abdominal rectopexy. Br J Surg. 1988; 75: 34−37.

[40] Marceau C, Parc Y, Debroux E, Tiret E, Parc R. Complete rectal prolapse in young patients: psychiatric disease a risk factor of poor outcome. Colorect Dis. 2005; 7(4): 360−365.

[41] Mikulicz J. Zur operation behandlung des prolapsus recti et cold invaginati. Arch klin chir. 1889; 38: 74−97.

[42] Miles WE. Rectosigmoidectomy as a method of treatment for procidentia recti. Proc R Soc Med. 1933; 26: 1445−1452.

[43] Munro W, Avramovic J, Roney W. Laparoscopic rectopexy. J Laparoendosc Surg. 1993; 3(1): 55−58.

[44] Nicholls RJ. Rectal prolapse and the solitary ulcer syndrome. Ann Ital Chir. 1994; 65: 157−162.

[45] Novell JR, Osborne MJ, Winslet MC, Lewis AA. Prospective randomised trial of Ivalon sponge versus sutured rectopexy for full-thickness rectal prolapse. Br J Surg. 1994; 81: 904−906.

[46] Oliver GC, Vachon D, Eisenstat TE, et al. Delorme's procedure for complete rectal prolapse in severely debilitated patients: an analysis of 41 patients. Dis Colon Rectum. 1994; 37: 461−467.

[47] Pescatori M, Interisano A, Stolfi VM, Zoffoli M. Delorme's operation and sphincteroplasty for rectal prolapse and fecal incontinence. Int J Colorectal Dis. 1998; 13: 223−227.

[48] Ripstein CB. Treatment of massive rectal prolapse. Am J Surg. 1952; 83: 68−71.

[49] Roberts PL, Shoetz DJ, Coller JA, et al. Ripstein procedure — Lahey Clinic experience 1963−1988. Ann Surg. 1988; 123: 554−557.

[50] Roig JV, Buch E, Alós R, et al. Anorectal function in patients with complete rectal prolapse: differences between continent and incontinent individuals. Rev Esp Enferm Dig. 1998; 90: 794−805.

[51] Sileri P, Franceschilli L, DeLuca E, et al. Laparoscopic ventral rectopexy for internal rectal prolapse using biological mesh: post-operative and short term functional results. J Gastrointest Surg. 2012; 16(3): 11605−11611.

[52] Solla JA, Rotheberger DA, Goldberg SM. Colonic resection in the treatment of complete rectal prolapse. Neth J Surg. 1989; 41: 132−135.

[53] Solomon MJ, Young CJ, Eyers AA, Roberts RA. Randomised clinical trial of laparoscopic versus open abdominal rectopexy for rectal prolapse. Br J Surg. 2002; 89: 35−39.

[54] Stevenson AR, Stitz RW, Lumley JW. Laparoscopic assisted resection rectopexy for rectal prolapse: early and medium follow-up. Dis Colon Rectum. 1998; 41: 46−54.

[55] Takesue Y, Yokoyama T, Murakami Y, et al. The effectiveness of perineal rectosigmoidectomy for the treatment of rectal prolapse. Surg Today. 1999; 29: 290−293.

[56] Thiersch C. Concerning prolapse of the rectum with special emphasis on the operation by Thiersch. Dis Colon Rectum. 1988; 31(2): 154−155.

[57] Tjandra JJ, Fazio VW, Church JM, et al. Ripstein procedure is an effective treatment for rectal prolapse without constipation. Dis Colon Rectum. 1993; 36: 501−507.

[58] Wassef R, Rothenberger DA, Goldberg SM. Rectal prolapse. Curr Probl Surg. 1986; 23: 397−451.

[59] Watts AMI, Thompson MR. Evaluation of Delorme's procedure as a treatment for full-thickness rectal prolapse. Br J Surg. 2000; 87: 218−222.

[60] Watts JD, Rotheberger DA, Buls JG, et al. The management of procidentia: 30 years' experience. Dis Colon Rectum. 1985; 2: 96−102.

[61] Wells C. New operation for rectal prolapse. Proc R Soc Med. 1959; 52: 602−603.

[62] Winde G, Reers H, Nottberg H, et al. Clinical and functional results of abdominal rectopexy with absorbable mesh graft for treatment of complete rectal prolapse. Eur J Surg. 1993; 159: 301−305.

[63] Xynos E, Chrysos J, Tsiaoussis J, et al. Resection rectopexy for rectal prolapse: the laparoscopic approach. Surg Endosc. 1999; 13: 862−864.

第11章
盆底功能障碍
Pelvic Floor Dysfunction

Brij B. Agarwal and P. Sivalingam

概　述

　　盆底是一个通道，或者可以说是由横纹肌构成的圆形肌鞘，包绕并支撑着泌尿生殖及直肠肛门间隔，其范围可由前面的耻骨联合到后侧尾骨的盆腹腔及两侧骨盆侧壁。盆底分4个层次：盆内筋膜、肌膜或肛提肌、会阴膜或泌尿生殖膈，以及会阴浅横肌。盆底由复杂的自主及非自主肌肉、支持韧带、筋膜鞘，以及复合神经网络组成其一整套动态机械化的运动。盆底动力在自我控制、膀胱及结肠排空、支撑盆腔脏器、维持产道动力及优化功能方面起到至关重要的作用。盆底的功能运动变化可导致各种临床表现，因此有必要了解与症候群相关的不同盆底间隔。其间隔由三部分构成，分别为前间隔、中间隔和后间隔，又分别对应泌尿、生殖及排便系统，进而产生相关症状。这三个间隔运动就像车轮的辐条，协同盆底的运动（Agarwal等，2012）。结直肠外科医师主要处理与排便相关的盆底功能方面的问题。便秘是直肠肛门功能障碍的标志性症状，其

本身就是盆底功能障碍的一个指标参数（Agarwal等，2013）。盆底功能障碍是指由于盆底肌肉乏力或肌肉紧绷而引起的广泛功能失调。除了便秘，盆底功能障碍包括大便失禁、尿失禁、膀胱刺激征、盆腔不适/疼痛综合征、性功能障碍及盆腔器官脱垂（脱肛、膀胱膨出、尿道膨出和直肠脱垂）。最常见可定义的状态包括大便失禁、尿失禁及盆腔脏器脱垂。所有这些症状在临床上相互依存并相互作用（Aschkenazi和Goldberg，2009；Keller和Lin，2012）。

　　目前，因为盆底功能障碍在女性中较为常见，对于盆底肌肉的理解均基于女性骨盆的解剖。女性比男性更常见可归因于妊娠的影响，但分娩方式未在盆底功能障碍方面显示出任何显著的决定性影响（Nelson等，2010）。盆底松弛可能归因于骨盆结构内荷尔蒙胶原变化，致使用来支撑骨盆内组织的完整结缔组织缺乏。支持作用完整性的缺损将导致一个间隔内的脏器凸向另一间隔，形成疝。据报道，有超过10%的妇女在其一生中经历1～2次与盆底功能障碍方面相关

的手术。缺乏对"盆骨轮三辐条"理论的认识，会导致临床上对于伴随症状的忽视，对盆底功能失调重视不够，以及无法达到令人满意的治疗效果。这会引发一些重大的公共卫生问题，并涉及社会心理及经济问题，从而导致患者较差的生活质量（Nygaard 和 Barber，2008）。然而，鉴于盆底功能障碍的多间隔协同作用的功能类型，一个由各种要素组成的恰当的评价方式来强制优化临床转归。盆底的评价体系已由磁共振成像技术彻底改变，对于该成像的认识需要对盆底解剖有基本的了解。

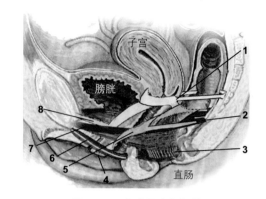

图 11-1　盆底肌肉与韧带

1. 宫骶韧带；2. 提肌板；3. 肛门纵行肌；4. 会阴中心腱；5. 直肠阴道筋膜；6. 会阴膜部肌肉；7. 耻骨尾骨肌前部；8. 耻骨尿道韧带及筋膜

外科盆底解剖

　　盆底所包含的三部分盆底间隔存在内部关联。根据疾病的主要表现，它们被划分为泌尿、生殖或排便功能障碍。图 11-1 和图 11-2 展示了这些间隔区域间存在的动态及功能性的连续结构。

　　这些结构有助于对疾病伴随症状的理解，伴随症状主要从其中一个区域间隔中得以表现，但可能其根源在于其他间隔结构的缺陷。它可能的临床表现为排便功能障碍，但其原因与后间隔功能有关。有时其余两部分间隔内的脱垂可引起阴部神经病变，导致肛门括约肌功能障碍。

　　同样伴有直肠前突患者排便时的不规则牵拉可导致便秘，使生殖器松弛导致性功能障碍。性功能障碍的男性，可能同时伴有明显的盆底功能障碍。前列腺筋膜紧密相连在直肠前系膜脂肪组织上，但与精囊连接较松散。排便功能障碍伴有直肠黏膜内脱垂、肠套叠或直肠前突。深部副交感神经存在于直肠和前列腺、精囊复合体，可能因为牵拉导致神经病变而出现性功能障碍。任何原因引

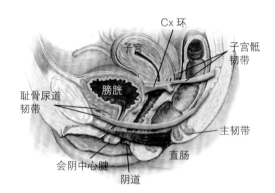

图 11-2　阴道周围相关组织在膀胱和直肠肛门功能障碍中的作用

起的膀胱出口异常都会出现尿路症状。

　　因此，基于临床症状，无论以哪一个腔室症状为主，对于三个分隔腔室的评估都很重要。盆底动力学和三个腔室内器官的各种症状较一致，是通过骶段的盆腔神经传达重要的感觉。由于存在更高密度神经元骶段，感觉的传导由小 C 纤维和较大 A 纤维传输，这两种都是无髓鞘纤维，并且更容易延伸。

　　盆底功能障碍性疾病的主要病因包括肥胖、妊娠、更年期、分娩和大小便时的慢性劳损。有些患者存在先天性结缔组织和筋膜的薄弱。

临床特点

大量的盆底功能障碍临床表现与人们对于症状学的理解不符（Haylen 等，2010）。为便于临床评估和治疗方案的制订，将症状分为以下几种。

尿失禁

其可能与压力、姿势、外界刺激或是晚间，以及无节制的性生活有关。这些情况可能单独出现或组合出现。

膀胱潴留 / 感觉综合征

其表现为日间尿频、夜尿、尿急、膀胱过度活动综合征、膀胱感觉增强、膀胱感觉减退或膀胱感觉丧失。

排尿或排尿综合征

患者可出现排尿踌躇，流速低，间断性，紧张 / 尿分叉，伴有排尿不尽感，即刻出现再次尿意或尿失禁、位置相关的排尿障碍、排尿困难或尿潴留。

盆腔脏器脱垂综合征

其包含阴道膨出、牵拉 / 压迫 / 膨出，需要夹板 / 手法辅助处理，与月经无关的出血、流液、感染，或出现腰痛等一系列周期性的感觉异常。

性功能障碍综合征

其包括性交疼痛、表浅性交痛、深部性交痛、突破受阻、阴道症状或在性交过程中发生的症状。

直肠肛门功能障碍综合征

其包括失禁（不自主的排气排便）、直肠紧迫感、直肠感觉降低、直肠脱垂、肛周刺激及排便受阻综合征的症状。

盆腔疼痛综合征 / 阴部神经痛（Nantes 标准）

典型的症状为患者在坐着的时候阴部神经解剖区域产生的疼痛更甚，但是不存在夜间睡眠时的疼痛，体检时也无感觉缺失。症状在阴部神经阻滞时缓解。症状可复发，并与盆底功能障碍同时出现。

勃起组织神经（$S_{2\sim4}$）综合征

这部分患者可表现为性功能障碍、女性功能紊乱、盆底肌协同失调及男性勃起功能障碍。

盆底功能障碍的评定

盆底功能障碍的患者应接受标准的临床病史询问和体格检查，并对症状具体评估。因为盆底功能障碍涉及所有三个间隔区的盆底，详尽的病史和三个间隔区内器官的临床检查是必要的。对于治疗盆底结直肠的外科医师，特别强调，需要提供盆腔器官脱垂和肛肠功能障碍的症状，以及完整的尿动力学评估。

子宫脱垂的检查评估

盆腔脱垂检查时患者应排空膀胱，在患者主诉脱垂最明显的位置进行，如左侧、仰卧位或截石位。处女膜则作为脱垂分期指标（图 11-3 和图 11-4）。

0 期：不存在明显的下垂。

Ⅰ 期：脱垂端止于处女膜上超过 1 cm。

Ⅱ 期：脱垂达到 1 cm 内或超过处女膜平面。

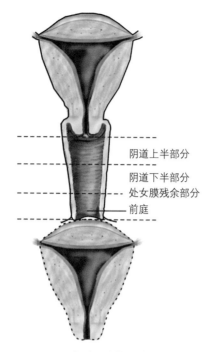

阴道上半部分
阴道下半部分
处女膜残余部分
前庭

图 11-3 子宫脱垂分期（前面观）

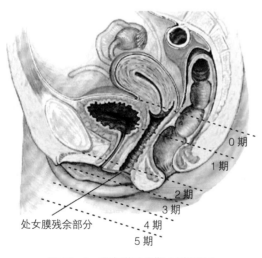

0 期
1 期
2 期
3 期
处女膜残余部分
4 期
5 期

图 11-4 子宫脱垂分期（侧面观）

Ⅲ期：脱垂超出处女膜平面 1 cm 以上。

Ⅳ期：整个下生殖道完全外翻。

相关Ⅳ期，盆腔脱垂可进一步定义为子宫／宫颈脱垂、阴道穹窿／子宫瘢痕脱垂、阴道前壁／膀胱脱垂或阴道后壁／直肠脱垂。

直肠肛门功能障碍的评估

实现盆底收缩有度是治疗的根本目的。因此，对于临床功能，必须要严格评估（Agarwal 等，2011）。

直肠肛门失禁的评估

曾有几个评分系统，但我们发现 Wexner 评分系统对于患者来说更容易接受（表 11-1）。

表 11-1 Wexner 评分

失禁类型	频		次		
	从不	极少	偶尔	常常	总是
固体	0	1	2	3	4
液体	0	1	2	3	4
气体	0	1	2	3	4
卫生垫防护	0	1	2	3	4
生活方式的改变	0	1	2	3	4

注：从不，0；极少，＜1次／月；偶尔，＜1次／周，≥1次／月；常常，＜1次／天，≥1次／周；总是，≥1次／天。
总分：0分为无大便失禁，20分为完全大便失禁。

功能性排便综合征的评估

排便障碍综合征（ODS）是一种排便功能障碍，发病无病理依据，具备输出道梗阻感觉的肠道功能紊乱性疾病。就临床医师而言，便秘较为常见。任何违背现有认知的便秘，均需对于 ODS 的评价方式进行考量。便秘可以是原发性，也可以是继发性。

三种原发性便秘的病理生理亚型描述为：① 便秘型肠易激综合征（C-IBS）。② 慢传输型便秘。③ 排便协同失调。

在进行原发性便秘的评估前，必须对所有已知的继发性便秘的病因进行彻底排查。

排除继发性便秘

继发性便秘可能是由单因素或几个因素

表 11-2　继发性便秘的病因

生活方式相关原因	感染性病因	解剖异常	功能异常	生理及其他异常
饮食 生活的节奏 药物 减肥 / 厌食症 / 滥用泻药	锥虫病	赘生物 狭窄 粘连 扭转 直肠脱垂-全层 / 内部的直肠前突	耻骨直肠肌紧张 结肠慢传输型便秘 巨结肠 / 直肠扩张 会阴下降	糖尿病 甲状腺功能减退症 垂体功能减退症 卟啉症 中枢神经系统损伤 帕金森病 脑和中枢神经系统肿瘤

的叠加造成，可能存在生活方式和饮食相关因素、药物摄入量相关因素、行为或精神因素、代谢或内分泌紊乱及神经或其他结构性病变。不同结肠运输研究显示，便秘患者在右半结肠内存在大量粪便和超过 5 个不透射 X 线标记。在这些患者中进行具有特征性问题的病史询问及体格检查（证据水平Ⅳ：推荐级别 B），如表 11-2 所示。药物摄入史可包括以下各药物，如表 11-3 所示。

表 11-3　导致便秘的药物

胺碘酮	卡铂
抗酸剂（如铝）	考来烯胺（消胆胺）
抗胆碱能药物	促红细胞生成素
抗惊厥药	非格司亭［粒细胞集落刺激因子（G-CSR）］
抗抑郁药	铁剂
钙通道阻滞剂	洛伐他汀
利尿剂	美沙拉嗪
神经节阻滞剂	毒品 / 阿片类
抗帕金森药物	普拉固
铋剂	善宁
溴隐亭	丙戊酸
含大量水分的容积性泻药	长春新碱

排除便秘型肠易激综合征（C-IBS）

肠易激综合征可表现为便秘、腹泻、便秘或腹泻交替出现。这些症状还包括在近 1 年时间内连续或间断性地出现超过 12 周的腹部不适与疼痛，以及以下三个特征中的任何两个。

- 症状通过排气、排便得到缓解。
- 症状的发作与大便频次变化有关。
- 发病的症状与在没有使用泻药情况下粪便的形态改变相关。

排除排便协同失调

正常排便时具有直肠内压力（IRP）增加，同时肛管内压力（IAP）下降的特点。直肠肛门压力协同作用，引发一段推进式的直肠肛门压力梯度变化（RAG）。其压力由直肠测压评估。

排便协同失调有 4 种类型，详见表 11-4。

表 11-4　排便协同失调的类型

类型	IRP	IAP	RAG
Ⅰ	上升（+IRP）	上升（+IAP）	0
Ⅱ	无上升（=IRP）	上升（+IAP）	阴性
Ⅲ	上升（+IRP）	无下降或下降 < 20%	0 或阴性
Ⅳ	无上升（=IRP）	下降	0 或阴性
正常	上升（+IRP）	下降（-IRP）	阳性

排除慢传输型便秘

慢传输型便秘需要专门检查。有些疑似病例，在临床病史中，缺乏常见的早晨起床或进餐时的肠道激惹，如有怀疑则需要进一步的评估。对粪便通过肠道速度的评估，能提供结肠运输的客观数据。结肠运输时间可以用3种方法测算。

（1）X线无法透过的标志物检测试验：含24个塑化标志的单胶囊给患者服用6日（120小时）后，进行腹部平片摄片。120小时后仍存在至少20%的标志物或超过6个标志得以保留，表示其为慢传输型便秘，如图11-5所示。

（2）放射性核素显像提供了无创定量评估总体及区域性结肠运输功能：应用的同位素为铟-111（^{111}In）或锝-99（^{99}Tc），其储存在一个胶囊内，至回肠末端溶解。在特定时间间隔内可获取伽马图像从而得到客观的运输数据。

（3）无线动力胶囊（WMC）提供了一种观察胃、小肠和结肠传输时段的无创性方法：除了运输时段，它还可以提供通过肠道时的腔内pH变化和压力变化的数据。其非常敏感且更为直观，但其还未真正商业化。从WMC中获取的一个经典的跟踪图，如图11-6所示。

排便障碍综合征（ODS）作为一种可能性需要用排除法的过程，即只有在排除上述

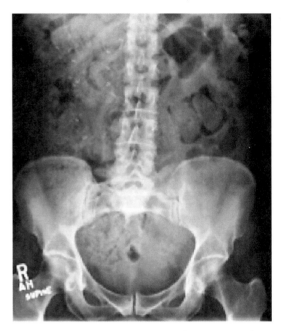

图11-5　以便秘为主要表现的异常肠道运输功能研究，可见大量粪便及存在超过5个X线无法透射标志几乎都停留在右半结肠位置

可能性时，临床上才应该考虑ODS的诊断。对于临床所谓的ODS罗马Ⅱ标准内有明确的定义。他们定义ODS为至少在前12个月内伴随两个或以下更多症状，并至少持续12周的便秘：

● 超过25%在排便时需要用力。

● 超过25%在排便时大便干硬。

● 超过25%在排便时伴有排便不尽的感觉。

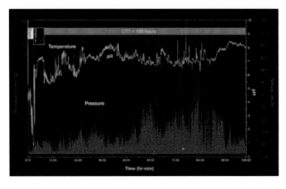

水平轴：时间

蓝色：温度变化

绿色：pH变化

红色：压力变化

图11-6　一种无线运力胶囊对于结肠传输的评价。GET为胃排空时间，SBTT为小肠转运时间，CTT为结肠转运时间。结肠运输时间在这项检查中出现了延长（正常的CTT < 59小时）

- 超过 25% 在排便时具有排出梗阻感。
- 超过 25% 在排便时需要用手辅助，如阴道夹板排便、手指排便或器具帮助排便。
- 每周排便次数少于 3 次。

一旦便秘符合 ODS 的罗马Ⅱ标准，就要应用 ODS 标尺进行客观评分。曾出现过各种 ODS 评分系统。现介绍一种有益于患者和统计的 ODS 评分表格，即便秘和肠道活动评分或称为 CABAS 评分，如表 11-5 所示。

表 11-5　便秘和排便活动评分（CABAS 评分）

症　状	频　　　次				
	从不	极少	偶尔	常常	总是
过度紧张	0	1	2	3	4
不彻底排泄	0	1	2	3	4
使用泻药	0	1	2	3	4
手指辅助排便	0	1	2	3	4
便秘	0	1	2	3	4

注：从不，0；极少，＜1次／月；偶尔，＜1次／周，≥1次／月；常常，＜1次／天，≥1次／周；总是，≥1次／天。总分＞5分为可疑，＞10分为提示，＞15分诊断为 ODS。

对于疑似 ODS 的患者，即使彻底遵循完成了以上的评估，外科医师仍需要谨慎地按照如下检查处理。

- 难治性便秘经过医疗干预超过 3 个月。
- 彻底胃肠道检查，包括结肠镜检查结果正常。
- 直肠指检排除隐匿的（图 11-7）肛周疾病：大致感受到不协调或痉挛性收缩，以及直肠腔内的病变。直肠指检会发现会阴过度下垂、直肠前突、直肠内脱垂／肠套叠、直肠黏膜脱垂、齿状线外突、泌尿生殖道脱垂，双合诊时可发现小肠膨出。除了常规直肠指检，患者取蹲位，医师站在其背面

进行直肠指检，临床医师可以更好地检查出内脱垂和肠套叠。

在直肠指检中可有一些重要的发现，如表 11-6 所示。

表 11-6　排便障碍综合征（ODS）患者的直肠指检

检查内容	技术：发现和对反应分级
检　查	在良好的光线下检查会阴
	检查抓痕、皮赘、肛裂、瘢痕或痔
会阴部感觉和肛周反射	正常：肛周皮肤、肛膜和肛门外括约肌轻微的收缩
	受损：除肛门相对僵硬似木一般收缩反应外，均似软棉絮无反应
	缺失：没有任何反应
手指触诊	触痛，肿块，狭窄，或大便硬度情况
静息张力	正常，减弱（降低）或增加
收缩肛门检查张力	要求患者收缩肛门，挤压手指，并坚持 30 秒
	正常，减弱（降低）或增加
推动和屏气操作检查	1. 加大力度推动：张力正常，减弱（降低）或增加
	2. 放松肛门：正常，受损，矛盾性收缩
	3. 会阴下降：正常，过度，没有

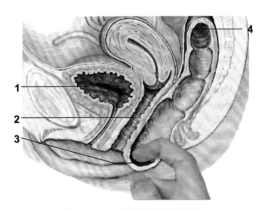

图 11-7　外科性便秘的评估
1. 子宫；2. 阴道；3. 直肠前突；4. 直肠

伴有 ODS 的盆底功能障碍影像检查

应用超声、X 线和磁共振成像技术对盆底功能紊乱进行评估。动态 X 线排粪造影在 1964 年便开始应用。高分辨率超声和 MRI 已经彻底改变了我们对于盆底功能障碍的理解及诊疗（Collet 等，2008）。

（1）动态 X 线排粪造影：在直肠有不透 X 线物质，或阴道内有不透 X 线物质用于检查。在膀胱功能障碍的情况下也可以同时行膀胱造影检查。

（2）直肠腔内超声：它是一种对肛门括约肌进行评价的良好方法，特别是专门用于研究肛门括约肌的完整性。

（3）动态磁共振排粪造影：它提供了传统的排粪造影检查可以提供的所有信息。MRI 的动态回放能更好地评估排便情况。盆底的三个间隔区都能实时观察到。它成为新兴的盆底成像的金标准。

表 11-7 简单描述了盆底功能障碍的各种成像方式。

直肠肛门出口梗阻的原因

直肠肛门出口梗阻可能继发于盆底失弛缓、直肠套叠、直肠前突或特发性巨直肠。

耻骨直肠肌收缩不协调综合征或盆底失弛缓综合征

耻骨直肠肌收缩不协调或骨盆底无法放松可以导致骨盆出口梗阻，这种情况称为肛门痉挛。1964 年，Wasserman 的描述为"由于肛门外括约肌痉挛引起的一种直肠肛门狭窄。"他称这种为耻骨直肠肌综合征。自那时起，应用过许多名字，如反常性肛门外括约肌、盆底痉挛综合征、排便障碍综合征（ODS）、肛门括约肌协同失调、腹肛提肌不协调和腹盆腔不同步。

1985 年，Preston 和 Lennard-Jones 报道了许多严重便秘患者无法自主放松盆底肌肉。患者用力排便时，肛门外括约肌和耻骨直肠肌收缩不协调。盆底失弛缓综合征是复

表 11-7 主要检查方法的适应证与预期结果

检查方法	适 应 证	预 期 结 果
排粪造影	排便困难 / 排便困难并初始治疗反应迟钝 大便失禁（术前检查） 直肠脱垂 直肠前突 不明原因的骨盆疼痛，特别是在怀疑小肠膨出时	直肠内脱垂 直肠突出、小肠膨出和乙状结肠膨出 盆底下垂 耻骨直肠肌矛盾性收缩 排空不完全和时间延长 直肠收缩力弱
经肛门腔内超声	大便失禁 括约肌成形术后肛门失禁仍然存在	肛门内括约肌和（或）外括约肌缺陷 异常的外部和内部的肛门括约肌厚度 术后状态
磁共振排粪造影	见前面排粪造影（+） 评估盆底功能异常	见前面排粪造影（+） 小肠膨出 生殖泌尿道脱垂 肛提肌异常
静态磁共振	大便失禁 括约肌成形术后肛门失禁仍然存在	见前面经肛超声检查（+） 精确评价肛门外括约肌病变

杂的，而目前人们对其了解甚少，其确切原因仍不清楚。横纹肌矛盾性收缩可能是一种反射性活动，也可能是由于正常抑制过程的主动压制。

1983 年，Bartolo 等人认为排便时这种活动障碍与肛门外括约肌缺乏协调松弛有关。这一理论依据是，盆底失弛缓综合征已被证明通过瑜伽或生物反馈能获得改善。盆底失弛缓综合征可通过病史和体格检查进行诊断。肛门外括约肌和耻骨直肠肌的反常收缩可以在排便牵拉时，通过直肠指检轻易触及。

盆底失弛缓综合征的症状是排便障碍。特点是排便时间延长，用力排便失败，排便不尽感，感觉肛周沉重，里急后重，粪便干结，需要用手帮助排便，常规用泻药和灌肠。这些患者可通过临床评分系统、ODS评分系统评估，并根据严重程度进行分级。病情的诊断需要一个充分全面的考虑。排粪造影和肌电图可显示疾病特征。排粪造影（X 线或 MRI）中，排便时直肠肛管角可以变窄而不是增宽。在直肠气囊排出试验中，患者可能无法排出直肠内的气囊。在动态排粪造影检查中，盆底失弛缓综合征患者不能排出钡剂。在这些患者中，直肠肛管角并没能增加，仍保持在 90° 角。最常见的影像学标志是在试图排空直肠时，于侧位 X 线片上，见到一个突出并且持久的耻骨直肠肌影像。其他一些能提示盆底失弛缓综合征的发现包括：过于宽大的直肠、长时间持续闭合肛管、膨胀的直肠和存在直肠前突。排便时肌电图显示一个矛盾性的肌电活动升高，而不是预期的抑制肌电活动。

盆底失弛缓综合征最基本的是非手术治疗。生物反馈是一种通过训练大脑控制躯体功能的方法。1991 年，Kawimbe 等人建议患者在家中每日使用肛门插头电极，至少

持续 2 周，进行生物反馈治疗，盆底失弛缓指数明显降低。基于肌电图的生物反馈对盆底失弛缓综合征的治疗是一个很有价值的技术，有 89% 的成功率。生物反馈疗法是训练耻骨直肠肌足够松弛的方法。其可以在家里进行，也可以在生物反馈治疗师的帮助下进行。再训练的目的是放松肛门括约肌和提高直肠肛门的协调性，并提高感官感觉。生物反馈治疗方法在不同治疗中心之间有很大的差别。然而，以肌电图为基础的生物反馈疗法与以测压法为基础的生物反馈治疗，或基于视觉与听觉反馈疗法相比没有差别。单独的肌电图生物反馈训练和附加球囊训练一样有效。患者同时存在结肠传输时间延长和出口梗阻性便秘时，在手术治疗前，建议先用生物反馈方法治疗盆底的问题。在没有严重骨盆损伤的情况下，生物反馈疗法更容易成功。生物反馈的结果不受年龄、性别或症状持续时间影响，却极大地受患者主动性和意愿的影响。

为治疗这种疾病，有建议部分离断耻骨直肠肌（后侧），但结果并不满意。目前，还没有药物或外科手术能持续有效地治疗盆底失弛缓综合征。

A 型肉毒毒素曾被认为是可怕的麻痹剂，目前用于各种医疗和神经肌肉痉挛有关的异常。肉毒杆菌毒素能通过抑制乙酰胆碱在神经肌肉接头区的释放。反应的持续时间从 1 个月到 3 个月不等。25 单位 A 型肉毒毒素在触摸或肌电图引导下注射入耻骨直肠肌。它被发现能有效治疗继发于耻骨直肠肌矛盾收缩的便秘。该反应可能具有剂量依赖性，也可能随给药技术的变化而变化。

直肠肠套叠

直肠内部肠套叠（隐性脱垂）可能是

完全性直肠脱垂的早期阶段。患者会出现出口梗阻的症状，如排便不完全的感觉，直肠胀满或有压力感觉，里急后重和会阴部疼痛的症状。本病在女性患者中较常见，在直肠检查时会被发现。乙状结肠镜检查可能发现8～10 cm直肠前壁黏膜水肿或充血。最有用的检查诊断方法是排粪造影。这些患者绝大多数可以用药物治疗，但在特殊情况下考虑手术治疗。外科手术的方法是用吻合器切除脱垂的直肠壁［吻合器经直肠肛门切除术（STARR）］，用于治疗存在直肠肛门壁内脱垂的排便障碍综合征（ODS）（前壁、后壁或两者同时存在的脱垂）或使用PPH术治疗肠套叠。此过程能纠正直肠肛管解剖学结构和恢复肛管生理功能。它能非常有效地消除女性的直肠前壁膨出（直肠前突），这是女性排便不完全最常见的原因。STARR手术要分两个阶段切除低位的全厚层直肠壁的过度脱垂部分（前部和后部），从而提拉起肛管，使其解剖结构和功能正常。在TRANSTARR手术中分多次切除脱垂的直肠壁。该设备小于用于直肠前切除术中使用的吻合器。STARR术的并发症包括出血、脓毒症、穿孔、直肠阴道瘘、排便急迫感和里急后重。此手术总的结果令人满意（Longo，2003）。

直肠前突

包括直肠的阴道后壁前突称为直肠前突（图11-8）。符合那些直肠肛门出口梗阻的症状。

通过双合诊或直肠阴道触诊进行诊断。在直肠前壁，肛门括约肌的上方很容易发现口袋状的缺陷。排粪造影的发现，在排便过程中缺陷的前端推移到前下方而远离肛门开口。直肠前突典型的表现是必须通过手指在阴道内压迫，才能排便。排粪造影可显示直

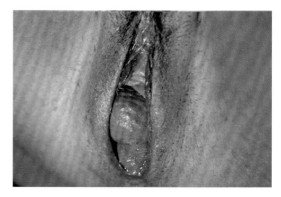

图11-8　直肠前突

肠前突中留存大便的证据。在没有严重的症状的情况下，患者应采取保守治疗，保持大便的通畅。生物反馈治疗可以帮助放松骨盆出口。只对有严重症状的患者才行手术治疗。手术治疗采用经阴道修补术或STARR术。手术方式是横向折叠缝合直肠前壁肌肉筋膜的缺损。性交疼痛可能是主要并发症。需要治疗并预防便秘，以防止复发。

特发性巨直肠

巨肠可呈现单独的巨结肠、单独的巨直肠、巨直肠、巨乙状结肠或巨型全大肠。这些患者出现严重的便秘，直肠内充满粪便，液体粪便在肛门周围渗出而污染肛门。那些巨结肠症也可以有腹部不适和腹胀。目前病因尚不清楚。大多数情况下是获得性的，如长期便秘或神经系统疾病（出生时脑创伤、癫痫和脑积水）或退行性疾病影响自主神经系统，如查加斯病。只在少数情况下，短段的无神经节细胞症导致成人先天性巨结肠病。这些患者中的直肠壁缺乏弹性，可以轻松地扩展，容纳大量内容物。传输研究发现，标志物停滞在直肠腔内。虽然有报道直肠感觉受损，但感觉与压力情况变化不大。这表明，巨直肠的问题本质不是直肠感觉受损，而是肌肉组织缺乏弹性。有足够的张力

发生和有感觉之前，要有较大的伸展。

扩肛后临床检查诊断发现，直肠内充满粪便。X 线平片显示巨大扩张伴横向直径的增加。排空大便后钡灌肠非常有用。静息和挤压时直肠压力都很低。通常缺乏直肠肛管抑制反射。直肠感觉经常是受损的。全厚层直肠肛门活检能确认神经节细胞的存在。

保守治疗用泻药、栓剂和灌肠的目的，就是让直肠排空，有利于轻度病变。然而，大多数患者需要手术切除扩张的肠道，即行结直肠切除术、结肠次全切除术、乙状结肠切除术或直肠切除术，其后根据切除范围重建肠道的连续性。因为患者肠道壁很厚，所以不使用吻合器。

盆底功能障碍的治疗

改变生活方式，饮食调节和处理伴发疾病是临床处理盆底功能障碍很重要的部分（Agarwal，2011）。传统的方法包括膳食香料的使用、生物反馈治疗和瑜伽，显示有助于改善盆底功能障碍患者的生活质量。另发现这些辅助的治疗方式，有助于改善患者术后的生活质量（Agarwal，2010）。

手术治疗排便障碍综合征：经肛吻合器切除直肠固定术（STARR）

直肠黏膜内脱垂伴有或不伴有直肠肠套叠和直肠前突被认为是导致排便障碍综合征的原因。Longo 医师最先报道经肛门将脱垂段切除并保持腔内完整的手术方式。他描述了 STARR 手术是根据吻合器痔环切术获得的经验，用两层荷包缝合。

手术过程

在一般麻醉下，患者取截石位，进行手术操作。过去使用环形切割和吻合器

（PPH01，美国强生公司）进行直肠切除。而其是使用类似于吻合器痔环切术的器械，即 PPH03，其除了具有 PPH01 的吻合能力外，还能使用于较厚的组织。必须这样是因为 STARR 涉及全层直肠壁的切除，而吻合器痔环切术只涉及黏膜切除。

圆形的肛门扩张器（CAD）插入肛管和经皮肤缝合 CAD 的 4 个插槽，并固定完全。肛门扩张器插槽设计是位于 12 点、3 点、6 点和 9 点位置。

固定好肛门扩张器之后，直肠脱垂 / 肠套叠用压舌板拨动检查，并把它轻柔地拉出来检查。这有助于确定脱垂和直肠内套叠的底部。突出的部分用两个连续半环的方式进行切除。先做直肠前半周，将脱垂的前半部分拖入 PPH01，用三根线在套叠的底部全层缝合后牵引。第一根在 12 点位置，其他两根分别在 2 点和 10 点位置。为避免后半周直肠黏膜被 PPH01 切割伤，用压舌板通过肛门扩张器在 6 点处的沟槽将直肠黏膜推开。保护后半部分黏膜离开 PPH01 的咬口。10 点位置的两根缝合线和 12 点位置的一根缝线，共同通过 PPH01 左侧槽沟引出。12 点位置的另一根线和 2 点位置的两根缝合线共同通过 PPH01 右侧沟槽引出。充分牵引的线，将脱垂的肠壁拖入吻合器中，收紧后激发，同标准的吻合器痔环切术一样移除标本。用相同方法对称切除直肠后方脱垂直肠黏膜。检查切割线的完整并止血完全。用铬制肠线或可吸收的合成线，在 12 点、3 点、6 点和 9 点位置，通过箱褥式缝合增强。在 9 点和 3 点位置的加强缝合，确保"狗耳组织"，指在前、后切除结合部位缝合的安全。确保直肠直肠吻合处平滑、安全、干燥。术后处理与标准吻合器痔环切术相同（手术过程详见 www.endosurgeon.org）。

盆腔器官脱垂的 STARR 手术（POPSTARR）

动态 MRI 排粪造影检查的使用，有助于更好地了解盆底功能障碍，使手术的方法更为精确。如果存在盆底多器官功能障碍，单一的 STARR 术仅能解决直肠肛门功能障碍，其他两个系统的器官不能得到解决。为了解决前面和中间隔内器官功能障碍，腹腔镜下腹膜外使用假体悬吊子宫阴道交界处到前腹壁。腹腔镜下腹膜外悬吊的前部和中部的隔内器官，是 STARR 术治疗后隔内器官功能障碍的补充（手术过程详见 www.endosurgeon.org）。

会阴下降综合征

会阴下降综合征往往是与便秘有关。它被认为是由于长年用力排便劳损导致，以及由于生育导致盆底松弛。有些人认为，用力排便常是针对不放松括约肌的机制。虽然体检时容易诊断，但在排粪造影检查时，可以更好地确定其下降的程度。它的定义是直肠肛管角下降超过坐骨结节水平以下 3 cm。当下降延伸超过 1.5 cm（超过所见到的阴部神经），它会渐进性地导致外括约肌失神经支配（横纹肌肌功能障碍），最终导致大便失禁（Park 等，1977）。许多患者不出现大便失禁，但出现渐进性梗阻性排便障碍的症状。单独发现会阴下降异常并不是手术指征。主要是通过药物治疗和旨在治疗便秘的饮食调节、泻药或灌肠，以及生物反馈治疗。

功能性骨盆疼痛

功能性骨盆疼痛包括那些直肠肛门和盆腔疼痛异常，但那里并没有基本病理结构异常变化。阴部神经痛是指在一处或两处阴部神经分布区域的疼痛，是阴部神经卡压在骶结节韧带和骶棘韧带与 Alcock 的（阴部）管道之间，常继发于创伤（自行车或赛艇运动员）。其不属于功能性的盆腔疼痛。阴部神经痛可表现为外阴疼痛、直肠痛、前列腺痛和睾丸痛。这些患者中阴部神经潜伏期延长。这些患者可通过神经松解术治疗，以及在 B 超和 CT 引导下阴部神经阻滞治疗。

功能性骨盆疼痛的异常可表现为泌尿生殖系统的症状，如膀胱疼痛综合征（膀胱炎）或慢性盆腔疼痛综合征（慢性前列腺炎）、肛提肌综合征和肛肠疾病（痉挛性肛部痛）。尾痛症（尾骨疼痛和压痛）是一种变异的肛提肌综合征。疼痛是这些异常中的主要症状，虽然它们都与排便问题相关联。症状可能会有重叠，因为这些器官都存在密切的相互关系（Barry 等，2008）。

肛提肌综合征

肛提肌综合征的特征性表现为直肠肛门持续、频繁、长时间（数小时到数日）的闷痛，并经常在肛提肌触诊时有压痛。坐位比站着或躺着位置时疼痛更严重。这种综合征又称为耻骨直肠肌综合征、梨状肌综合征、肛提肌痉挛、盆底肌痉挛、骨盆张力性肌痛。普通人群中的患病率为 6%，而在女性中更为常见。症状是由于肛提肌痉挛，但其病理生理并不明确。与心理异常的关系也不清楚（Anderson 等，2008）。

排除其他疼痛原因后（内镜、超声、MRI、排粪造影），最初的处理包括用手指进行肛提肌按摩、盆底理疗、坐浴、应用地西泮和肌肉松弛剂（Oyama 等，2004）。生物反馈疗法对一些患者有效（Heah 等，1997）。骶神经刺激可减轻慢性疼痛患者的严重疼痛。没有症状缓解的患者可在直肠触发疼痛点注射类固醇药物。有相关的抑郁症症状应给予适当治疗和解决（Dodi 等，1986）。尽量避免手术治疗。

尾骨痛是肛提肌综合征的一部分，可能是因为肛提肌的耻骨尾骨部分痉挛引起。疼痛往往指向尾骨。当人从坐位站起来时疼痛加重是典型表现，这时尾骨是压痛点而不是肛提肌。这种情况可用类固醇注射治疗。如果没有缓解，考虑手术治疗和注射治疗。但手术切除尾骨治疗很少应用。

痉挛性肛门痛

与肛提肌综合征不同，痉挛性肛门痛是直肠肛门区域突发剧烈疼痛，持续数秒，但通常不超过 2 分钟，而没有任何器官功能障碍。有时它可能会持续长达 30 分钟以上，但很少发生（1 个月内出现 1 次或更少）。它往往是由焦虑和紧张的事件导致。其患病率为 8%～18%（Drossman 等，1993；Thompson，1981）。它很少在青春期之前发生，男女发病比例相同，这种情况是继发于直肠或盆底肌肉痉挛（Eckardt 等，2004）。许多患者可能存在焦虑或为完美主义者，并具有忧郁的性格（Pilling 等，1965）；也有报道本病具有遗传性（Kamm 等，1991；Celik 等，1995）。疼痛发作是短暂的，不频发，治疗经验不足，并且不可行预防性。患者需要宽心的是，吸入 β_2 肾上腺素受体激动剂（沙丁胺醇）和 α_2 肾上腺素受体激动剂（可乐定）能减少常见症状（Eckardt 等，1996；Swain，1987）。对于伴有心理障碍的患者应采取相应的治疗措施。

（陈春球　王宇翔　译）

参考文献

[1] Agarwal BB. Yoga and medical sciences. JIMSA. 2010; 23: 69-70.

[2] Agarwal BB. Do dietary spices impair the patient-reported outcomes for stapled hemorrhoidopexy? A randomized controlled study. Surg Endosc. 2011; 25: 1535-1540.

[3] Agarwal BB. STARR procedure for obstructed defecation syndrome. How I do it? JIMSA. 2013; 26: 171.

[4] Agarwal BB, Manish K, Pandey H, et al. Stapled transanal rectal resection (STARR): results of the first Asian experience. Ganga Ram J. 2011; 1: 118-121.

[5] Agarwal BB, Chintamani K, Mahajan KC. Pelvic floor dysfunction: reinventing the spokes of the wheel. JIMSA. 2012; 25: 13.

[6] Agarwal BB, Chintamani K, Mahajan KC. Derriere distress — defecation — deification. JIMSA. 2013; 26: 155.

[7] Anderson RU, Orenberg EK, Chan CA, et al. Psychometric profiles and hypothalamic-pituitary-adrenal axis function in men with chronic prostatitis/chronic pelvic pain syndrome. J Urology. 2008; 179(3): 956-960.

[8] Aschkenazi SO, Goldberg RP. Female sexual function and the pelvic floor. Expert Rev Obstet Gynecol. 2009; 4: 165-178.

[9] Barry MJ, Link CL, McNaughton-Collins MF, et al. Overlap of different urological symptom complexes in a racially and ethnically diverse, community based population of men and women. BJU Int. 2008; 101(1): 45-51.

[10] Bartolo DCC, Read NM, Jarratt JA, et al. Difference in anal sphincter function and clinical presentation in patients with pelvic floor descent. Gastroenterology. 1983; 85: 68.

[11] Celik AF, Katsinelos P, Read NW, et al. Hereditary proctalgia fugax and constipation: report of a second family. Gut. 1995; 36(4): 581-584.

[12] Collet CS, Koning E, Dacher JN. Radiologic evaluation of pelvic floor disorders. Gastroenterol Clin North Am. 2008; 37: 553-567.

[13] Dodi G, Bogoni F, Infantino A, et al. Hot or cold in anal pain? A study of the changes in internal anal sphincter pressure profiles. Dis Colon Rectum. 1986; 29(4): 248-251.

[14] Drossman DA, Li Z, Andruzzi E, et al. U.S. householder survey of functional gastrointestinal disorders. Prevalence, sociodemography, and health impact. Dig Dis Sci. 1993; 38(9): 1569-1580.

[15] Eckardt VF, Dodt O, Kanzler G. Treatment of proctalgia fugax with salbutamol inhalation. Am J Gastroenterol. 1996; 91(4): 686-689.

[16] Eckardt VF, Dodt O, Kanzler G, et al. Anorectal function

and morphology in patients with sporadic proctalgia fugax. Dis Colon Rectum. 2004; 39: 755−762.

[17] Haylen BT, de Ridder D, Freeman RM. An international urogynecological association (IUGA)/International continence society (ICS) joint report on the terminology for female pelvic floor dysfunction. Neurourol Urodyn. 2010; 29: 4−20.

[18] Heah SM, Ho YH, Tan M, et al. Biofeedback is effective treatment for levator ani syndrome. Dis Colon Rectum. 1997; 40(2): 187−189.

[19] Kamm MA, Hoyle CH, Burleigh DE, et al. Hereditary internal anal sphincter myopathy causing proctalgia fugax and constipation. A newly identified condition. Gastroenterology. 1991; 100(3): 805−810.

[20] Kawimbe BM, Papachrysostomou M, Binnie NR, et al. Outlet obstructive constipation (anismus) managed by biofeedback. Gut. 1991; 32: 1175.

[21] Keller JJ, Lin HC. Haemorrhoids are associated with erectile dysfunction: a population-based study. Int J Androl. 2012; 35: 867−872.

[22] Longo A. Obstructed defecation because of rectal pathologies. Novel surgical treatment STARR. In Acts of 14th international colorectal disease symposium. Fort Lauderdales Florida, USA; 2003.

[23] Nelson RL, Furner SE, Westercamp M, et al. Cesarean delivery for the prevention of anal incontinence (Review). Cochrane Library. 2010; 2: CD006756.

[24] Nygaard I, Barber MD. Prevalence of symptomatic pelvic floor disorders in US women. JAMA. 2008; 300: 1311−1316.

[25] Oyama IA, Rejba A, Lukban JC, et al. Modified Thiele massage as therapeutic intervention for female patients with interstitial cystitis and high-tone pelvic floor dysfunction. Urology. 2004; 64(5): 862−865.

[26] Park AG, Swash M, Urich H. Sphincter denervation in anorectal incontinence and rectal prolapse. Gut. 1977; 18: 656−665.

[27] Pilling LF, Swenson WM, Hill JR. The psychologic aspects of proctalgia fugax. Dis Colon Rectum. 1965; 8(5): 372−376.

[28] Preston DM, Lennard-Jones JE. Anismus in chronic constipation. Dig Dis Sci. 1985; 30: 413−418.

[29] Swain R. Oral clonidine for proctalgia fugax. Gut. 1987; 28(8): 1039−1040.

[30] Thompson WG. Proctalgia fugax. Dig Dis Sci. 1981; 26(12): 1121−1124.

第12章
肛周皮肤病

Perianal Dermatology

Iffat Hassan and Parvaiz Anwar Rather

概　述

肛周皮肤病知识非常重要，因为它有特殊的解剖和生理功能，对于皮肤科医师、外科医师、内科医师尤其是胃肠道疾病方面的专家至关重要。肛周皮肤病由原发疾病引起或继发于机体系统紊乱，可有良性湿疹，也有晚期恶性肿瘤。更为重要的是，从一些共同的问题中可以寻找出病理过程。本章给出了一个简要的关于肛周皮肤病的概述，并强调其对于临床医师来说具有重要的临床应用价值。肛周皮肤病的报道多数集中在炎症性皮肤病、感染性皮肤病、良性皮肤病、癌前病变和恶性皮肤病这些方面。除此之外，也报道了肛周皮肤病的其他相关方面。

结构和功能特征

肛周区域有大量的小汗腺、大汗腺和皮脂腺，而且不单单局限于毛囊皮脂腺，可以是"游离"的皮脂腺。这些解剖和生理因素对于各种肛周皮肤病的发生非常重要。肛门主要是把粪便排出体外，深凹的臀沟是一个特殊部位，在这个部位肛门和生殖器的皮肤与黏膜相连接，所以分泌的黏液、排泄物及潮湿的环境很容易导致各种肛周皮肤病。

肛周区域主要的皮肤病见表 12-1。

炎症性皮肤病

肛周皮肤的炎症可能是由于同时存在多种因素引起，包括痔、肛门脱垂、直肠炎、臀沟的存在，以及搔抓的作用。对于所有肛周和会阴皮肤炎症的患者，都应进行尿液、皮肤拭子和刮片进行病原菌的检查，特别是真菌感染。任何肠道功能异常，都将导致粪便形态改变和标本的污染，需要正确评估及纠正。

接触性皮炎

肛周皮肤接触性皮炎是最常见的湿疹样的病变，可因接触原发刺激物或因变态反应引起。原发性刺激物接触性皮炎是指在之前对刺激物不敏感的个体，由于皮肤接触刺激

表 12-1　常见的肛周皮肤病

1. 炎症性皮肤病

2. 感染

3. 良性、癌前病变和恶性皮肤病

　接触性皮炎

　新生儿肛周皮炎

　脂溢性皮炎

　过敏性皮炎

　银屑病

　慢性单纯性皮癣

　硬化萎缩性皮癣

　化脓性汗腺炎

　克罗恩病

　混合型炎性皮肤病

　其他相关皮肤病

　肛裂

　肛瘘

　藏毛窦和藏毛囊肿

　肛门瘙痒症

　毛囊炎和疖病

　链球菌性皮炎/肛周蜂窝织炎

　肛周脓肿

　坏死性脓疮

　坏死性感染

　一般真菌性皮肤病

　线虫/蛲虫

　性传播疾病

　混合感染

　痔

　汗孔角化病

　肛门上皮内新生物（AIN）

　肛管癌

　乳腺外佩吉特病（EMPD）

　各种恶性肿瘤

4. 先天性发育异常

5. 肛周外伤

6. 肛周慢性疼痛

物而导致炎症性反应。刺激物接触性皮炎常见于婴幼儿的尿布性皮炎，以及过多使用清洁剂的老年患者。刺激物出现多是因为存在大小便失禁、慢性腹泻或肠道疾病（包括肿瘤或炎性肠病），往往是由于摄入了辛辣食物或泻药引起（Odom 等，2000）。

过敏性接触性皮炎（ACD）是发生在已经产生免疫的个体，再次接触相同的抗原引起的Ⅳ型迟发型变态反应或者细胞介导的超敏反应。引起过敏性皮炎的过敏原主要有新霉素、"可卡因混合物"喹啉、羊毛脂、乙二胺（Wilkinson 等，1980）。其他过敏原包括抗微生物的防腐剂和带有香水的湿巾（Swinyer，1980；Van Ginkel 和 Rundervoort，1995；De Groot 等，1991）、利多卡因（Hardwick 和 King，1994）、盐酸丁卡因（地卡因）（Sanchez-Perez 等，1998）、针对痔使用的外用药物（Lee，1998）及丝裂霉素 C（Fisher，1991）。食物作为过敏原导致肛周皮肤病存在争议。研究发现，同性恋者更容易发生超敏反应（Fisher，1987）。肛周皮肤病的临床表现各不相同，一般有红斑和不同程度的水肿、水疱、浸渍和渗出。症状包括在发病部位有瘙痒感，伴或不伴烧灼感。诊断依靠详细询问病史、临床检查，以及针对过敏性接触性皮炎而进行斑贴试验。治疗主要是去除刺激物或过敏原，外用或口服糖皮质激素，抗组胺药的对症治疗，长时间使用保湿护肤品预防复发。

丹蒽醌型接触性皮炎

丹蒽醌型接触性皮炎是使用丹蒽醌这种泻药引起的一种刺激性反应（Barth 等，1984）。丹蒽醌（1，8-二羟基蒽醌）在大肠中降解为有活性的活化剂 1，8-二羟基蒽酮，其化学性质与蒽三酚相同，所以能够造成接触性皮炎样反应。它通常出现在先天性巨结肠或大便失禁患者，有时也在老年人大小便失禁患者中出现（Barth 等，1984）。

新生儿的肛周皮肤病

据报道，新生儿肛周皮肤病总的发病率为 5%～20%（Hidano 等，1986）。新生儿发生肛周皮炎的病因目前仍不清，现认为是对粪便的一种刺激性反应。一般来说，出生后 8 日首先出现肛周的皮肤红斑，在肛周直径 2～4 cm 的区域（Pratt，1951）。受其影响的皮肤会出现水肿，严重时皮肤表面会出现侵蚀破损。肛周的皮炎有时可能与原发刺激性尿布导致的皮炎及婴儿的脂溢性皮炎相关。因此，要注意局部卫生，使用润肤剂和防护性润滑剂，因而婴幼儿的护理方面很重要。

脂溢性皮炎

脂溢性皮炎是一种常见的湿疹样病变，好发于富含毛囊皮脂腺的部位，如头皮、鼻唇沟及眉毛，也可发生在肛周的区域。病因不清，目前认为其和酵母类真菌——糠秕马拉色菌有关。通常表现为长期瘙痒和油脂溢出，伴有不同程度的红斑、水肿、水疱、浸渍和渗出，多对称发生。本病的诊断主要是靠临床检查，组织活检不常用，观察对治疗的反应情况。治疗通常是以局部应用短效或中效的糖皮质激素联合抗真菌药。比较顽固的病例尚需要口服药物。

特发性皮炎

特发性皮炎是一种典型的湿疹样皮肤病，常见的部位是肘前、腘窝、面部、颈部、胸部和手腕，肛周部位也可累及，特别是儿童。特发性皮炎的典型特征是瘙痒，继

而导致剥皮，还可因长期的搔抓使皮肤出现皮癣样变，甚至出现瘢痕。特发性皮炎的临床表现分为急性期（红斑、水肿、水疱和渗出）、亚急性期（结痂、剥落）和慢性期（色素过度沉着、皮肤纹加重、皮肤增厚），还可继发细菌感染。治疗通常是适当的保湿，局部应用糖皮质激素，口服抗组胺药，严重者可以口服糖皮质激素、进行紫外线疗法以及局部或口服免疫抑制剂。

银屑病

银屑病是皮肤的慢性炎症性疾病，以红斑角化过度为特征，典型的银屑病斑块是局限的、红色、有鳞的斑块，斑块上覆有较大块易脱落的银色鳞屑（图 12-1）。肛门与生殖器部位的银屑病看起来可能和其他部位的银屑病完全不同。臀间褶皱处，斑块往往更湿润、少鳞，更易浸渍和开裂。银色鳞屑很少在肛周被发现，而肛周银屑病可能更加难以治疗。

慢性单纯性皮癣

慢性单纯性皮癣在肛周通常表现为单侧的苔藓样变，局限于肛门边缘的一个部位，通常由长期的连续的搔抓引起。

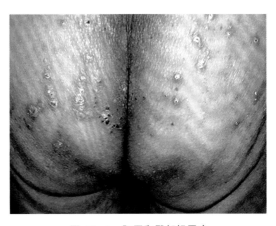

图 12-1　肛周和臀部银屑病

硬化性萎缩性皮癣

硬化性皮癣是一种慢性炎症疾病，好发于肛门与生殖器部位。硬化性皮癣在男性肛周区很少报道。而女性的肛周区域可能涉及，分布在外阴那些薄的、皱褶的及萎缩性的皮肤，以'8'字形分布为特征（Wallace，1971）。患者可出现皮肤瘙痒、疼痛、性交疼痛，或出现尿道肠道症状，或无症状。硬化性皮癣是一种可致瘢痕的疾病，一些结构性改变很常见。诊断依靠临床表现和组织学特征。并发症包括瘢痕和恶性转化。

化脓性汗腺炎

化脓性汗腺炎是大汗腺的化脓性皮肤疾病，尤其在腋下、腹股沟、臀部及肛周常见。腺孔的闭塞导致大汗腺分泌，汗液淤积，继而发生细菌感染，由此形成特别新鲜的红斑和硬节，并可能演变为有波动感的脓肿，脓肿破裂而导致窦道、瘘管形成。

化脓性汗腺炎会导致不同程度的炎症和瘢痕（图 12-2）。本病在黑种人和地中海人种中更为常见。在已确诊的汗腺炎中，可能有不同的临床表现，如桥接黑头粉刺、毛囊炎、疖、深窦道形成、结节、囊肿、脓肿、瘢痕和纤维化（Coda 和 Ferri，1991）。也可能会出现尿道皮肤瘘管和包茎（Chaikin 等，1994）

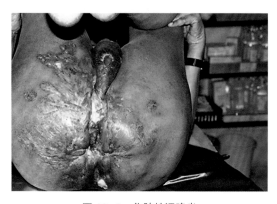

图 12-2 化脓性汗腺炎

病情严重时将影响坐、睡、散步、排便和性活动，并导致抑郁。病程时间长会导致鳞状细胞癌（SCC）的发生率增高（Black 和 Woods，1982；Cosman 等，2000）。 汗腺炎通常依靠临床诊断，还主要包括咽拭子细菌学方面的检查，进而指导治疗，要注意排除性传播疾病，皮肤活检可排除癌或克罗恩病。

治疗具有挑战性。消毒处理小的局部病变，病灶内皮质激素的应用可能有助于早期病变的治疗。袋形缝合术、电热疗法破坏受感染的组织及二氧化碳激光治疗，是目前有效的治疗措施（Brown 等，1986；Finley 和 Ratz，1996）。硅橡胶泡沫敷料能促进愈合。如果涉及皮肤完整切除，可能需要整形手术。药物治疗包括长期的抗生素治疗（红霉素、氟氯西林、环丙沙星、甲硝唑）。口服泼尼松龙和异维 A 酸（1 mg/kg，为期 8 个月）也被证实有效（Brown，1988）。抗雄激素治疗，英夫利昔单抗和其他肿瘤坏死因子相关的生物制剂的疗效有待评估（Revoz，2009）。

克罗恩病

克罗恩病是一种炎性肉芽肿性胃肠道疾病，又称节段性回肠炎。克罗恩病可以发生在肠道的任何部位，这类患者肛周疾病的发生率可能高达 75%～90%（Markowitz，1984）。肛周克罗恩病可由疾病发展而来，或通过直接扩展形成。其临床特点也是大多数常见慢性腹泻疾病所共有的，如肛门瘙痒，皮肤浸渍、糜烂而后继发感染。

克罗恩病皮肤病变共同的特点是具有深凹的、逐渐破坏的成角裂缝并且伴有青紫的边缘和不常见的瘘管，瘘管具有多个外部开口，分布在肛周、臀部、阴囊及大腿周围。相对缺乏疼痛感，病变的多样性和偏心的裂缝是诊断克罗恩病的重要特征（Alexander-Williams 和 Buchmann，1980）。患有克罗恩病而出现肛门病变极有可能就是肛周克罗恩病，如果肛门生殖器首先出现临床表现，再诊断为此病就比较困难。诊断依据症状、体征和检查结果（如放射学检查和活检），明确是否与克罗恩病相一致。并发症有肛门狭窄、大便失禁、癌变（Slater，1984）。

要与非特异性肛裂、肛瘘、溃疡性结肠炎、憩室炎（不常见）、化脓性汗腺炎、直肠炎、肛周溃疡、脓肿、同性恋者出现肛裂肛瘘、同性恋者的艾滋病及坏疽性脓皮病进行鉴别诊断（Denis 等，1992）。其他的鉴别诊断包括结节病、血吸虫病、黑热病、皮肤结核病、非典型分枝杆菌感染、深部真菌感染、腹股沟肉芽肿、腹股沟淋巴肉芽肿、软下疳、阿米巴病、梅毒，不常见的有尖锐湿疣、肛周癌以及其他皮肤恶性肿瘤（基底细胞癌、卡波西肉瘤和无色素性恶性黑色素瘤）。

以治疗肠道克罗恩病为根本，联合局部疗法如高锰酸钾和醋酸铝溶液浸泡，或联合外用糖皮质激素，口服抗生素（如汗腺炎的患者）。还有一种疗法，即长期口服甲硝唑（每日 20 mg/kg，分次服用）、柳氮磺胺吡啶、泼尼松龙和硫唑嘌呤（Bernstein 等，1980；van Assche 等，2009）。

各种炎症皮肤病

肠病性肢端皮炎是肛周湿疹性皮炎（Ecker 和 Schroeter，1978）（图 12-3）。其他与肠病性肢端皮炎相似的缺陷性皮炎有糙皮病、枫糖尿症和新生儿瓜氨酸血症。

放射性皮炎可能是由原位癌或肛门瘙痒的相关治疗导致。

扁平皮癣累及肛周部位可以使皮肤发生破损或增厚。

固定性药疹和 Stevens-Johnson 综合征可能造成肛门及肛周病变。

大疱性疾病如瘢痕性类天疱疮、家族性良性天疱疮和大疱性表皮松解症也会影响肛周皮肤，并可引起肛门狭窄（图 12-4）。

白塞病（Behçet's disease）偶尔会发生在肛周，表现为多发性浅溃疡和肛缘的肛

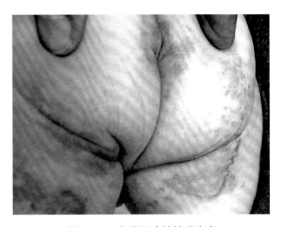

图 12-3　肛周肠病性肢端皮炎

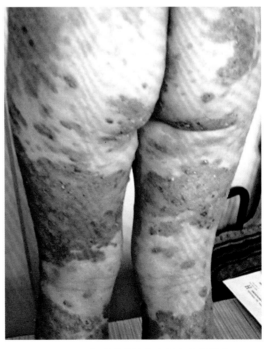

图 12-4　肛周受累的大疱性表皮松解症

裂。白塞病是一种罕见的多系统紊乱的炎症性疾病，常常出现口腔复发性阿弗他溃疡及以下临床表现：生殖器糜烂或溃疡、关节炎、眼葡萄膜炎、神经系统疾病如颅神经麻痹和单侧偏瘫、动静脉血栓形成等。

钙化有时会累及大腿和臀部。

原发性系统性淀粉样变的皮肤病，好发于肛门生殖器部位，尤其是骶骨处（Mukai等，1986）。

其他相关的炎症性皮肤病

肛裂

肛裂是因排出的粪便比较坚硬造成肛门正中线出现溃疡，从而导致机械性创伤、坏死或术后并发症，以及特发性病变。症状包括强烈的瘙痒、疼痛、出血、黏液排出、便秘。肛门的溃疡处有一个"前哨痔"。肛裂主要通过药物和外科治疗。

肛瘘

肛瘘是肛管和肛周皮肤之间相通的管道，可能有多个开口，但大多位于后正中线（图12-5）。造成肛瘘的原因有很多，如感染、肛门腺脓肿、克罗恩病、异物、皮肤结核病等。肛门瘙痒伴脓液流出、脓肿形成时的疼痛是常见的临床表现。治疗主要是依靠手术。

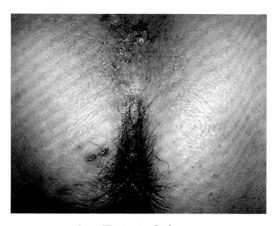

图 12-5 肛瘘

藏毛窦／囊肿

会阴部的毛囊皮脂腺和内藏毛发的先天性凹陷在一起形成藏毛囊肿／藏毛窦（Millar，1970）。藏毛窦常见于正中线，骶尾部最常见。它可表现为结节或囊肿，囊肿破裂将会出现感染。症状包括瘙痒、疼痛、复发性脓肿、脓性分泌物及持续性结节。在临床上，藏毛窦、化脓性汗腺炎、聚合性痤疮和分割性蜂窝织炎组成"毛囊闭塞四联症"。本病主要是对症治疗和手术治疗（Allen-Mersh，1990）。

肛门瘙痒症

本身不是一个诊断，而是一个很多因素引起的复杂症状；50%的皮肤病患者会有此症状（Jones，1992）。它可能与各种肛门疾病、肛周的皮肤条件有关。肛门瘙痒可发生在任何能够引起肛周皮肤炎症性或湿疹样的疾病，如肛裂、肛瘘、痔、皮赘、恶性肿瘤、真菌感染、念珠菌感染、蛲虫感染、金黄色葡萄球菌感染、毛囊炎、红癣、疣、基底层皮肤病（如银屑病）、特异性皮炎、扁平皮癣、硬化性皮癣、全身性疾病、糙皮病、维生素A和维生素D缺乏症、糖尿病、心理和特发性因素（Harrington等，1992）。

各种临床症状常继发于摩擦、继发性感染及接触性皮炎。

粪便污染是肛门瘙痒症常见的致病因素（Kocsard，1981），见图12-6。潜在的刺激物、过敏原及一些原始细菌，能够先于皮肤病的存在诱导瘙痒（脂溢性皮炎或银屑病），甚至在肉眼看不到的疾病中也能诱发（Caplan，1966；Andersen等，1994）。肛漏可能合并肛门疾病，如直肠肛门过强抑制、肛门括约肌功能障碍（Allan等，1987；Eyers和Thompson，1979），或服用广谱抗生素引起腹泻。

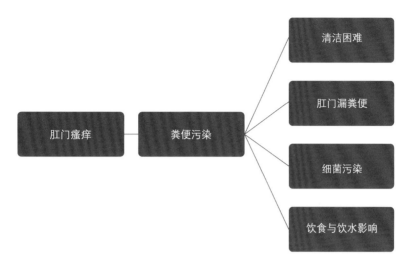

图 12-6　肛门瘙痒症的病理流程图

出现粪便污染的原因如下。

• 肥胖，排便次数多，解剖因素导致肛门区域难以清洁。

• 痔、肛周赘肉、肛裂及原发性肛门括约肌功能障碍导致肛漏。

• 细菌污染。

• 食物和水，虽然目前仍不确定，但已有证据。

一般治疗措施包括注意患者的洗涤习惯，选择合适的肥皂替代品；每次大便前用润肤霜预涂于肛周皮肤；首选用卫生纸擦洗；穿着宽松的棉质内衣；避免使用局麻药；减少咖啡的摄入；不吃容易引起皮肤瘙痒的坚果类食品；鼓励选择高纤维素饮食（Alexander-Williams，1983）。急性期患者局部使用中效外用糖皮质激素 / 抗生素 / 抗真菌药物。其他治疗方法包括使用 1%～2% 酚锌膏、药效强度减半的复方红涂剂（0.05%～0.25%）、弱效硝酸银溶液、口服抗组胺药、糖皮质激素栓剂、全身性糖皮质激素，局部应用亚甲蓝，使用 / 不使用丁哌卡因、肾上腺素、利多卡因（Eusebio，1991）。伴随疾病，如痔、肛裂、肛门痉挛、

隐匿性黏膜脱垂，应同时治疗。在保证安全的情况下 Lord 疗法被证明是很有帮助的（Ortiza 等，1978）。

感　染

毛囊炎和疖

肛周部位易受金黄色葡萄球菌感染，在受累部位常见疖和脓肿。高温、潮湿、压力和摩擦，有利于金黄色葡萄球菌繁殖（Felman 和 Kikitas，1980）。会阴区是金黄色葡萄球菌重要的定居部位，在 13%～22% 的成人中存在，在新生儿中发生率可能更高。

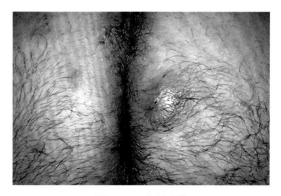

图 12-7　肛周疖肿

链球菌性皮炎／肛周蜂窝织炎

浅表细菌感染的肛周部位易出现瘙痒、排便疼痛、肛门疼痛、红肿和臀部的卫星脓疱病，检查肛门会明显发现界限分明的、湿软的红斑，最常见于 10 岁以下的儿童（Rehder 等，1988）。很少有全身性的表现，如发热和皮疹（Vélez 和 Moreno，1999）。A 型溶血性链球菌是常见原因，耐甲氧西林金黄色葡萄球菌感染和在公共浴室洗澡是发病的诱因。诊断依赖于临床表现和对药物的反应，确诊要通过病变部位的细菌培养。

肛周脓肿

肛周、括约肌间、坐骨直肠窝脓肿常伴有胀痛、流脓，通常会并发肛瘘。最可能的原因是肛门腺感染，但是创伤（如鱼骨刺伤）、糖尿病和肛门癌也会导致肛周脓肿的发生。

坏疽性深脓疱病

肛周坏疽性深脓疱病主要由革兰阴性菌（铜绿假单胞菌）引起，在皮肤菌群平衡严重失调时出现。患者存在严重的肛门疼痛、直肠肛门溃疡和败血症，且预后较差（Givler，1969）。

坏死性感染

肛周部位可能会出现一些严重的坏疽以及坏死性疾病，常常是手术和创伤的并发症。其包括梭菌和非梭菌性坏疽、链球菌蜂窝织炎和肌炎、链球菌中毒性休克综合征、协同坏死性蜂窝织炎、坏死性筋膜炎、Meleneys 协同性坏疽和 Fournier 坏疽（Bubrick 和 Hitchcock，1979；Oh 等，1982；Flanigan 等，1978）。

会阴是原发性直肠肛周脓肿的主要部位，疼痛一般为首发症状。随后，感染部位会出现不同程度的暗红色斑和坏死，有触痛感并蔓延到更广泛的部位，导致筋膜炎和肌炎（图 12-8）。捻发音是一个重要的特点，因存在深棕色的混浊液体并无脓液。导致预后不良的因素是糖尿病、白血病、高龄和治疗延误。

早期诊断和早期积极治疗是非常必要的。早期应用大剂量广谱抗生素，根据药物敏感试验结果再具体用药。对所有受感染的组织进行迅速和彻底的清创也是需要的。

常见的真菌病

酵母菌和白念珠菌（白假丝酵母菌）会导致在臀部皱襞之间发生念珠菌性糜烂以及

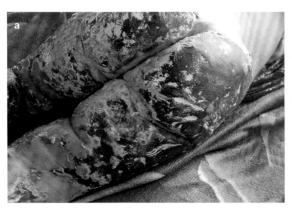
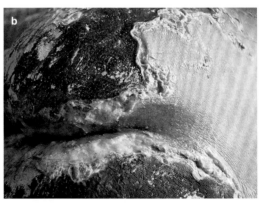

图 12-8 a、b.肛周坏死性筋膜炎

肛周皮炎，常常因口服抗生素、使用类固醇和妊娠引起。肛周念珠菌病表现为肛周瘙痒和肛周局部红斑。表面看为亮红色，光滑，边缘常有小脓疱。诊断依靠临床表现与刮片显微镜下菌丝/假菌丝检查。

癣由皮肤真菌感染皮肤引起，因皮肤真菌偏爱潮湿环境，所以肛周为好发部位。临床表现为瘙痒、逐渐扩大的红斑。受累及的部位还可有丘疹、脓疱和囊泡。诊断依靠刮片和显微镜下观察氢氧化钾（KOH）处理的富有诊断意义的菌丝以及真菌。肛周出现真菌感染应考虑所有不常见的肛周炎，引起典型真菌感染的原因通常是糖皮质激素使用不当（图 12-9）。

红癣是一种由微型棒状杆菌引起的比较少见的皮肤感染，主要累及溃烂的皮肤和肛周。临床表现为无症状的浅棕色斑块，边界轮廓不规则，伍氏灯下显示粉红色荧光具有诊断意义（Bowyer 和 McColl，1971）。

线虫/蛲虫病

线虫/蛲虫病可引起肛门瘙痒、湿疹、脓疱疮，很少有肛周脓肿（Mothson，1984）。

性传播疾病

梅毒在肛周部位的表现不一，它也是引起肛门溃疡的最常见的原因。肛门下疳常被误诊为肛裂和肛瘘。与其他肛周溃疡相比，双侧淋巴结肿大是其独特之处。疼痛性梅毒性直肠炎在没有出现肛门病变时也可发生（Akdamar 等，1977）。湿疹、扁平湿疣和树胶样肉芽肿在肛周表现为溃疡、白色斑块或瘢痕。

单纯疱疹病毒感染可以是原发性或复发性，有的只累及肛周区域。

软下疳可引起极其痛苦的肛门病变，不仅仅是出现多处软下疳。

腹股沟肉芽肿起初是在男同性恋者中被发现的，表现为肛周迅速发生的柔软无痛的溃疡性丘疹，轻度外伤就容易引起出血。"假性横痃"也会出现上述表现。在肛管内，病变从不超过复层上皮，并不会发生肛门狭窄，或者说肛门狭窄很少发生，但可以并发上皮的改变。

性病性淋巴肉芽肿可引起溃疡性直肠炎、广泛增殖性病变和瘢痕病变（Collins 等，2006）。弗雷和补体结合试验可将其与化脓性汗腺炎鉴别。

淋病可导致肛门炎症、肛漏或水肿性肛周皮炎，伴多个裂痕和糜烂。肛周尖锐湿疣常见于青壮年，并不总是靠性传播。其临床表现多种多样，可一直伸到肛管，特别是在同性恋者或免疫功能低下的患者中，进展为不典型增生和恶性肿瘤的风险较高（Daneshpour 等，2001）（图 12-10）。若怀疑有不典型增生，应予以活检明确诊断。患有肛周疣的患者与他们的性伙伴，需要进行彻底的性病方面以及大肠癌的检查。HPV造成肛周部位感染是非常难治疗的。

传染性软疣可以累及肛周部位，特征是形成珍珠般的脐形小丘疹，有时病变范围很大。

人类免疫缺陷病毒（HIV）感染：肛周溃疡可见于感染艾滋病的男性同性恋者。在

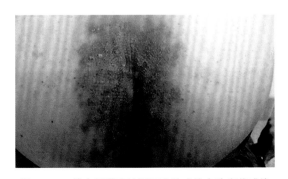

图 12-9　糖皮质激素使用不当造成的皮肤癣菌感染

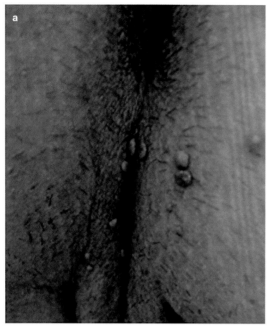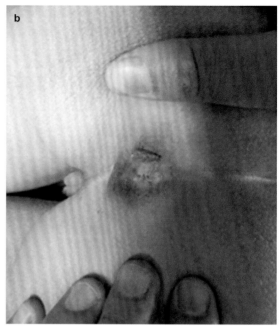

图 12-10　a、b. 肛周尖锐湿疣

HIV 患者中引起肛周溃疡的主要原因有痔、肛裂、脓毒血症（脓肿、肛瘘）、梅毒（下疳）、单纯疱疹、巨细胞病毒感染（CMV）、EB 病毒感染、淋病和肛门疣（Berger 等，1988）。

其他原因包括阿米巴病、卡波西肉瘤[因性交和感染人类疱疹病毒 8（HHV 8）]（Lorenz 等，1990）、非霍奇金淋巴瘤和鳞状细胞癌，这些都是特发性疾病。活检要靠特殊染色。

其他感染

肛周结核也很常见，因为肺结核较常见，尤其是在发展中国家。肛周结核一个重要特点是除有一个原发病灶外，还伴有单侧淋巴结肿大。原发病灶可表现为不规则的疼痛性溃疡、瘘管和脓肿，也可并发寻常狼疮、疣状结核病和假性皮肤结核病。肛周皮肤结核（继发于潜在的淋巴结病变造成的感染）可能会与坏疽性脓皮病、克罗恩病、汗腺炎、肛周肿瘤、性传播疾病、阿米巴病和深部真菌病相混淆（Betlloch 等，1994）。

骶部带状疱疹是罕见的，此病累及 $S_{2\sim4}$ 节段时，会导致急性膀胱炎或尿、粪潴留，很少累及 $L_{1\sim2}$ 的髂腹股沟段（Waugh，1974）。

肛周皮肤的阿米巴病通常与肠道感染有关，也可发生于局部破损的伤口和手术后的伤口。临床表现为肛周脓肿、肛瘘、逐渐增大的黑白相间的具有条索状边缘的溃疡和恶臭的痂。疾病进展迅速，导致全部肛周部位及骶组织遭到破坏（Wynne，1980）。通过在标本中寻找阿米巴组织来诊断，这些标本取自受累部位的边缘或通过乙状结肠镜取得新鲜标本。治疗时应用甲硝唑是非常有效的，但在疾病严重的情况下，也可能需要手术治疗。

婴儿感染柯萨奇病毒可引起一个短暂的

肛周丘疹或暴发性肛周水疱性丘疹。

川崎病可出现红斑、脱屑，在感染1周后会阴部也会发病（Friter 和 Lucky，1988）。其他表现有草莓舌、口唇干裂、发热、淋巴结肿大，其次是手和脚脱皮。

女孩多见，丘疹很快溃烂成结痂斑块，好发部位是口周和会阴部。

罕见的 Buschke-Löwenstein 巨大型尖锐湿疣可能与感染人类乳头状瘤病毒（HPV）有关（Alexander 和 Kaminsky，1979）。

Orfalso 病偶尔也发生在肛周部位（Kennedy 和 Lyell，1984）。

肛周巨细胞病毒（CMV）感染导致的肛周溃疡在免疫系统正常的人群中极少见，在患有艾滋病的人群中常见。

在印度，毛孢子菌病是引起肛周皮疹的常见原因，表现为瘙痒或灼痛。

在血吸虫病流行的国家，血吸虫病很少表现为肛周肉芽肿，其常表现为瘙痒性丘疹（Adeyemi-Doru 等，1979）。它通常先于直肠或小肠症状出现。丘疹及结节的颜色可与皮肤颜色相同，也可以是粉红色或褐色，散状分布，有时也归类为疣状病变。进入会阴部脱落的蠕虫卵可以导致肛门生殖器的病变。可在真皮下发现钙化的虫卵。

肛周匐行疹由粪类圆线虫引起，通常发生在肛门周围，因此常会发现存在抓痕（Ho 等，1997）。由巴西犬钩口线虫引起的皮肤幼虫移行症可在骨盆周围发生。也有报道肛周组织胞浆菌病、芽生菌病和放线菌病引起肛周病变（Grigoriu 和 Delacretaz，1981）。

良 性 肿 瘤

许多良性病变可发生在肛周部位，如血管瘤和血管角质瘤就很常见（图 12-11）。

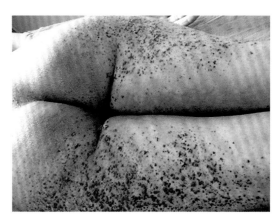

图 12-11 肛周和臀部血管角质瘤

其他包括基底细胞乳头状瘤、黑色素痣、腹股沟生殖器表皮样囊肿、传染性软疣病变和皮拉尔囊肿（很少见）。

痔的临床特点有排便出血、分泌黏液、肛门瘙痒和脱垂。临床表现决定体征。在肛周，常见瘢痕性的皮肤赘肉。

皮肤的癌前病变和弗兰克恶性肿瘤

太阳辐射是主要的皮肤致癌物质，但肛周部位并不直接受到阳光辐射。过去使用焦油治疗瘙痒和放射治疗妇科恶性肿瘤也有会对肛周部位造成危害，偶尔也会造成癌变。慢性肉芽肿形成的瘢痕区域是重要的发生部位，该部位也有发生恶性肿瘤的潜在风险。肛门或肛周皮肤的尖锐湿疣可进展为鳞状细胞癌（SCC），HPV 的感染可能是癌前病变的病因之一（Sturm 等，1975）。

汗孔角化病

生殖器汗孔角化症是罕见的，但其典型病变已在臀沟被发现，可能引起溃疡。它容易与银屑病、Bowen 病及环状肉芽肿等疾病相混淆。确诊靠组织病理学检查（Levell 等，1994）。

肛门上皮内瘤变

肛门上皮内瘤变（AIN）是肛门及肛周皮肤的重度异型增生。它可表现为相对无症状的红色，有光泽，或有 Bowen 病般的鳞片或鲍恩样丘疹病（BP）样的疣状病变。AIN 常见于同性恋者、肛门疣和 HIV 感染者。AIN 进展为癌的风险很高（Morgan 等，1994）。

肛门癌

肛门鳞状细胞癌有时也被称为表皮样癌。56% 的肛门癌是鳞状细胞癌（Boman，1984）。

确切的发病机制尚未完全阐明，但发现其与吸烟、宫颈上皮不典型增生、性生活习惯的改变（如同性肛交）、克罗恩病和 HPV 感染，特别是与 HPV-16 感染有关（Slater 等，1984；Frisch 等，1993；Kadish，2001；Chang 等，1990）。一种假说认为精液前列腺素在同性恋肛门癌中起了重要作用（Kondlapudi，1982）。免疫抑制剂的使用、艾滋病病毒感染为 AIN 和肛门癌的危险因素。临床表现有出血、疼痛、排便习惯改变。检查可发现病变皮肤质硬，或扁平，或凸起，或呈息肉样变。所有结节溃疡性肛门及肛周疾病，都要考虑鳞状细胞癌的可能，特别是在出现萎缩性硬化性皮癣、化脓性汗腺炎、上皮内瘤变、免疫力低下的情况下。

肛门癌治疗时应考虑保护括约肌功能，因为此病经常需要联合放疗和化疗（Esiashvili 等，2002）。小鳞状细胞癌可能对放疗反应较好。当涉及手术切除肿瘤和腹股沟淋巴结时，就要选择合适的术式。对于小的分化好的肿瘤，尤其是腺癌，局部切除是理想选择。

乳房外佩吉特病（EMPD）

佩吉特病最常见于与乳头相关联的部位，也可以在乳房外（包括肛周的一些部位）发生，如乳房外佩吉特病（EMPD）就是一个非常罕见的但又很重要的疾病（Butler 等，1997）。多数肛周 EMPD 患者都会出现肛门瘙痒（Redondo 等，1995）。EMPD 可以源于原发性上皮内腺癌，也可以继发于邻近部位的原位癌或由恶性肿瘤转移而来。

肛周 EPMD，对于有潜在分泌腺的原发性腺癌应进行更为深入的检查，以确定原发性肿瘤是由直肠肛门肿瘤而来，还是来自更远处的癌（Helwig 和 Graham，1963）。最初的临床表现往往是边界清楚的持续性湿疹样改变，可以引起剧烈的瘙痒和（或）疼痛。出血往往是晚期表现。EMPD 可通过淋巴系统进行浸润和转移。

诊断依赖于组织学活检，可显示角化过度、角化不全、棘层肥厚、表皮出现苍白的佩吉特细胞。手术需要大范围，确保镜下切缘阴性，并予以整形修复（Coldiron 等，1991）。光疗和激光疗法在临床有应用（Petrelli 等，1992）。

其他恶性肿瘤

虽然基底细胞癌是最常见的皮肤癌，但是在肛门生殖器部位却很少见（Gibson 和 Ahmed，2001）。直肠肛门黑色素瘤只占此部位所有肿瘤的 1%（Johnson 等，1993）。肛门生殖器卡波西肉瘤本质上是一种艾滋病病毒相关的疾病。

在艾滋病患者中肛周部位的非霍奇金淋巴瘤也有所报道（Denis，1992）。

约 5% 的血液恶性肿瘤患者会出现肛周浸润、溃疡或脓肿（Vanheuverzwijn 等，1980）。

肛周转移性肿瘤可以来自远端尿道的移行细胞癌、直肠癌及肛管上皮癌。丹毒样癌样病灶可见于膀胱癌和前列腺癌在会阴、大腿部位浸润转移（Cohen 和 Kim，1980）。

肛周的其他肿瘤包括纤维肉瘤、血管外皮细胞瘤、平滑肌肉瘤、恶性纤维组织细胞瘤、上皮样肉瘤、隆突性皮肤纤维肉瘤和梭形细胞肉瘤，可表现为疼痛或无痛结节，肿块或肿胀。另外，还有 Merkel 细胞癌、恶性小汗腺瘤和恶性神经鞘瘤。一种口周朗格汉斯组织细胞增生症 / 嗜酸性肉芽肿也可在肛管及肛周皮肤内引起溃疡和增殖性病变（Tzung 和 Wu，2005）。

先天性与发育异常性疾病

发育异常疾病，如血管瘤、色素痣等，可见于该部位。发育异常性囊肿、瘘管、窦道和肿瘤并不少见，可能导致感染以至于与化脓性汗腺炎、疖相混淆。皮样囊肿可见于会阴间隙内或邻近部位，可形成肛瘘。

脊索瘤的皮肤表现为单个或多个、光滑的并与皮肤颜色相同的无触痛性结节，它起源于脊索的胚胎前体并且可通过直接皮肤蔓延或转移累及肛周部位（Su 等，1993）。有持久的骶尾部疼痛，而骶囊肿也可以出现类似症状，可通过放射检查来鉴别（Van Kleft 和 Van Vyve，1991）。

在正中部位的腰骶区（尾骶部）的先天性多毛症是潜在的脊柱裂的标志（如隐性脊柱裂）。藏毛窦也是一种重要的发育缺陷。

肛周部位的外伤

肛门创伤的情况并不少见，它是引起该部位溃疡的常见原因。溃疡可能是由于异物偶然地插入直肠和肛门生殖器，或生殖器文身而造成的并发症。

压疮在骶尾部很常见，特别是年老、虚弱及长期卧床的患者。它通常在开始时为骶骨或坐骨区域的持续性红斑，而后逐渐进展为溃疡。已有报道，留置脐动脉插管可导致血栓形成，进一步造成臀下动脉的闭塞，从而造成单侧的肛周皮肤坏死（Mann，1980）。

肛周慢性疼痛和 "会阴综合征"

因为缺乏明显的器质性病变，所以局部肛周疼痛有很多名称（Neill 和 Swash，1982），如痉挛性肛门痛、尾骨痛、会阴下降综合征和慢性特发性肛门疼痛。疼痛表现为闷痛和跳痛，往往在坐着的时候发作。一般疼痛发生时没有前兆，可由一段完整的直肠引起，皮肤可以是完全正常的。本病通常见于过度紧张患者。虽然有人提出了胆碱能机制，但确切的病因仍不明。

小　结

为了区分哪些是简单不太严重的疾病，哪些是非常严重的疾病，深入了解各种肛周皮肤病的知识是非常重要的，这是皮肤科临床医师必须要掌握的知识。这有助于早期诊断，早期发现严重的疾病（如癌），从而能及时治疗；也凸显了不同专业的医务人员尤其是皮肤科医师、外科医师、消化科医师和肿瘤科医师联系与合作治疗各种肛周皮肤病的重要性。

（金志明　译）

参考文献

[1] Adeyemi-Doru FAB, Osoba OA, Junaid TA. Perigenital cutaneous schistosomiasis. Br J Vener Dis. 1979; 55: 446-469.

[2] Akdamar K, Martin RJ, Ichinose H. Syphilitic proctitis. Am J Dig Dis. 1977; 22: 701.

[3] Alexander RM, Kaminsky DB. Giant condyloma acuminatum (Buschke-Löwenstein tumour) of the anus. Dis Colon Rectum. 1979; 22: 561-565.

[4] Alexander-Williams J. Pruritus ani. BMJ. 1983; 287: 159-160.

[5] Alexander-Williams J, Buchmann P. Perianal Crohn's disease. World J Surg. 1980; 4: 203-208.

[6] Allan A, Ambrose NS, Silverman S, et al. Physiological study of pruritus ani. Br J Surg. 1987; 74: 576-579.

[7] Allen-Mersh TG. Pilonidal sinus: finding the right track for treatment. Br J Surg. 1990; 77: 123-132.

[8] Andersen PH, Bucher AP, Saeed I, et al. Faecal enzymes: in vivo skin irritation. Contact Dermatitis. 1994; 30: 152-158.

[9] Aste N, Fumo G, Pau M, et al. Atypical localization of cutaneous leishmaniasis. Acta Derm Venereol. 1997; 77: 85-86.

[10] Barth JH, Reshad H, Darley CR, et al. A cutaneous complication of Dorbanex therapy. Clin Exp Dermatol. 1984; 9: 95-96.

[11] Berger RS, Stoner MF, Hobbs ER, et al. Cutaneous manifestations of early human immunodeficiency virus exposure. J Am Acad Dermatol. 1988; 19: 298-303.

[12] Bernstein LH, Frank MS, Brant LJ, et al. Healing of perineal Crohn's disease with metronidazole. Gastroenterology. 1980; 79: 357-365.

[13] Betlloch I, Bañuls J, Sevila A, et al. Perianal tuberculosis. Int J Dermatol. 1994; 33: 270-271.

[14] Black SB, Woods JE. Squamous cell carcinoma complicating hidradenitis suppurativa. J Surg Oncol. 1982; 19: 25-26.

[15] Boman B, Moertel CG, O'Connell MJ. Carcinoma of the anal canal. Cancer. 1984; 54: 114-125.

[16] Bowyer A, McColl I. Erythrasma and pruritus ani. Acta Derm Venereol (Stockh). 1971; 51: 444-447.

[17] Brown SCW, Kazzasi N, Lord PH. Surgical treatment of perineal hidradenitis suppurativa with special reference to recognition of the perianal form. Br J Surg. 1986; 73: 978-980.

[18] Brown CF, Gallup DG, Brown VM. Hidradenitis suppurativa of the ano-genital region: response to isotretinoin. Am J Obstet Gynecol. 1988; 158: 13-15.

[19] Bubrick MP, Hitchcock CR. Necrotizing anorectal and perineal infection. Surgery. 1979; 86: 655-662.

[20] Butler JD, Hersham MJ, Wilson CA, et al. Perianal Paget's disease. J R Soc Med. 1997; 90: 688-689.

[21] Caplan RM. The irritant role of feces in the genesis of perianal itch. Gastroenterology. 1966; 50: 19-23.

[22] Chaikin DC, Volz LR, Broderick G. An unusual presentation of hidradenitis suppurativa: case report and review of the literature. Urology. 1994; 44: 606-608.

[23] Chang F, Kosunen O, Kosma VM, et al. Verrucous carcinoma of the anus containing human papilloma virus type 16 DNA detected by in situ hybridization. Genitourin Med. 1990; 66: 342-345.

[24] Coda A, Ferri F. Perianal Verneuil's disease. Minerva Chir. 1991; 46: 465-467.

[25] Cohen EL, Kim SW. Cutaneous manifestation of carcinoma of urinary bladder: carcinoma erysipelatodes. Urology. 1980; 16: 410-412.

[26] Coldiron BM, Goldsmith BA, Robinson JK. Surgical treatment of extramammary Paget's disease. Cancer. 1991; 67: 933-938.

[27] Collins L, White JA, Bradbeer C. Lymphogranuloma venereum. BMJ. 2006; 332: 66.

[28] Cosman BC, O'Grady TC, Pekarske S. Verrucous carcinoma arising in hidradenitis suppurativa. Int J Colorectal Dis. 2000; 15: 342-346.

[29] Daneshpouy M, Socic G, Clavel C, et al. Human papilloma virus infection and anogenital condyloma in bone marrow transplant recipients. Transplantation. 2001; 71: 167-169.

[30] De Groot AC, Toon J, Baar M, et al. Contact allergy to moist toilet paper. Contact Dermatitis. 1991; 24: 135-136.

[31] Denis BJ, May T, Bigard MA, et al. Anal and perianal lesions in symptomatic HIV infections: prospective study of a series of 190 patients. Gastroenterol Clin Biol. 1992; 16: 148-154.

[32] Ecker RI, Schroeter AL. Acrodermatitis and acquired zinc deficiency. Arch Dermatol. 1978; 114: 937-939.

[33] Esiashvili N, Landry J, Matthews RH. Carcinoma of the anus: strategies in management. Oncologist. 2002; 7: 188-199.

[34] Eusebio EB. New treatment of intractable pruritus ani. Dis Colon Rectum. 1991; 34: 289.

[35] Eyers AA, Thompson JPS. Pruritus ani: is anal sphincter dysfunction important in aetiology? BMJ. 1979; II: 1549-1551.

[36] Felman YM, Kikitas JA. Non-venereal anogenital lesions. Cutis. 1980; 26: 347-357.

[37] Finley EM, Ratz JL. Treatment of hidradenitis suppurativa with carbon dioxide laser excision and secondintention healing. J Am Acad Dermatol. 1996; 34: 465-469.

[38] Fisher A. Condom dermatitis in either partner. Cutis. 1987; 39: 281-285.

[39] Fisher AA. Allergic contact dermatitis to Mitomycin C. Cutis. 1991; 47: 225.

[40] Flanigan RC, Kursh FD, McDougal WS, et al. Synergistic gangrene of the scrotum and penis secondary to colorectal disease. J Urol. 1978; 119: 369−371.

[41] Frisch M, Melbye M, Moller H. Trends in incidence of anal cancer in Denmark. BMJ. 1993; 306: 419−422.

[42] Friter BS, Lucky AW. The perineal eruption of Kawasaki syndrome. Arch Dermatol. 1988; 124: 1805−1810.

[43] Gibson GE, Ahmed I. Perianal and genital basal cell carcinoma: a clinico-pathologic review of 51 cases. J Am Acad Dermatol. 2001; 45: 68−71.

[44] Givler RL. Necrotizing lesions associated with Pseudomonas infection in leukaemia. Dis Colon Rectum. 1969; 12: 438−440.

[45] Grigoriu D, Delecretaz J. Actinomyocose peri-anale pruritive. Ann Dermatol Venereol. 1981; 108: 159−161.

[46] Hardwick N, King CM. Contact allergy to lignocaine with cross-reaction to bupivacaine. Contact Dermatitis. 1994; 30: 245−246.

[47] Harrington CI, Lewis FM, McDonagh AJ, et al. Dermatological causes of pruritus ani. BMJ. 1992; 305: 955.

[48] Helwig EB, Graham JH. Anogenital (extramammary) Paget's disease: a clinic pathological study. Cancer. 1963; 16: 387−403.

[49] Hidano A, Purwoko R, Jitskawa K. Statistical survey of skin changes in Japanese neonates. Pediatr Dermatol. 1986; 3: 140−144.

[50] Highet AS, Warren RE, Weekes AJ. Bacteriology and antibiotic treatment of perineal suppurative hidradenitis. Arch Dermatol. 1988; 124: 1047−1051.

[51] Ho PL, Luk WK, Chan ACL, et al. Two cases of fatal strongyloidiasis in Hong Kong. Pathology. 1997; 29: 324−326.

[52] Johnson A, Mathai G, Robinson WA. Malignant melanoma of the perineum. J Surg Oncol. 1993; 54: 185−189.

[53] Jones DJ. Pruritus ani. BMJ. 1992; 305: 575−577.

[54] Kadish AS. Biology of anogenital neoplasia. Cancer Treat Res. 2001; 104: 267−286.

[55] Kennedy CTC, Lyell A. Perianal orf. J Am Acad Dermatol. 1984; 11: 72−74.

[56] Kocsard E. Pruritus ani: a symptom of faecal contamination. Cutis. 1981; 27: 518.

[57] Kondlapoodi P. Anorectal cancer and homosexuality. JAMA. 1982; 248: 2114−2115.

[58] Lee AY. Allergic contact dermatitis from dibucaine in Proctosedyl ointment without cross-sensitivity. Contact Dermatitis. 1998; 39: 261.

[59] Levell NJ, Bewley AP, Levene GM. Porokeratosis of Mibelli on the penis, scrotum and natal cleft. Clin Exp Dermatol. 1994; 19: 77−78.

[60] Lorenz HP, Wilson W, Leigh B, et al. Kaposi's sarcoma of the rectum in patients with the acquired immune deficiency syndrome. Am J Surg. 1990; 160: 681−682.

[61] Mann PN. Gluteal skin necrosis after umbilical artery catheterization. Arch Dis Child. 1980; 55: 815−817.

[62] Markowitz J, Davim F, Aiges H, et al. Perianal disease in children and adolescents with Crohn's disease. Gastroenterology. 1984; 86: 829−833.

[63] Millar DM. Aetiology of post-anal pilonidal disease. Proc R Soc Med. 1970; 63: 1263−1264.

[64] Morgan AR, Miles AJ, Wastell C. Anal warts and squamous carcinoma in situ of the anal canal. J R Soc Med. 1994; 87: 15.

[65] Mortensen NJ, Thomson JP. Perianal abscess due to Enterobius vermicularis: report of a case. Dis Colon Rectum. 1984; 27: 677−678.

[66] Mukai H, Eto H, Yamamoto T. Ano-sacral cutaneous amyloidosis. Jpn J Dermatol. 1986; 96: 1247−1251.

[67] Neill ME, Swash M. Chronic perianal pain: an unsolved problem. J R Soc Med. 1982; 75: 96−101.

[68] Odom R, James W, Berger T. Andrew's diseases of the skin: clinical dermatology. 9th ed. Philadelphia: WB Saunders Co.; 2000.

[69] Oh C, Lee C, Jacobson JH. Necrotizing fasciitis of the perineum. Surgery. 1982; 91: 49−51.

[70] Ortiza H, Marti J, Jaurieta E, et al. Lord's procedure: a critical study of its basic principle. Br J Surg. 1978; 65: 281−284.

[71] Petrelli NJ, Cebollero JA, Rodriguez-Bigas M, et al. Photodynamic therapy in the management of neoplasms of the perianal skin. Arch Surg. 1992; 127: 1436−1438.

[72] Pratt AG. Perianal dermatitis of the newborn. Am J Dis Child. 1951; 82: 429−432.

[73] Redondo P, Idoate M, España A, et al. Pruritus ani in an elderly man: extramammary Paget's disease. Arch Dermatol. 1995; 131: 952−953.

[74] Rehder PA, Eliezer ET, Lane AT. Perianal cellulitis. Arch Dermatol. 1988; 124: 702−704.

[75] Revoz J. Hidradenitis suppurativa. J Eur Acad Dermatol Venereol. 2009; 23: 985−998.

[76] Sanchez-Perez J, Cordoba S, Cortizas CF, et al. Allergic contact balanitis due to tetracaine (amethocaine) hydrochloride. Contact Dermatitis. 1998; 39: 268.

[77] Slater G, Greenstein A, Aufses A. Anal carcinoma in patients with Crohn's disease. Ann Surg. 1984; 199: 348−350.

[78] Sturm JT, Christenson CE, Vecker JH, et al. Squamous cell carcinoma of the anus arising in a giant condyloma acuminatum. Dis Colon Rectum. 1975; 18: 147−151.

[79] Su WPD, Louback JB, Gagne EJ, et al. Cutaneous chordoma: a report of 19 patients with cutaneous involvement of chordoma. J Am Acad Dermatol. 1993; 29: 63−66.

[80] Swinyer LJ. Connubial contact dermatitis from perfumes. Contact Dermatitis. 1980; 6: 226.

[81] Tzung TY, Wu JC. Non healing perianal ulcers. Arch Dermatol. 2005; 141: 1161−1166.

[82] Van Ginkel CJ, Rundervoort GJ. Increasing incidence of contact allergy to the new preservative: 1, 2-dibromo-

2, 4-dicyanobutane (methyldibromoglutaronitril). Br J Dermatol. 1995; 132: 918–920.

[83] Van Kleft E, Van Vyve M. Chronic perineal pain related to meningeal cysts. Neurosurgery. 1991; 29: 223–231.

[84] van Assche G, Vermeire S, Rutgeerts P. Immunosuppression in inflammatory bowel disease: traditional, biological or both? Curr Opin Gastroenterol. 2009; 25: 323–328.

[85] Vanheuverzwyn R, Delannoy A, Michaex JL, et al. Anal lesions in haematologic disorders. Dis Colon Rectum. 1980; 23: 310–312.

[86] Vélez A, Moreno JC. Febrile perianal streptococcal dermatitis. Pediatr Dermatol. 1999; 16: 23–24.

[87] Wallace HJ. Lichen sclerosus et atrophicus. Trans St John's Hosp Dermatol Soc. 1971; 57: 9–30.

[88] Waugh MA. Herpes zoster of the anogenital area affecting urination and defaecation [Letter]. Br J Dermatol. 1974; 90: 235.

[89] Wilkinson JD, Hambly EM, Wilkinson DS. Comparison of patch test results in two adjacent areas in England. Acta Dermatol Venereol (Stockh). 1980; 60: 245–249.

[90] Wynne JM. Perineal amoebiasis. Arch Dis Child. 1980; 55: 234–236.

第13章
直肠肛门良性溃疡

Benign Ulcers of the Anorectum

Ahmad Abdul Hai and Niharika Roy

概　述

溃疡破坏了直肠内黏膜和肛管皮肤的连续性。直肠肛管内的黏膜和皮肤可能是受到溃疡影响，形成了许多孤立的区域。溃疡并不受年龄、性别或者环境的限制，但是在那些卫生条件、清洁程度并没有很好受到关注的地区，溃疡是很常见的。这些溃疡或浅或深，或小或大，或单发或多发，或急性或慢性，或圆形或不规则，轻微疼痛或剧烈疼痛。

良性直肠肛管溃疡的病理学

直肠是大肠的一部分，但是缺乏基本的特征，如结肠带、肠脂垂和结肠袋。直肠肛管的范围包括直肠与乙状结肠的交汇到直肠肛门韧带，直肠起自 S_3 水平，终止于尾骨前缘（12 cm）。在手术操作中，直肠的范围是从骶骨岬至耻骨直肠肌韧带（全长18 cm）。直肠在前后平面和外侧平面有两个弯曲（Hai，2004）。直肠有两个狭窄的位置，分别是近端的乙状结肠皱襞和远侧端的肛管部。

直肠壶腹是直肠最大的部分，具有可移动性。直肠壶腹起自乙状结肠和直肠交界处至肛提肌交汇处。在正常的空虚状态下，壶腹的前壁和后壁存在一定的关联，呈现出一条横行缝隙。而肛提肌以下的部分，在空虚状态时，侧壁则与前后缝相关联。随着年龄的增加，直肠肛管的长度和弯曲逐渐增加。这解释了老年人溃疡的发病率较高的原因。

微观上讲，直肠有四层，腹膜（部分存在）、肌肉、黏膜下层和黏膜。肌肉层较厚，且有一环形内层和纵向外层。这种结构产生一个较高的腔内压力。黏膜下层是一个集合的致密结缔组织，其内有血管、神经和淋巴管走行。其相对松弛可使其上的黏膜自由滑动。在发生炎症疾病时，黏膜下层增厚、硬化、僵化，附着于肌肉层，并干扰黏膜流动性。因此，黏膜的滑动能力丧失，这使得它更容易受到下降粪便的损伤，于是上升的腔内压力进一步加剧了直肠黏膜的损伤。直肠黏膜则变得更厚，有更丰富的血液供应。黏液细胞在这里更丰富。

肛门是频繁出现各类溃疡的部位，溃疡可扩展到乙状结肠近端和远端的会阴部皮肤。硬结的粪块可以擦伤肛门。处于紧张状态时，肛门括约肌产生的收缩力施加在一个不可移动的、持续存在的接触面上。粪块滑动引起的血液循环的阻塞和充血，进一步导致溃疡。

直肠上部的血液经表浅的痔静脉回流，组成门静脉循环的一部分。下部直肠的侧支循环能力不足，致使直肠充血、溃疡等。

肛门腺位于隐窝底部，可以延伸至肛门内括约肌下。这些肛门腺受到感染或堵塞是导致肛门脓肿和瘘最常见的原因。

直肠是肠道最后的组成部分，并且是食物中无法消化的残渣的中转站。其受到瘢痕造成的持续压力，很容易造成阻塞和损伤。若粪便在直肠或乙状结肠滞留时间较长，通过肠道的蠕动和腹内压的变化，在恒定的压力、往复运动状况下，粪便变得很坚硬，很容易造成堵塞、磨损，造成黏膜的脱落、溃疡。

事实上，肠道存在很多的细菌，尤其是在直肠末端，进一步加重这些器官溃疡，因为它们容易受到细菌感染，可以因任何原因受伤。许多的实验机构发现，在肠道中，寄生虫（如肠道鞭毛虫、线虫等）能进一步诱发感染，造成区域溃疡。除了特定的疾病，如肺结核、梅毒、艾滋病等，某些其他的疾病（如克罗恩病、溃疡性结肠炎）可导致直肠肛管溃疡。一般情况下，可以说，任何影响肠道循环的因素都将导致直肠阻塞和溃疡。

• 一般的溃疡是由于外伤或其他原因造成的，其次是肠道细菌感染。

• 特异性溃疡是由特异性细菌或其他病原体感染引起的，如结核、梅毒性溃疡。

• 系统性疾病导致溃疡，如溃疡性结肠炎和克罗恩病。

这些差别中的一部分显示出重叠，因为两种病理情况可能存在于同一患者。因此，溃疡有可能是一般的病变，也可能是使直肠黏膜恶变的主要原因。普通的创伤性溃疡可能成为肺结核或梅毒感染的入口，进而使溃疡的性质发生彻底的改变。

病 因

直肠肛门区域的溃疡在病因和形态学方面是多变的。肛门溃疡形成的不同原因如下（表 13-1）。

表 13-1 肛门溃疡形成的原因

肛裂	真菌
痔和静脉曲张性溃疡	放线菌病
具有黏膜脱垂表现的溃疡	病毒感染
克罗恩病与溃疡性结肠炎	HIV 感染
直肠炎	疱疹病毒感染
毒素性	梅毒
细菌性	结核
放射性	直肠子宫内膜异位症
未分类	损伤
血管	自身病变
缺血性结肠炎	医源性
静脉曲张性溃疡	肛交
坏死性肠炎	栓剂
假膜性肠炎	对乙酰氨基酚
坏疽性脓皮病	麦角
热带感染	药物（尼可地尔）
阿米巴病	近端恶性肿瘤相关性
贾第虫病	溃疡
志贺军菌、沙门菌感染	特发性

体 征 和 症 状

在各类型及病因产生的直肠肛门溃疡均具有相似的症状。但溃疡的大小与症状的严重程度无关。在内括约肌以上的广泛溃疡可能会造成非常轻微和不确定的症状，而位于低位的小的溃疡可能引起巨大的痛苦，肌肉痉挛，神经紧张，并对邻近的身体器官产生反射性的干扰。

良性直肠肛门溃疡最突出的临床特点是：

- 腹泻。
- 疼痛。
- 出血。
- 脓液排出。
- 皮肤瘙痒。

腹泻

患者出现这种情况，但不知道根本原因其实是溃疡。大便可能会有 3～20 次，每天有所不同，并伴随着紧张及里急后重，消耗患者精力，造成患者体重快速下降。原因是暴露的神经末梢与粪便接触后，激发并加强了肠蠕动。直肠溃疡性腹泻的一个特点为夜晚平静，而白天频繁排便。

疼痛

在直肠溃疡中疼痛是一种非常不可靠和不确定的症状。患者可能没有疼痛，或存在极小、甚至严重的疼痛，这主要依赖于溃疡的位置及原因。如果溃疡在直肠的高位，在骶区会存在一种负重感及疼痛，这就是大部分患者抱怨的主要的不适感。如果溃疡位于低位，括约肌深面并累及具有敏感神经末梢的皮肤黏膜，主要症状可表现为尖锐痛、刺痛或烧灼感。

疼痛性溃疡通常是由于复发性生殖器疱疹、梅毒（在流行区）或创伤引起。严重的疼痛常见于肛周单纯疱疹感染（通常为间质可见）或肛周脓肿。最近，性病性淋巴肉芽肿已成为西方国家的一个主要病因。无痛性溃疡常与梅毒硬下疳有关联，但单纯疱疹病毒（HSV）和创伤必须时刻牢记（Russell, 2011）。

肛裂的疼痛可能是持续或间歇性的，通常是在排便期间或者便后最严重。而在排便间隔内，则表现为一种隐隐的疼痛，疼痛局限于直肠或向上至背部，也可向下延伸到四肢。患者可能更喜欢站立姿势，小心翼翼地坐着，或者以一种试探性的宽步态行走。

出血

出血的程度大小，取决于溃疡的位置和程度。这可能是轻微出血，流出液仅带点血，那溃疡可能相当轻微。而另一方面，若溃疡侵犯到大的动脉或静脉，出血量可能较大。

渗液

除了出血，还有不等量的黏液和脓液的渗出。渗出随着溃疡的大小和数量的增加而增加。渗液是黏稠的，色红，和脓液与坏死的组织碎片一起不断从肛门流出。

瘙痒

在长期的溃疡刺激下，肛门缘皮肤就会产生瘙痒。其可至任何方位，直至看到深裂隙。它通常会在溃疡痊愈之时痊愈。

诊断和调查

在大多数病案中，当获得准确的病史及详尽的体检后，肛门直肠溃疡都较容易被确诊。通常情况下，肛门直肠溃疡的确诊需借助乙状结肠镜或钡灌肠 X 线检查，其可以直观地显现直肠情况。只有在某些情况下，溃疡才较为明显。

内镜（宏观和微观表现）

大多数的溃疡在内镜下的表现是非特异性的，而组织病理学诊断则是提供诊断性的唯一手段。

溃疡的数量、大小、位置可以通过直肠镜或乙状结肠镜观察到。溃疡可浅可深，往往不是显而易见的，可被隐藏在黏膜褶皱之下。当然偶尔也能通过回缩肛周皮肤清晰地观察到。

结核性溃疡形态呈现 7 种形态：肛瘘、边缘破坏清晰的溃疡、直肠狭窄、多发性小溃疡、黏膜结节似的狼疮表现、黏膜溃疡和多疣的疣状病变。

典型的直肠良性孤立性溃疡（SRUS）的直观表现是小溃疡，表面具有白色附着物或黏膜充血的浅层病变，通常病变位于直肠前壁。SRUS 的内镜表现谱可呈现从充血的黏膜斑到大小不等的溃疡，再到广泛的息肉样病变的不同变化。通常病变距肛缘 5～10 cm。溃疡直径范围为 0.5～4 cm，但通常是 1～1.5 cm。

梅毒和软下疳溃疡起初是表浅的，多位于皮肤黏膜交界处的前方，疼痛明显，且多为光滑的、倾斜的、质地不硬。后期可产生黏膜裂隙，部分可能纤维化愈合形成瘢痕狭窄。

静脉曲张型溃疡在直肠黏膜面可出现清晰的不规则凹陷，其边缘稍隆起，基底部覆盖着淡黄色的脓液，而下方则是鲜红色的肉芽组织。通常情况下，溃疡部分周边的直肠静脉及直肠上的所有静脉均可呈现曲张表现，特别是当患者过劳时，它们在很大程度上呈现曲张的状态。

痔溃疡与静脉曲张性溃疡是完全不同的。痔溃疡通常具有裂隙状裂纹或表现为中央分裂，其突出部分由于血栓形成、外伤或腐蚀性注射，结痂脱落了。

急性出血性直肠溃疡综合征中的溃疡（AHRUS）小而浅，不规则或是圆周环绕表现，位于直肠末端近齿状线处，占 1/3 甚至整个直肠周径。

检查发现，艾滋病溃疡通常位于齿状线近端，在组织平面与其他溃疡鉴别。

溃疡性结肠炎患者存在弥漫性红斑、脆而易出血的血管、糜烂和多发性的浅表溃疡。克罗恩病患者可存在口腔溃疡，这些溃疡可纵向与正常黏膜一并存在，鹅卵石样表现，肠道狭窄、瘘管，甚至假憩室形成。创伤性溃疡包括单纯的肉芽，没有结节表现，不存在脓细胞及细菌的乳白色分泌物。

直肠肛门功能测试

直肠肛门功能测试结果存在可变性，因此测试不具备诊断或预测治疗反馈的作用。

放射学检查

排粪造影

排粪造影（又称直肠排便造影或动态的直肠检查）是一种新型的医学放射影像学检查方法，在这种影像学检查中可利用荧光技术使患者的机械排便过程实时可视化。在排便的各阶段对直肠肛门和盆底的解剖及功能进行动态的研究。这主要应用于诊断脱垂的溃疡。

钡剂灌肠

直肠黏膜的结节、直肠皱褶的增厚、狭窄的形成，息肉样病变，溃疡在钡剂灌肠时可见。然而，这不是一个具体和明确的诊断，因为这些特征不能与那些恶性特征相区别。

经直肠超声

经直肠超声检查简便，耐受性好，可以重复进行追踪检查。通过此检查可以很容易地发现和测量黏膜溃疡和直肠壁结构的变化。

整个直肠壁共分 5 层。黏膜被定义为最近探针的低回声层，固有肌层为最外层的低回声层。剩下的 3 个强回声层作为连接。一般情况下，各层彼此不同且之间不中断。溃疡的特点是作为一个强回声光点或中断超声显像中各层连续性的区域；肛门内括约肌明显增厚是最显著的特征，尽管增厚的黏膜下层和肛门外括约肌可能存在。直肠壁可以增厚，特别是固有肌层。黏膜和固有肌层之间边界的渐变也是可以观察到的。所有这些特点可能继发于慢性劳损。

肛门括约肌和耻骨直肠肌在静息和动态条件下也可以被评估，耻骨直肠肌还可通过探头的横向旋转清晰可见。在探头的挤压过程中，对于一个健康个体而言，肌肉的收缩与盆底的向上运动均可被一起观察到。在慢性劳损过程中，耻骨直肠肌的松弛度缺乏会伴随直肠套叠，好似近端到远端不同层次叠加式的典型的"洋葱状"结构形式，特别在 SRUS 内可被观察到。

鉴别诊断

本章内镜检查部分已经讨论了各种溃疡的直观表现。肛裂与继发于炎症性肠病的直肠溃疡要注意鉴别，有时仅通过肛裂的直观表现是很难鉴别的，因为这两种疾病均可引起浅表溃疡、颗粒外观、出血易碎的黏膜及水肿的黏膜。由于溃疡性结肠炎，假性息肉是最有可能存在的，但这一特征常见于结肠疾病而非直肠。溃疡性结肠炎的症状在一个较长的时间内进展着，而患者却很少抱怨腹

痛。数毫米到 2 cm 不等的多枚微黄斑的出现提示存在假膜或抗生素相关性肠炎，这是由于梭状芽孢杆菌毒素介导的疾病与之后抗生素治疗下的疾病很难鉴别。

在炎症性疾病早期，其诊断可通过粪便的细菌学检查来获取。肛门肉芽肿、裂隙及全层炎性病变提示 Crohn 病。非特异性炎症是溃疡性结肠炎或放射性直肠炎的特征，这仅能结合病史加以区别。如果培养出罕见生物，如隐孢子虫或病毒，那应考虑为免疫性疾病（如艾滋病、白血病）。鸡奸、肛交史应被提及，这有时会引发多个肛裂及肛周脓肿。

缺血极少影响直肠，但在老年群体中出现时，会突然发病，合并大量出血和腹痛。SRUS 的溃疡显而易见并可扪及硬结感并与直肠外组织固定。活检是必要的，以便与恶性病变区分开（Ellis，2011），其关键在于不要遗漏了早期恶性的直肠溃疡，甚至少许"不想做"的活组织切片检查也可提示。

特殊的直肠肛门溃疡

肛裂

肛裂是纵向溃疡，其可由近端向齿状线延伸至远侧的肛缘。它可能表现为急性肛裂时的剧烈疼痛，也可能存在慢性形态，特征为皮肤远端标志（前哨痔），近端肥大乳头，可显示出括约肌横向纤维的溃疡的基底部。疼痛在排便时加重，并伴随着出血的痕迹，血量少，色红。本一主题会在另一章中详细描述。

直肠溃疡

这种类型的直肠肛门是由痔核破溃引发的。这可能是由于痔核血栓形成随后坏死，硬粪块或异物造成的创伤，或由肠管绞窄引

起；也可能是为了缓解排便不畅使用冰，或使用腐蚀性物质于表面或注入痔核体起固化作用而产生。这种溃疡是痔导致的，无论在直肠肛门内部或外部，减少发生脱垂及梗阻，以及避免用冰或烧灼剂。患者可能出现晨起腹泻，但患者常因括约肌痉挛性收缩而半夜惊醒，并有便意。

手术治疗是正确的选择。需要扩张肛门括约肌，并通过电凝或结扎，去除溃疡性痔核。电凝夹闭手术是通过刺激及杀菌作用似乎更能达到预期效果。

静脉曲张性溃疡

这是一种慢性、顽固性溃疡，常发生在直肠黏膜静脉曲张的患者身上。其慢性化的原因是痔上静脉的曲张。这与痔性溃疡有所不同，就是因为它是慢性的。病因往往是受伤、黏膜的损伤或静脉曲张破裂，而后发生感染并导致溃疡。特别是那些极少运动的超重食客及饮酒者，容易便秘而倾向于发生这种类型的溃疡。

溃疡发生在皮肤黏膜缘上方，除了频繁地想排便之外，很少有其他症状，白天则更为显著。早上立即排便的欲望强烈，通常会伴有黏液和脓，甚至出现血。患者偶尔会出现严重出血倾向。一般都为隐痛，但当溃疡侵及肛门缘的皮肤黏膜组织时，患者会遭受剧烈的疼痛。在这种情况下，括约肌的痉挛也会使溃疡更为复杂化。

直肠静脉曲张性溃疡的治疗是非常烦琐和不令人满意的。在同一时间，没有彻底卧床休息的溃疡几乎不可能愈合。患者应尽可能地合理饮食，尽可能少地食用垃圾食品。

结核性溃疡

肺外结核（TB）在所有结核病例中所占比例小于 15%，而肠道结核仅占肺外疾病的 1% 以下。最常见的肛门结核的大体形态以溃疡性形式呈现，通常表现为浅表溃疡，并有出血坏死的基础，呈颗粒状，覆盖着厚厚的脓性黏液。

由结核杆菌进入胃肠道的假设性机制：① 儿童时期患血型播散性原发性肺结核，之后复发。② 摄入来自活动性肺结核的痰。③ 直接扩散到邻近脏器。④ 通过淋巴途径感染淋巴结。

主要的症状是发热、厌食、体重减轻。发热为低热、间歇性、不伴有寒战和僵直，很少超过 38.3℃（101F°）。粪便中带新鲜血液，肛门疼痛或流液，多发或复发的肛瘘和会阴溃疡不是特有的不同于其他肛门的病变，尤其是克罗恩病。在发展中国家，肺结核是很常见的。但在过去的几十年中，西欧国家结核病的发病率有所下降。肛门和肛周结核存在 4 种类型：溃疡型、疣状、狼疮型和武装型，最常见的是溃疡型。它可能是由于结核集中于肺或肠道造成的，也可能是初发。当然，肛门结核阳性诊断仍依赖于病理学和细菌学的评估。

培养可以明确结核的诊断。对结核分枝杆菌的粪便检查（也可能是痰、胃分泌物、尿液）以及血和内镜活检的组织学评估都是需要完成的。显微镜检查显示多个干酪样肉芽肿包含上皮细胞和大量朗汉斯巨细胞，伴慢性炎性细胞及围绕一个干酪样中心区域的组织细胞浸润，利用 Ziehl–Neelsen 法及抗酸杆菌染色涂片加以鉴别。一个包含硬化基底及黏液脓性分泌物的棱角分明的溃疡会逐步发展成为结节的中心。当代的辐射评估和聚合酶链反应（PCR）越来越多地被应用。肛门的粟粒状病变已发展成为播散性结核的一部分。

与结核相关的肛门溃疡性病变在如下的几周治疗中得到复原。肛门结核的治疗是内科的。如果有肛瘘及脓肿的存在，外科手术也是必需的。通常通过几周的如下治疗，与结核相关的肛门溃疡性病变会得到恢复。所有的患者都应该接受常规抗结核治疗至少 6 个月，包括最初的 2 个月的利福平、异烟肼、吡嗪酰胺、乙胺丁醇治疗。

梅毒性溃疡

性病直肠溃疡较为常见，其因鸡奸而获得。极少遇到直肠溃疡的先天性病例。在获得组中，梅毒性溃疡可发生在初期，后出现梅毒瘤样的直肠病损；在肛周及皮肤黏膜区域也常可见。修复的黏膜具有感染性，但相对无痛。当累及肛门时，腹股沟淋巴结可出现典型的固定、分散、硬而圆的表现。

梅毒性溃疡的发病率有所增加，特别是由于无保护措施的肛交。直肠梅毒常被漏诊，因为它通常无症状或仅引起轻微症状。直肠梅毒是最伟大的"伪装者"，其症状多变，包括瘙痒、出血、里急后重、排便紧迫感、肛门排液（可能为脓、黏液、附着的血液等）。然而，直肠梅毒扩展至肛缘和齿状线之间的实例已经被报道。直肠的硬下疳可见弥漫性慢性炎性细胞浸润，其主要由固有层浆细胞和某些血管构成（苏木精–伊红染色，×200）。大量的螺旋体存在于一个特殊染色的直肠活检标本中（Warthin-Starry 染色）。患者单剂量肌内注射苄星青霉素 240 万 U，一个单一剂量的青霉素治疗引起的直肠溃疡快速复原。

痢疾溃疡

痢疾涉及整个大肠，乙状结肠和直肠为其最好发的部位。下消化道的慢性疾病常导致痢疾。发病机制通常为肠道碎屑和致病菌紊乱，随着肠道的蠕动到达下段结肠，从而导致了急性痢疾、散发性痢疾和时疫痢。直肠和乙状结肠的慢性局限性溃疡通常伴随着腹泻及黏液脓血便的典型症状。各种原因导致的直肠溃疡及其伴随的症状都难以和其他痢疾性溃疡区分开来。通常直肠和乙状结肠溃疡均被误认为是慢性痢疾。阿米巴痢疾或志贺杆菌感染的一般特征都已经确立。肠黏膜的纤维性渗出通常为痢疾的起始步骤，持续的纤维性渗出会导致肠黏膜血供障碍，随后肠黏膜上皮脱落就会导致溃疡。如果上皮脱落较为表浅，肠黏膜尚可完成自然修复，若渗出较深或达到黏膜下组织，就会导致瘢痕愈合，最终导致肠腔不同程度的狭窄。溃疡可以小而局限，也可以往外蔓延，有时甚至环绕整个肠管；溃疡通常呈星形或者不规则形；单发或者多发。以往发现痢疾溃疡会并发穿孔，但相对于直肠肠腔狭窄来说，穿孔发生的概率相对要小得多。已有不少药物，如吐根碱、氯喹、甲硝唑（灭滴灵）、磺甲硝咪唑（替硝唑）、二氯尼特、塞克硝唑等，可用于防止并发症的发生。

艾滋病相关的直肠肛门溃疡

艾滋病患者常出现直肠疾病，此类现象呈现出三种状态。

• 直肠疾病患者通常具有共性（痔、肛裂、瘙痒）。

• 具有高风险行为的疾病，如肛交引起括约肌损伤导致直肠炎、肛门生殖器溃疡。

• 与 HIV 感染相关的疾病，如肛门溃疡和特殊的机会性感染。

高达 1/3 的与艾滋病毒感染相关的直肠肛门病理检查时可发现直肠肛门溃疡（Gonzalez-Ruiz 等，2004）。

艾滋病直肠肛门区域的溃疡性疾病患者常表现出严重的不能忍受的痛苦，这种疼痛与不洁食物相关。好比肛裂，排便时疼痛明显，但艾滋病溃疡更可能引发与肠道运动无关且不可思议的疼痛。

大部分的特发性溃疡具有特征性的外观。约80%位于后正中线，更接近肛门，靠近齿状线。不像肛裂，其缺乏前哨痔，静息状态下的肛门括约肌张力是下降的。艾滋病相关的溃疡是广泛的，且极其糜烂。沿着黏膜下层及内括约肌平面进行解剖可侵入到内括约肌以了解更深层次的疾病。溃疡的边缘通常是翻转的，一个小腔隙（死胡同）可在肛管的黏膜和外括约肌之间被观察到。这个腔作为粪便和脓的积累池，这反过来又会导致骨盆压力和放射到腿部的疼痛。在更严重的病例中，这个过程可以推进到肛后空间而最终突破皮肤。这些溃疡在排便时会引发无法忍受的疼痛（Modesto 和 Gottesman，1997）。

从肛门溃疡基底部的长期培养中发现了结核分枝杆菌的存在。病毒培养检测到巨细胞病毒（CMV）、耐阿昔洛韦的单纯疱疹病毒（HSV）菌株，这也可引起广泛的肛门溃疡。通过直肠活检巨细胞病毒可被检测。分离出 CMV 的直肠炎是罕见的，呈现非特异性症状，如里急后重、腹泻、便血（Weledji，2013）。腹泻加重了肛门溃疡，并且存在志贺菌、空肠弯曲菌、沙门菌、隐孢子虫与显微囊肿、贾第鞭毛虫及阿米巴卵的粪便培养是强制性的。活检可确定溃疡可治性的病因，包括单纯疱疹病毒、巨细胞病毒、梅毒螺旋体、结核杆菌、球菌、嗜血杆菌、沙眼衣原体（Beck 和 Wexner，1990）。罕见的特发性肛门溃疡构成排除上述病理的诊断（El-Attar 和 Evans，1999）。

除了艾滋病的标准治疗，CMV 内科治疗需要根据临床反应静脉注射更昔洛韦或静脉滴注膦甲酸钠，持续3～6周（Whitley 等，1998）。疼痛减轻依赖局部类固醇注射使用来实现。清创手术是消除粪便及脓液的"口袋"。如果括约肌受累，可能需要进行内括约肌切断术。进行开窗术可使得溃疡的基底部能被注入病灶内类固醇制剂（Modesto 和 Gottesman，1997）。

肛周化脓性疾病是艾滋病患者常见的情况。脓肿应采用小切口排脓，引流条的使用将有助于减少脓毒症的复发。脓液也应该进行培养并使用广谱抗生素。随着 HAART 疗法应用的增加，艾滋病相关的直肠溃疡的发病率已明显下降。

孤立性直肠溃疡综合征

介绍

孤立性直肠溃疡综合征（solitary rectal ulcer syndrome，SRUS）早在1813年便被巴黎的 Cruveilhier 首次描述，现在使用的 SRUS 学名则是在1930年由 Lloyd-Devis 提出。SRUS 目前仍是一种相对不易诊断和了解不多的疾病。这种情况在热带地区显得更为突出，因为这里还有许多其他症状相似的直肠疾病（如肠阿米巴病、肠贾第虫病和肠结核）需要与 SRUS 鉴别。另外，早期直肠癌表现有时与 SRUS 相似，在一些少见的情形中直肠癌还可以合并 SRUS，这两种情形都需引起注意。仅有20%的 SRUS 患者表现为单发溃疡，因此 SRUS 称为孤立性溃疡实际上并不恰当（Madigan 和 Morson，1969）。

临床特征

SRUS 表现为排便紊乱并具有以下典型特征（Vaizey 等，1997）。

- 血便、黏液便伴粪便形状改变和里急后重。
- 内部或外部直肠脱垂征象，排粪造影或显示异常的会阴下降。

乙状结肠镜检下可见红疹、溃疡或息肉样病变。SRUS 一般是孤立性的，但也可以是多发的。SRUS 好发于直肠前壁，其病变也可以是广泛的，甚至累及直肠环周（图 13-1）。

SRUS 的组织学证据为直肠壁黏膜固有层纤维性闭塞，表现为黏膜肌层紊乱、平滑肌纤维突入固有层。孤立性直肠溃疡 (solitary rectal ulcer, SRU) 或黏膜下垂综合征常具有以下组织学特点。

- 非溃疡期病变处表面完整，上皮可见凹陷。
- 溃疡期（表现为 SRUS）黏膜糜烂，被覆黏液、纤维蛋白、粒细胞和脱落上皮的组成的薄膜。
- 固有层消失，代之以纤维膜细胞和非横纹肌纤维。
- 黏膜肌层常增厚，固有层不伴或仅有轻微红肿、浸润。

- 增厚性上皮凹陷，杯状细胞数量减少。

固有层增厚伴纤维母细胞迁入黏膜肌层是 SRUS 的诊断要点 (Geile 和 Stahl, 1993)。

SRUS 发病机制

SRUS 相关病因学和发病机制尚未被完全阐明，但许多因素可能与之相关。其中公认的机制涉及外伤直接损伤、局部缺血、内部和外部黏膜脱垂。研究显示，会阴下降和耻骨直肠肌在排便过程中的不正常收缩是引起外伤、造成直肠前壁压迫肛管上端的原因。溃疡病变在对固定盆底的过度牵拉或盆底失弛缓过程中发生。黏膜脱垂，不论显性还是隐性，是 SRUS 最常见的潜在发病机制。尽管这一假设看似合理，但它并未得到证实，因为直肠黏膜套叠在正常人中也很常见，但直肠脱垂和 SRUS 的发生却很罕见。此外，并不是所有直肠脱垂患者都有 SRUS，反之亦然。

这可能引起静脉淤滞、血流不畅、直肠黏膜水肿、缺血改变，从而导致黏膜溃疡。黏膜缺血还有可能与血管壁被成纤维细胞所替代以及肛管括约肌压力有关。另外，SRUS 的直肠黏膜血流速度与正常交通性便

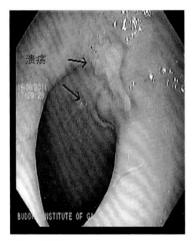

直肠：溃疡

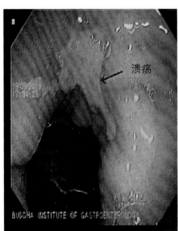

直肠：溃疡

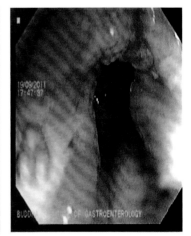

发炎的肛管

图 13-1 直肠肛管炎症性表现的 SRUS

秘接近，提示可能存在与此类便秘相似的自主胆碱能肠神经活动异常。患者自行用手指插入肛门，以便减轻直肠脱垂或排泄粪便，也可能造成黏膜直接损伤和溃疡。

而且，黏膜溃疡常常发生在直肠数字化影像检查不能囊括的直肠中段。因此，有观点认为直肠脱垂和SRUS是两种独立的疾病。在儿童中，继发于慢性机械性和缺血性损伤、坚硬粪便所致炎症和直肠套叠的SRUS常有一些典型的组织学特征，如固有层纤维肌性闭塞和肌纤维紊乱（Zhu等，2014）。

检查

（1）乙状结肠镜：乙状结肠镜下直肠活检具有诊断意义。黏膜溃疡可见于超过一半的患者。息肉性病变可见于大约25%的患者。多发的斑块状充血黏膜可见于大约1/3的患者。这些病变常见于直肠前壁或前外侧壁，位于直肠皱褶中央，距离肛缘5～10 cm。

SRUS的组织学诊断标准已经得到很好的建立，可见直肠黏膜被拉伸，腺体基底部扭曲尤其明显。当这些腺体异位分布于黏膜下层时，可能发生表浅出血。固有层可见水肿、成纤维细胞增生、内侧环状肌层增厚明显，超过黏膜下水肿性增厚程度。

SRUS有时还可呈现一些特异性表现，如两个肌纤维层相互交叉、内层肌纤维结节性硬化、外层纵性肌纤维聚集。有时还可见肠隐窝上皮细胞退化、表面糜烂、表浅毛细血管充血、炎症细胞缺乏。组织学证据对于鉴别SRUS和恶性肿瘤或癌变是必需的。

（2）排便造影：有助于进一步了解SRUS的病理生理学改变，但它用于SRUS诊断的价值有限。一些诸如内部或外部脱垂的异常表现可见于大约75%的SRUS患者。

肠套叠和排便延迟也很常见（Felt-Bersma和Cuesta，2001）。

（3）钡剂灌肠：典型表现为结节状直肠黏膜、直肠皱褶增厚、狭窄、息肉型病变和溃疡。然后，钡剂灌肠是一种并不可靠的方法，因为这些特征不能用于与恶性疾病的鉴别。

（4）经直肠超声检查（transrectal ultrasonography，TRUS）：在经直肠超声检查中，尽管有时也可见直肠黏膜下层和肛管外括约肌增厚，但肛管外括约肌和固有肌层的增厚是更为显著的特征。直肠壁可能增厚，尤其是固有肌层增厚。另外，也可见黏膜和固有肌层的边界不清。所有这些特征性改变可能继发于慢性的牵拉。

（5）直肠肛管测压：测试的结果变异性较大，这些检测对于建立诊断和预测治疗反应并没有帮助。患者肛管压力并无显著改变，或者在具有长期牵拉和会阴下降病史的患者中可见更低的肛管静息压。SRUS患者可见直肠最大容受体积降低以及肛门痉挛征象。球囊排除时间可能延长。

鉴别诊断

鉴别SRUS和早期直肠肛管浸润癌至关重要，伴有热带地区疾病时，两者极易混淆。直肠阿米巴病在东南亚十分常见，且与SRUS症状相似；直肠偶发的阿米巴脓肿（阿米巴肉芽肿）经常需要活检才能与恶性疾病鉴别。另外一些感染性疾病，如贾第虫病、肠道寄生虫病（特别是蛲虫）和性传播疾病（如梅毒和淋病）也可能产生类似的病变。特别是在男同性恋患者中发生率显著升高的艾滋病，有时呈现出怪异的直肠肛管病变。另外，诸如克罗恩病、溃疡性结肠炎之类的炎性肠病和缺血性坏死性结肠炎之类的血管性病变也可能表现为直肠肛管病变。粪块性溃疡的发生与压实的直肠粪块和顽固性便秘有关，它也可呈现出直肠黏膜病变。

可能由于生活方式的改变，子宫内膜异位症的发病率也呈总体上升趋势。直肠子宫内膜异位症可表现为直肠溃疡和出血，但这种疾病仅限于一些南美国家。另外，长期使用麦角新碱肛门栓剂也可能诱发直肠溃疡。医源性或非医源性的直肠肛管外伤，特别是出现临床表现时间较晚（特别是无既往病史）的，也可能是原因之一。对于所有这些情况，进行恰当的患者病情评估有助于SRUS 的诊断。

SRUS 的治疗

（1）保守治疗：治疗的目的应是恢复正常的排便习惯。应指导患者避免过度用力排便，调节排便习惯，与治疗师合作进行盆底锻炼或习惯再训练。饮食应保证充足纤维和液体摄入。另外，还需考虑适度通便药物的使用和心理因素的作用。如果上述保守治疗措施的疗效不明显，手术治疗应作为最后的选择。

高纤维饮食有助于但并不足以促使疾病痊愈。避免过度用力排便能够改善大约 2/3患者的症状，乙状结肠镜检查能够改善大约30% 患者的溃疡状况。

局部的类固醇药物治疗、柳氮磺胺吡啶灌肠效果并不明显。使用硫糖铝灌肠和5- 氨基水杨酸有一定效果。局部使用人纤维蛋白密封胶仅在少数患者中观察到治疗效果。

（2）手术治疗：仅用于包括生物反馈治疗在内的保守治疗失败、直肠黏膜显著增厚、直肠壁全层脱垂患者。考虑到慢性损伤和 SRUS 的高度相关性，手术仅适用于高度选择的病例。手术可能造成的术后便秘，也是 SRUS 的发病机制之一。

一般而言，SRUS 的手术治疗包括前切除术、直肠固定术和 Delorme 术。伴有直肠外部脱垂患者的最佳治疗方式是黏膜切除或者改良的 Delorme 术。而对于主要表现为直肠内部脱垂的患者，应当采用切除术或直肠固定术。

在一项研究中，手术治疗的总体效果并不让人满意。其中 50% 的患者获得了一定程度的改善，14 例（30%）患者由于便秘需要进行造口治疗，而另有 8 例患者（12%）进行了额外的手术。发生肛门失禁和排便不尽的患者预后不良。

在这些治疗中，非手术治疗是所有治疗的基础。在未出现任何明显的直肠脱垂时，患者咨询、高纤维因素、通便药物和最小化排便时间是治疗的基石。他们需要避免过度用力排便和用手指插入肛门协助排便。

（3）物理疗法和生物反馈训练：生物反馈指的是能够让个体为了改善健康和症状而学习如何改变生理学活动的过程。精密仪器测量生理活动的参数包括脑电波、心功能、呼吸、肌肉活动和皮肤温度。这些仪器能够快速准确地反馈用户信息。

这些信息协同思考、情绪和行为的改变而呈现，能够支持治疗所需的生理学改变。在训练一段时间后，这些生理改变能够在不使用仪器的情况得以持续。因此，生物反馈训练是一种最有效的方式。而目前仅有少数生物反馈相关研究发表。

在一项研究中，术前和术后的生物反馈治疗能够降低疾病复发率（Binnie 等，1992）。在另一项研究中，13 例患者使用了生物反馈治疗，其中包含 5 例既往接受手术治疗的患者；最终共有 8 例患者治愈或症状消失，但研究中有 9 例患者的溃疡并未完全治愈（Vaizey 等，1997）。在另一项研究中，未接受手术治疗的患者表现出良好的生物反馈治疗效果。SRUS 的诊断和治疗方案如图 13-2 所示。

栓剂相关性溃疡

栓剂为可以插入身体空隙的固态药物剂型。直肠肛门区是药物吸收的有效区域，由于它具有中性 pH、缺乏酶活性、痔静脉旁开肝脏，因此药物无须经过首道新陈代谢。

用于栓剂的某些药物或化学制品有相关药理作用，从而产生了肛门溃疡。两组药物（麦角胺及 morphomimetics）在长期使用后已被证实会导致直肠肛门溃疡。长时间使用或滥用右旋丙氧芬和对乙酰氨基酚栓剂来缓解偏头痛、头痛以及其他的疼痛，往往导致广泛的直肠肛门溃疡（Fenzy 和 Bogomoletz，1987）。众所周知，含非甾体抗炎药的栓剂会诱导产生直肠肛门溃疡（Gizzi 等，1990）。由于局部及可能叠加的麦角胺全身性影响所产生的直肠肛门溃疡已经被报道。大部分的患者是不明原因的女性（Eigler 等，1986）。

栓剂引起溃疡的发病机制尚不清楚。然而，剂量依赖性的血管收缩是一种可能的解释（Roche 等，2010；Wagner 等，2014）。此外，由于栓剂造成的局部损伤将有可能推动溃疡的进展。

症状是假性冲动型排便、里急后重、肛门疼痛、直肠出血、黏膜排液、便秘，继发严重狭窄性肠梗阻（Casas 等，2011）。肛周皮肤病变可能存在于多达一半的患者身上（D'Haens 等，1993）。

大而深的溃疡常在直肠肛门黏膜处被观察到。它们是慢性的，可深达肛门括约肌

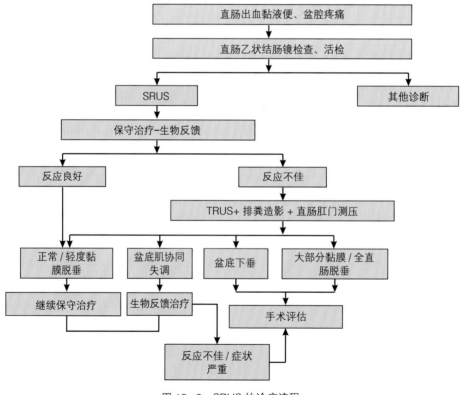

图 13-2　SRUS 的诊疗流程

水平。结肠镜检查结果显示，其具有弥漫性黏膜炎症、溃疡和假性息肉性病变。在严重的病例中，直肠纤维化狭窄或内瘘均会形成。CT 显示直肠壁增厚，并伴有直肠周围脂肪和非特异性淋巴结肿大的炎症性变化（Casas 等，2011）。

在大多数病例中，为防止栓剂性的狭窄而停止使用栓剂后溃疡会愈合。其他治疗方案是局部注射类固醇和内镜扩张术，因为这些溃疡往往与直肠肛门狭窄相关。在严重的病例中，甚至要进行结肠造口（Katsinelos 等，2007）。

尼可地尔诱发的溃疡

尼可地尔是钾通道激活剂，它具有附加的硝酸盐效应，可作为血管扩张剂来控制心绞痛。每 1 000 例肛门溃疡患者中有将近 4 例服用尼可地尔（Colvin 等，2012）。据说目前这方面仍广泛漏诊，且发病机制尚不清楚。作者猜测这其中存在剂量依赖性的致病机制、血管盗血现象（尽管咽、回肠和肛门是血管流经区域）及尼可地尔本身或其代谢物的直接局部作用（Toquero 等，2006）。

尼可地尔产生的溃疡具有与其他溃疡相类似的形态学表现：一个足以显示其内部括约肌肌纤维的独特"冲击"形成的深腔。其溃疡界限清晰，受损边缘洁净。组织学显示肉芽组织与急性炎症相关，但没有证据表明其与肉芽肿或恶性肿瘤相关。特别是，没有血管炎症证据的存在（Watson 等，2004）。应做活检排除其他原因。溃疡的生长与尼可地尔的使用有一定的联系，是缺血性心脏病（IHD）的严重程度的指标（Katory 等，2004）。

药物停用之后溃疡痊愈。停用药物的过程应由医师指导。

急性出血性直肠溃疡（AHRU）

1974 年，Delancy 与 Hitch 报道了来自与并发症（如呼吸衰竭、肾衰竭、糖尿病、动脉粥样硬化）相关的直肠孤立性溃疡的病例，这些病例可存在急性、无症状、危及生命的出血。1981 年，Soeno 等人使用术语急性出血性直肠溃疡（AHRU）来描述这些病例。这样的病例通常在 ICU 可见。临床上此类病变的特点是突发性，无痛性，来自孤立或多发性直肠溃疡的大量出血，这样的患者往往存在严重隐性疾病。这种病变通常位于齿状线上 3～10 cm，发病机制还未可知（Tseng 等，2004）。已经有来自日本和东亚国家对 AHRU 进行了多次报道，但在西方国家已经很少出现。原因可能是这类病例的漏报，很少出现消化道出血病例的地区上报较为困难（Hendrickson 等，2003）。

急性出血性直肠溃疡的病因有直肠脱垂、自行损伤、医源性或特发性因素。一个共同的机制可能为浓稠的粪便压迫造成黏膜坏死形成溃疡，而直肠黏膜受损进一步使情况复杂化。另外，Hendrickson 提出直肠同胃一样，容易引起应激性缺血，导致类似缺血性胃溃疡的直肠溃疡生长（Hendrickson 等，2003）。

组织病理学检查可显示覆盖的上皮细胞被侵蚀坏死，出血，上皮与间质层内血管血栓，这些与心血管功能紊乱、休克或脓毒血症、应激性微血管循环障碍的患者所看到的胃肠道出血坏死的情况一致（Oku 等，2006）。

最常见的内镜特征是直肠下端的多发性溃疡。大多数的溃疡呈圆形。这些病例没有显示缺血性结肠炎的纵向溃疡及"拇纹征"表现。近端结肠溃疡也没有看到（Nakamura 等，1997）。不规则形的溃疡是最为常见的，其次是类圆形溃疡。孤立性溃疡也最为常见（Oku 等，2006）。

AHRU 的预后主要取决于基础疾病的准确诊断和治疗。内镜下止血，可使用各种方式，如注射肾上腺素、热凝固、硬化剂注射、血管夹闭术（Matsushita 等，1998）。然而，再出血的风险高，血管造影栓塞是一种危及生命的大出血的手术治疗的替代性技术（Lin 等，2011）。局部切除，肛门结扎，重复绑扎也似乎是非常有效的（Hendrickson 等，2003）。

辐射诱发的直肠肛门溃疡

靶向电离辐射直接作用于肿瘤和癌旁组织的治疗取得了巨大改进，但肿瘤治疗中放射治疗仍可导致直肠肛门损伤。直肠肛管区域内的放射性溃疡被认为主要由前列腺近距离放射治疗（Phan 等，2009）或由于骨盆区域内的外照射治疗（Shadad 等，2013）引起。

根据美国肿瘤放射治疗协作组（RTOG）的建议，欧洲癌症研究与治疗组织（EORTC）指出，急性不良反应是那些放射治疗在 1～90 日出现的，而慢性的变化是那些急性不良反应出现之后或急性变化发展而来的。直肠肛门溃疡大部分出现较晚。在两份 RTOG 的前瞻性研究中，3.3% 的患者出现 3 级或更高强度的迟发性肠道后遗症。其中，1.6% 被认为是直肠炎，0.4% 为直肠狭窄，1.7% 为直肠出血或溃疡（O'Brien，2001）。从纪念斯隆-凯特琳癌症中心的一系列报告中可以看出，前列腺近距离放射治疗的 92 例患者中有 5 例形成直肠溃疡、3 例发展成为肛瘘（Wallner 等，1996）。而直肠溃疡和瘘管是慢性放射性直肠炎中最可怕的并发症。

通常症状类似于恶性肿瘤或炎性肠病。患者出现疼痛，里急后重，腹泻，吸收不良和肠道狭窄的症状，同时粪便也带有血及黏液。确切的病理尚不明确，但动物研究显示黏膜下的变化和黏膜溃疡相关（O'Brien，2001）。原因可能是辐射更有效地抑制了分裂细胞、未分化细胞，并具备较大的分裂细胞负荷。因此，黏膜成为辐射损伤的首选靶点。

排除活跃的恶性肿瘤和炎性肠病最为重要。放射性直肠炎的诊断主要是内镜及活检。

减低辐射受损的黏膜慢性形态特征为缺乏血管标志、糜烂及常见的深部溃疡，深灰绿色的具有光滑边界基底。纤维化和瘢痕往往导致狭窄。除外溃疡和萎缩黏膜的改变，黏膜下层呈现成纤维细胞增殖和硬化的血管和结缔组织的变化。影像学研究已经证实了该改变的存在，并可识别瘘、狭窄、溃疡的范围及更细微的黏膜变化。如果内镜因出血及狭窄无法进行观察，则需特别注意肠系膜下动脉的动脉造影，可能会提供有关持续性出血及循环受损的肠道范围的信息（Stein，2003）。

放射性溃疡直肠肛管的治疗方式包括硫糖铝、米索前列醇、氨磷汀灌肠、栓剂和高压氧舱治疗（HBO）。内镜治疗时最好用氩离子凝固术，这样更安全，更便宜，比较热的双极电凝使用可能更为广泛。若手术中保留狭窄和瘘，也可以尝试应用 Nd：YAG 激光和局部甲醛（Silva 等，2013）。腔内溃疡外加肛瘘，可能需要切除才能治愈。

（王宇翔　译）

参考文献

［1］Beck DE, Wexner SD. AIDS and the colorectal surgeon. Part II; anorectal diseases. Postgrad Adv Colorectal Surg. 1990: 1-13.

［2］Binnie NR, Papachrysostomou M, Clare N, et al. Solitary rectal ulcer: the place of biofeedback and surgery in the treatment of the syndrome. World J Surg. 1992; 16: 836.

［3］Casas M, et al. Rectal ulcer induced by suppositories. Rev Esp Enferm Dig. 2011; 103(10): 553-554.

［4］Colvin HS, et al. Nicorandil associated anal ulcers: an estimate of incidence. Ann R Coll Surg Engl. 2012; 94(3): 170-172.

［5］D'Haens G, et al. Proctitis and rectal stenosis induced by non steroidal anti inflammatory suppositories. J Clin Gastroenterol. 1993; 17: 207-212.

［6］Eigler FW, Schaarschmidt K, Gross E, et al. Anorectal ulcers as a complication of migraine therapy. J R Soc Med. 1986; 79(7): 424-426.

［7］El-Attar SM, Evans DV. Anal warts, sexually transmitted diseases, and anorectal conditions associated with human immunodeficiency virus. Prim Care. 1999; 26: 81-100.

［8］Felt-Bersma RJF, Cuesta MG. Disorders of the anorectum: rectal prolapse, rectal intussusception, rectocele, and solitary rectal ulcer syndrome. Gastroenterol Clin North Am. 2001; 30(1): 1-295.

［9］Fenzy A, Bogomoletz WV. Anorectal ulceration due to abuse of dextropropoxyphene and paracetamol suppositories. J R Soc Med. 1987; 80: 62.

［10］Geile D, Stahl R. The value of defaecography for treatment decisions. In: Buchmann P, Briihlmann W, editors. Investigation of anorectal functional disorders. Berlin/Heidelberg: Springer; 1993.

［11］Gizzi G, Villani V, Brandi G, et al. Ano-rectal lesions in patients taking suppositories containing non- steroidal anti-inflammatory drugs (NSAID). Endoscopy. 1990; 22: 146-148.

［12］Gonzalez-Ruiz C, et al. Anorectal pathology in HIV/ AIDS-infected patients has not been impacted by highly active antiretroviral therapy. Dis Colon Rectum. 2004; 47(9): 1483-1486.

［13］Hai AA, editor. ASI: textbook of surgery. New Delhi/New York: Mcgraw Hill; 2004.

［14］Hendrickson RJ, Diaz AA, Salloum R, et al. Benign rectal ulcer: an underground cause of inpatient lower gastrointestinal bleeding. Surg Endosc. 2003; 17: 1759-1765.

［15］Hung HY, Changchien CR, You JF, et al. Massive hematochezia from acute hemorrhagic rectal ulcer in patients with severe comorbid illness: rapid control of bleeding by per anal suturing of bleeder using anoretractor. Dis Colon Rectum. 2006; 49(2): 238-243.

［16］Katory M, Davies B, Arasaradnam R, et al. Nicorandil associated anal ulceration. Colorectal Dis. 2004; 6: 527.

［17］Katsinelos P, Beltsis A, Paroutoglou G, et al. Severe rectal inflammation followed by stenosis induced by long-term abuse of analgesic suppositories containing paracetamol, caffeine, and codeine. Ann Gastroenterol. 2007; 17(4): 417-419.

［18］Kinirons MT, Ellis H. French's Index of Differential Diagnosis, 15th Edition An A -Z. Hodder Arnold, 2011. London.

［19］Lin CK, Liang CC, Chang HT, et al. Acute hemorrhagic rectal ulcer: an important cause of lower gastrointestinal bleeding in the critically ill patients. Dig Dis Sci. 2011; 56(12): 3631-3637.

［20］Madigan MR, Morson BC. Solitary ulcer of the rectum. Gut. 1969; 10: 871-881.

［21］Matsushita M, Hajiro K, Takakuwa H, et al. Bleeding stercoral ulcer with visible vessels: effective endoscopic injection therapy without electrocoagulation. Gastrointest Endosc. 1998; 48: 559.

［22］Modesto VL, Gottesman L. Surgical debridement and intralesional steroid injection in the treatment of idiopathic AIDS related anal ulcerations. Am J Surg. 1997; 174: 439-444.

［23］Nakamura S, et al. Clinical and endoscopic characterization of acute hemorrhagic rectal ulcer syndrome. Gastrointest Endosc. 1997; 45(4): AB113.

［24］O'Brien PC. Radiation injury of the rectum. Radiother Oncol. 2001; 60(1): 1-14.

［25］Oku T, Maeda M, Ihara H, et al. Clinical and endoscopic features of acute hemorrhagic rectal ulcer. J Gastroenterol. 2006; 41(10): 962-970.

［26］Phan J, Swanson DA, Levy LB, et al. Late rectal complications after prostate brachytherapy for localized prostate cancer: incidence and management. Cancer. 2009; 115: 1827-1839.

［27］Roche B, Csatár E, Robert-Yap J. Dermatological anal and perianal diseases. In: Givel JC, Mortensen NJ, Roche B, editors. Anorectal and colonic diseases. Berlin/Heidelberg: Springer; 2010: 407.

［28］Russell D. Anorectal infections. In: Zenilman JM, Shahmanesh M, editors. Sexually transmitted infections: diagnosis, management, and treatment. Sudbury: Jones & Bartlett Publishers; 2011: 219-227.

［29］Shadad AK, Sullivan FJ, Martin JD, et al. Gastrointestinal radiation injury: prevention and treatment. World J Gastroenterol. 2013; 19(2): 199-208.

［30］Silva JD, Veloso N, Godinho R, et al. A rare cause of rectal ulceration. J Port Gastrenterol. 2013; 20(3): 138-139.

［31］Stein E. Anorectal and colon diseases. Berlin/Heidelberg: Springer; 2003: 395.

［32］Toquero L, Briggs CD, Bassuini MM, et al. Anal ulceration associated with Nicorandil: case series and review of the literature. Colorectal Dis. 2006; 8(8): 717-720.

[33] Tseng C, Chen L, Tsai K, et al. Acute Hemorrhagic Rectal Ulcer Syndrome: A New Clinical Entity? Report of 19 Cases and Review of the Literature. Diseases of the Colon & Rectum. 2004; 47(6): 895−905.

[34] Vaizey CJ, Roy AJ, Kamm MA. Prospective evaluation of the treatment of solitary rectal ulcer syndrome with biofeedback. Gut. 1997; 41: 817.

[35] Wagner G, Sand C, Sachse M. Perianale und rektale Ulzera nach Abusus von Paracetamol-Codein- Suppositorien. Hautarzt. 2014; 66(3): 199−202.

[36] Wallner K, Roy J, Harrison L. Tumor control and morbidity following transperineal I-125 implantation for T1/ T2 prostatic carcinoma. J Clin Oncol. 1996; 14: 449−453.

[37] Watson A, Suttie S, Fraser A, et al. Nicorandil associated anal ulceration. Colorectal Dis. 2004; 6(5): 330−331.

[38] Weledji EP. Human immunodeficiency virus and the anorectum. Alex J Med. 2013; 49(2): 163−167.

[39] Whitley RJ, Jacobson MA, Freidberg DN, et al. Guidelines for the treatment of cytomegalovirus diseases in patients with AIDS in the era of potent antiretroviral therapy: recommendations of an international panel. Arch Intern Med. 1998; 158: 957−969.

[40] Zhu QC, Shen RR, Qin HL, et al. Solitary rectal ulcer syndrome: clinical features, pathophysiology, diagnosis and treatment strategies. World J Gastroenterol. 2014; 20(3): 738−744.

第14章
直肠肛门良性狭窄

Benign Strictures of Anorectum

P. N. Joshi and C. Kale

概　述

　　缩小的肛管无法被扩开称为肛门狭窄。狭窄可能是真正的解剖上的狭窄，也可能是继发于肌肉痉挛的功能性狭窄。直肠狭窄是直肠慢性缩小的过程，导致粪便无法通过。急性狭窄有动态变化，并且是可逆的。而慢性狭窄是没有动态变化，具有不可逆性。这些狭窄根据部位分类，可分为高位、中位、低位或弥漫性；根据结构分类，可分为环状、膈膜状或管状；根据严重程度分类，可分为轻度，允许润滑的示指顺利通过；中度，示指用力后通过；严重，小指通过也有困难。

诊　断

　　这些患者可出现便秘、低位肠梗阻、腹泻、排便急迫、疼痛、出血和里急后重。低位狭窄可以通过直肠指检感觉并进行评估，而高位的狭窄需要内镜检查。必要时结肠和直肠还需要行病理检查，应取活检以明确诊断。内镜检查将明确疾病程度和近端肠道的病理情况。在特殊情况下，可以使用仿真结肠镜、计算机断层扫描（CT）或磁共振成像（MRI）检查。

病　因

　　直肠良性狭窄是由各种诱发因素导致的特异性感染，如阿米巴直肠炎、结核菌感染、性病性淋巴肉芽肿、淋病、放线菌感染等。其他原因包括炎性肠病、脓肿、直肠缺血、滥用泻药、创伤、直肠肛门手术和放疗等。

阿米巴结直肠炎

　　暴发性结直肠炎产生结肠、直肠的黏膜和黏膜下层脱落坏死（Joshi，2001）。患者发生潜在阿米巴感染，如果手术时没有事先服药，可能诱发感染暴发，并产生黏膜脱落（图 14-1 和图 14-2）。

　　这在直肠和肛管更为常见。用直肠拭子检查出阿米巴原生动物即可诊断。治疗包括

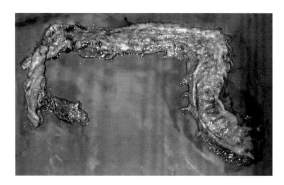

图 14-1　阿米巴结直肠炎

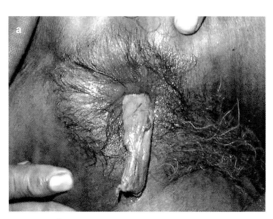

图 14-2　脱落的黏膜。a. 经肛门突出；b. 排出的黏膜

使用抗阿米巴药物。一旦疾病得到控制，就应对狭窄进行治疗。在早期阶段，使用扩张器即可。如果狭窄扩张效果欠佳，应考虑手术治疗。肛门成形术可治疗肛门狭窄，经骶

尾部或经腹手术可治疗直肠狭窄，随后定期扩张可以获得较满意的结果（图 14-3）。

结核性狭窄

结核肠道感染几乎总是继发于肺结核（Williams，2004a）。牛型结核感染非常罕见。结核性狭窄通常涉及肠壁全层，而阿米巴感染时仅限于黏膜和黏膜下层导致的狭窄（Joshi，2001）。

内镜活检组织发现存在干酪样组织或朗格汉斯巨细胞可做出诊断。诊断后就开始抗结核治疗，一旦得到控制，就进行手术治疗，包括行狭窄成形术或节段性肠切除术（图 14-4 和图 14-5）。

性病性淋巴肉芽肿

这是一种性传播疾病。它牵涉到直肠周围淋巴并收缩直肠壁。此类型的狭窄，现在非常罕见，也很难治疗。扩张无法解决的患者，可能需要行永久性结肠造口术。

放线菌病

这种类型的感染通常发生在憩室穿孔或便秘导致穿孔后，放线菌感染性狭窄。内镜下活检有助于诊断。切除的标本病理检查发现存在太阳光线状排列的硫颗粒。青霉素类的药物对放线菌感染有效。治疗包括切除部分肠管和近端结肠造口术，然后行造口关闭（Haj，2000），见图 14-6。

炎性肠病

克罗恩病常会导致结肠和直肠良性狭窄（Keighley，2007；Linares 等，1988）。这种狭窄需要同结核性狭窄相鉴别。如果存在肺结核和在切除标本中发现典型的干酪样组织，就诊断为结核感染。患者通过药物控

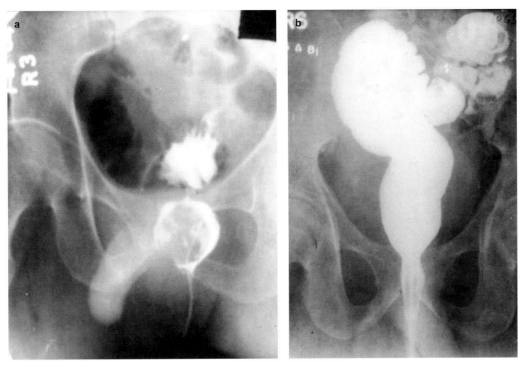

图 14-3 阿米巴导致直肠中段（a）和肛管（b）狭窄

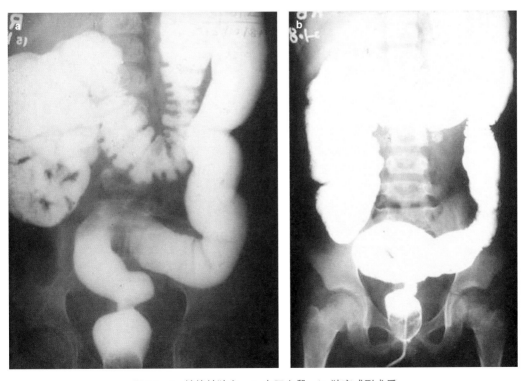

图 14-4 结核性狭窄。a. 直肠上段；b. 狭窄成形术后

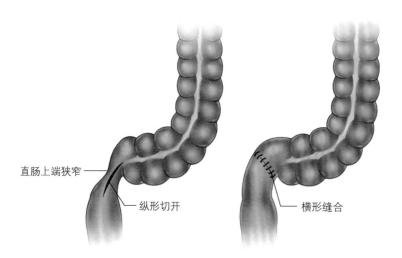

直肠上端狭窄 —— 纵形切开

横形缝合

图 14-5 狭窄成形术

制稳定后，再通过外科治疗狭窄。克罗恩病导致的狭窄可通过狭窄成形术或切除术治疗（Gumaste 等，1992）。在没有明确诊断时，溃疡性结肠炎导致的狭窄通常是恶性的。溃疡性结肠炎的外科治疗是全结直肠切除术，而没有任何可保守治疗的狭窄（Joshi，2001）。

缺血性肠炎

有周围血管疾病的患者容易患缺血性结肠炎（Joshi，2001）。出现血性腹泻后，在结肠和直肠会出现一个或多个狭窄。血管疾病的存在有助于与阿米巴狭窄鉴别。狭窄涉及全层肠壁，治疗包括基础疾病的治疗，行狭窄成形术或狭窄节段肠切除术（图14-7）。

肠吻合后狭窄

肠吻合术后如果吻合口比近段肠管窄小，或吻合口血供异常，以及出现术后吻合口瘘，均会导致直肠狭窄（Joshi，2001）。它常见于低位直肠前切除术后（Williams，2004a）。治疗方法包括扩张或重做吻合。

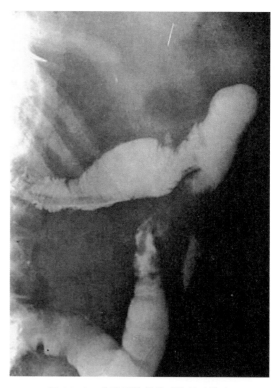

图 14-6 穿孔后放线菌感染导致狭窄

直肠肛门手术后狭窄

经典痔外剥内扎术后常会导致肛门狭窄（Liberman 和 Thorson，2000；Williams，2004b），见图 14-8。

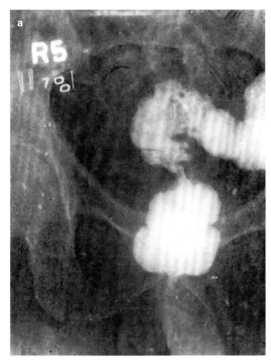

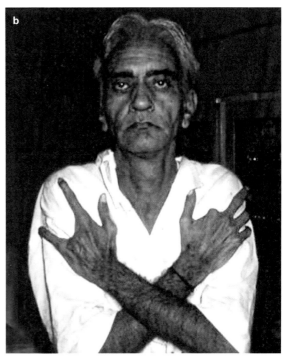

图 14-7　缺血性狭窄。a. 患者的 X 线片；b. 患者伴有外周血管疾病

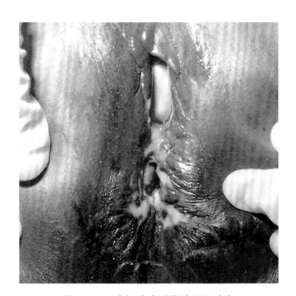

图 14-8　痔切除术后导致肛门狭窄

它也可以发生在使用吻合器上提肛门治疗痔手术。在根治性痔切除术后，5%～10% 的病例出现此并发症。90% 的肛门狭窄是由于痔过度切除导致。肛膜切除过多，切除间隔未留足够多的正常皮肤，伤口愈合时肛门口缩小，导致狭窄。狭窄也可以发生在肛瘘切除术后，伤口愈合时出现交叉粘连，以及硬化剂治疗痔后出现直肠肛门狭窄（Williams，2004a，2004b），见图 14-9。

使用硬化剂治疗肛肠疾病产生的狭窄，最初可以试用扩张治疗。如果扩张失败，并长时间的狭窄，就应该使用手术治疗，包括切除瘢痕组织，根据狭窄性质和严重程度采用不同方式的肛门成形术。

创伤后狭窄

创伤愈合时不规则粘连会产生肛门狭窄。异物的作用可能导致肛膜瘢痕而引起狭窄，可通过扩张或肛门成形术治疗。

放射治疗后狭窄

子宫颈癌、前列腺癌、肛管癌和其他盆

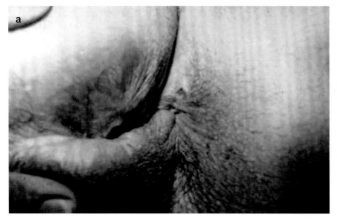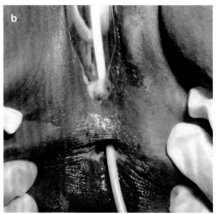

图 14-9　a、b. 肛瘘手术治疗后出现狭窄

腔器官肿瘤，使用放射治疗可能会导致直肠肛门纤维化改变（Williams，2004b）。放射治疗后的狭窄，属于管状狭窄，因而很难治疗。虽然轻微狭窄可以由扩张或狭窄成形术治疗，但患者通常需要在完整切除后行永久性造口。

子宫内膜异位导致狭窄

子宫内膜异位症引起炎症而导致的狭窄，可以通过扩张和激素治疗。如果治疗失败，也需手术治疗（Joshi，2001）。

治 疗 方 法

饮食和药物治疗

在进行任何处理之前应了解病理基础。最初需要改善和软化大便，使用润肠药物。

直肠肛门扩张术

狭窄扩张术是直肠肛门狭窄基本或辅助的治疗方法。它可以通过充分润滑的手指或使用扩张器进行扩张。扩张的过程应该是轻柔进行，并逐步扩大狭窄。最初它应由外科医师在麻醉下进行扩张，然后在医师监督下患者自行扩张，直到有信心自行扩张。手指无法触及的狭窄应通过直肠镜进行扩张。最初扩张较频繁，后根据自我感觉症状，相应延长间隔时间。一旦充分扩张，患者需要在固定时间间隔进行扩张，以免再次狭窄。直肠狭窄可行内镜下球囊扩张术。自膨式金属支架可用于不适合手术的患者。轻度狭窄、IBD 或放射治疗后的狭窄，以及术后有并发症风险的患者，可通过非手术治疗。

手术治疗

药物治疗失败、长段的狭窄、慢性中重度弥漫性管状狭窄、复杂的以及粪便无法通过的狭窄需要手术治疗。

括约肌切断术

侧向内括约肌切断术是简单而安全的手术方法，可用于治疗轻度狭窄。它最好是通过开放的方法，在手术时同时切除覆盖的瘢痕组织。伤口要敞开并自行愈合。通过手术能缓解疼痛，同时也解除阻塞。

肛门成形术（肛门狭窄成形术）

据报道现有多种肛门成形手术，但至今尚无公认的可以普遍使用的方法。小的狭窄可以采用纵向切开，充分游离皮瓣后横向缝合的方式（图 14-10）。

对于中度至重度狭窄，有各种皮瓣设计的报道，包括 V-Y 形皮瓣、Y-V 形皮瓣、U 形皮瓣、房子形皮瓣、菱形皮瓣、黏膜突出型皮瓣和旋转 S 形皮瓣，见图 14-11～图 14-17（Liberman 和 Thorson，2000）。

这些手术前要进行机械性肠道准备及预防性使用抗生素。

所有使用皮瓣的基本原理是通过正常皮肤组织打破瘢痕的连续性。在设计这些皮瓣时，要有宽的基底部，以确保皮瓣具有充足的血供。皮瓣是根据病因、严重程度和疾病

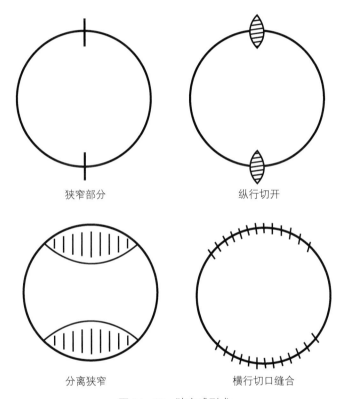

狭窄部分　　　　　　纵行切开

分离狭窄　　　　　　横行切口缝合

图 14-10　狭窄成形术

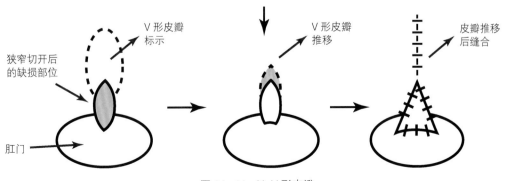

图 14-11　V-Y 形皮瓣

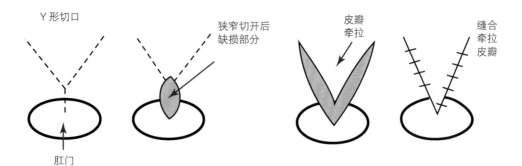

图 14-12　Y-V 形 皮 瓣

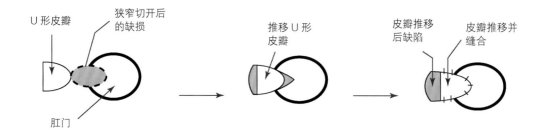

图 14-13　U 形 皮 瓣

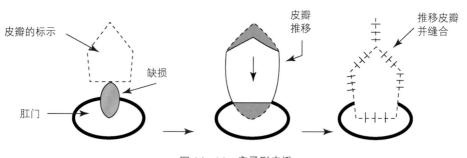

图 14-14　房子形皮瓣

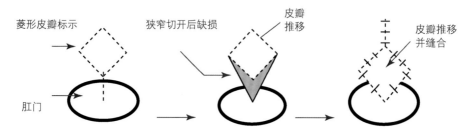

图 14-15　菱 形 皮 瓣

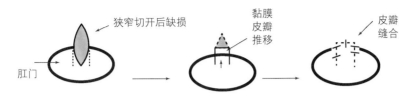

图 14-16 黏膜突出型皮瓣

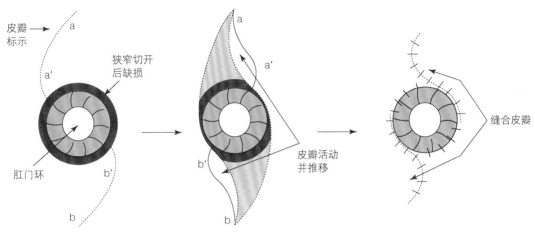

图 14-17 S 形 皮 瓣

范围进行选择（Sherief Showkie 和 Meagan Costedio，2013）。皮瓣的类型也是基于外科医师手术的熟悉程度而选择，以及根据局部解剖，并且使用各种皮瓣时要确保有足够的肛周皮肤可用。

皮瓣又可以分为突出型皮瓣、岛型皮瓣和旋转型皮瓣。

（1）突出型皮瓣：直肠黏膜或肛周皮瓣分离，并确保皮瓣与周围组织的连续性与充分的血供。然后，将皮瓣拉伸出原来的部位。这些皮瓣的血供来自黏膜下或真皮下的血管。

（2）岛型皮瓣：皮瓣不与周围的组织连接。血供来自皮下通道，如菱形皮瓣和房子形皮瓣。

（3）旋转型皮瓣：大皮瓣是由双侧提起并旋转，通常是用于肛管组织有广泛损失的

患者。

V-Y 形或 Y-V 形肛门成形术用于治疗严重低位肛门狭窄有较好的效果。

房子形皮瓣和菱形皮瓣：建议用于从齿状线延伸到肛周皮肤的狭窄，能闭合提供皮瓣的部位，并能在纵轴上增加肛管直径。

U 形皮瓣：肛门成形术用于治疗肛门狭窄伴黏膜外翻病例。U 形皮瓣提供区是敞开的，自行愈合。

旋转 S 形皮瓣：最好用于治疗鲍恩病或佩吉特病，治疗时大量的皮肤被切除，新的皮肤旋转进入该区域（Giuseppe 等，2009）。

如果涉及少于 50% 的肛门的周长，突出型皮瓣就应该足够了。如果 50% 或更多的肛管需要重建，应考虑使用旋转皮瓣。

这些手术的并发症包括皮瓣坏死、缝合线开裂、局部感染、大便失禁、再次狭窄、

黏膜外翻、瘙痒、尿路感染和尿潴留。

直肠狭窄手术

直肠狭窄可通过内镜下扩张治疗、狭窄切除（用窥镜在狭窄的 4 个方位）、经肛门行狭窄成形术、切开后袖状缝合直肠或切除狭窄直肠后再吻合（Chia 等，1991；Johansson，1996）。

结肠造口术

结肠造口术用于治疗低位、长段重度的狭窄、其他治疗方法无效的患者。除非患者的近端肠道同时有病变，需要加以解决，一般首选乙状结肠造口术。

小　结

直肠肛门狭窄的治疗应是有针对性的，根据病因、性质及疾病严重程度进行个体化治疗。

一般对于轻度患者，应通过改变饮食习惯、软化大便和定期用手指或工具进行扩张。括约肌切开术对功能性狭窄有作用。严重狭窄患者应该通过不同的肛门成形术治疗。部分病例只能做永久性造口术。

（陈春球　译）

参考文献

[1] Chia YW, Ngoi SS, Tung KH. Use of the optical urethrotome knife in the treatment of a benign low rectal anastomotic stricture. Dis Colon Rectum. 1991; 34(8): 717−719.

[2] Giuseppe B, Serafino V, Federica C, et al. Surgical treatment of anal stenosis. World J Gastroenterol. 2009; 15(16): 1921−1928.

[3] Gumaste V, Sachar DB, Greenstein AJ. Benign and malignant colorectal strictures in ulcerative colitis. Gut. 1992; 33: 938−941.

[4] Haj M, Nasser G, Loberant N, et al. Pelvic actinomycosis presenting as ureteric and rectal stricture. Dig Surg. 2000; 17: 414−417.

[5] Johansson C. Endoscopic dilation of rectal strictures: a prospective study of 18 cases. Dis Colon Rectum. 1996; 39(4): 423−438.

[6] Joshi PN. Benign strictures of colon, rectum and anus. Indian J Coloproctol. 2001; 16: 25−27.

[7] Keighley MRB. Anorectal disorders. In: Fischer JE, editor. Master of surgery. 5th ed. Philadelphia: Lippincott Williams & Wilkins; 2007.

[8] Liberman H, Thorson AG. How I do it. Anal stenosis. Am J Surg; 2000; 179: 325−329.

[9] Linares L, Moreira LF, Andrews H, et al. Natural history and treatment of anorectal strictures complicating Crohn's disease. Br J Surg. 1988; 75: 653−655.

[10] Showkie S, Costedio M. Anal fissure and anal stenosis. In disorders of anorectum and pelvic floor. Gastroentrol Clin. 2013; 42(4): 745−752.

[11] Williams NS. The rectum. In: Russel RCG, Williams NS, Bulstrode CJK, editors. Bailey & Love's short practice of surgery. 24th ed. London: Arnold; 2004a.

[12] Williams NS. The anus and anal canal. In: Russel RCG, Williams NS, Bulstrode CJK, editors. Bailey & Love's short practice of surgery. 24th ed. London: Arnold; 2004b.

第15章
直肠肛门良性肿瘤
Benign Tumors of the Anorectum

Rajshekar Mohan

概　　述

　　直肠肛门区域是肿瘤和类肿瘤样病变发生的常见部位，其中一些疾病极为罕见。虽然本章所描述的肿瘤是良性的，但是临床上有些是存在恶性潜能的。某些良性肿瘤由于其临床表现和生长位置类似恶性肿瘤，有时可能被误诊为恶性病变。这些肿瘤往往在诊断和治疗上存在较大的困难和挑战。深入了解疾病的各种临床表现和病理变异是确立治疗及外科手术方案的关键。

　　肉眼可见的肿块或病变被称为息肉，它可能是肿瘤或非肿瘤（错构瘤、增生、炎症）。肿瘤性息肉可来源于上皮细胞（腺瘤）或非上皮细胞（脂肪瘤、平滑肌瘤、淋巴瘤）。

上皮来源的良性肿瘤

炎性泄殖腔源性息肉

　　炎性泄殖腔源性息肉是一种罕见的，发生于肛管的非肿瘤性息肉，1981年被首次报道（Lobert 和 Appelman，1981）。本病通常表现为直肠出血。在大多数情况下，肿瘤来源于直肠肛门交界处的移行带，位于近侧肛管前壁（mathialagan 等，2000）。男性的发病率高于女性。本病的病因不明，但被认为与缺血、外伤（排便时大便硬或过于用力造成）或者先天因素有关。由于与孤立性直肠溃疡综合征的临床表现相似，因此炎性泄殖腔源性息肉的形成被认为与移行带黏膜脱垂有关（Lobert 和 Appelman，1981）。

　　大体观，炎性泄殖腔源性息肉表现为黏膜下红色凸起的息肉样病变（图 15-1）。镜下典型特征：管状绒毛状生长，可见浅溃疡、异位腺隐窝以及固有层内炎性肌纤维组织增生（Parfitt 和 Shepherd，2008），见图 15-2。治疗可选外科局部切除术。肛门上皮内瘤样病变可以发生在这些息肉中，认真仔细的组织学检查是非常重要的（Hanson 和 Armstrong，1999）。

角化棘皮瘤

　　角化棘皮瘤是一种皮肤的良性病变，与

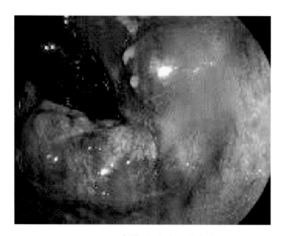

图 15-1　炎性泄殖腔源性息肉

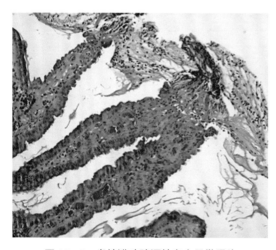

图 15-2　炎性泄殖腔源性息肉显微照片

日晒有关，极少发生于肛周皮肤和肛管内。它呈外生性、结节性病变，通常中央有一个火山口，直径为 0.5～2 cm（Jensen 和 Sjølin，1985）。组织学检查，病变与鳞状细胞癌极其相似。组织学明确诊断后，可行肿瘤局部切除或电凝治疗（Jensen 和 Sjølin，1985）。

腺瘤或腺瘤性息肉

　　腺瘤或腺瘤性息肉是上皮来源的良性肿瘤，是成年人中最常见的大肠息肉，发病率随着年龄的增加而增加。腺瘤可不断增大，发生不典型增生并转为恶性肿瘤，被认为是癌前病变。约 3% 的结直肠腺瘤位于直肠（Gillespie 等，1979）。腺瘤可以偶发或作为一种遗传性综合征的一部分（家族性腺瘤性息肉病）。

　　病因

　　以下多种病因与腺瘤的发生发展相关。

　　（1）遗传 / 分子基础：腺瘤病灶内存在多种基因突变。遗传突变可导致局部基因复制失控，致癌基因激活和肿瘤抑制基因失活。9% 的小腺瘤和 58% 的 1 cm 以上的腺瘤可检测到 KRAS 癌基因。散发性腺瘤性息肉的 APC 基因突变率为 30%～60%，APC 基因突变对于腺瘤的形成是非常重要的；腺瘤和腺癌的 TP53 基因突变率分别为 50% 和 75%。

　　（2）生活方式和饮食因素：有以下几种。

　　• 保护性食物：膳食纤维、植物性食物、叶酸。

　　• 危险因素包括过量脂肪、酒精、吸烟。

　　（3）肢端肥大症：这些患者中患腺瘤为 14%～35% 的风险。

　　（4）输尿管乙状结肠吻合部：息肉和癌症的患病率为 29%。

　　（5）炎性肠病：5% 的病变邻近绒毛状腺瘤。

　　（6）无乳链球菌性心内膜炎会增加患绒毛状腺瘤的风险。

　　大部分的大肠癌来源腺瘤癌变，基于以下事实：① 1/3 的结直肠癌手术标本中包含一个或多个腺瘤。② 患癌的风险与腺瘤的数目呈正相关。③ 腺瘤组织经常出现在癌旁。

　　息肉大小是重度不典型增生和浸润性癌的危险因素之一，亦是最强的预测因子。其他危险因素还包括绒毛组织、年龄大于 60 岁和左侧病变。

　　流行病学

　　结肠镜检查中，50 岁以上的无症状患

者腺瘤检出率为 24%～47%。随年龄增长其检出率增加，75 岁以上的患者腺瘤检出率可达 50%～65%。

息肉切除术后 6 个月至 4 年的患者，患腺瘤的概率为 30%～50%。

腺瘤诊断时的平均年龄比癌小 10 岁。腺瘤从 < 0.5 cm 长至 1 cm 需要 2～3 年，从 1 cm 到癌变需 2～5 年。1 cm 以上的病灶在 5 年、10 年和 20 年发生癌变的概率分别为 3%、8% 和 24%。病变通过附近的淋巴管侵犯黏膜肌层而发生转移。

若病灶 < 5 mm，30% 的肿瘤会被漏诊；若病灶在 6～9 mm，10% 的肿瘤会被漏诊。

6%～9% 的腺瘤为较晚期，即大小超过 1 cm、重度不典型增生和存在明显的绒毛组织。大多数腺癌起源于腺瘤，腺瘤切除能明显降低恶性肿瘤的发生率。

4%～40% 的绒毛状腺瘤具有恶变潜能，其恶变与腺瘤不典型增生程度相关；绒毛状腺瘤即使行手术完全切除，术后复发率为 40%（Cho 等，2008）。浸润性癌在 40% 的绒毛状腺瘤中会被漏诊。绒毛状腺瘤恶变的概率是 15%～25%，如果病灶 > 4 cm，恶变的概率增加至 40%。

分类

根据形状，腺瘤分为无蒂和有蒂。根据组织学其可分为管状腺瘤（85%～91%）、绒毛状腺瘤（5%～10%）和管状绒毛状腺瘤（1%）（O'Brien 等，1990）。

典型的管状腺瘤，通常绒毛组织为 0～25%，至少有 80% 发育不良的小管，这些小管紧密排列并可延伸到正常的黏膜固有层。

管状绒毛状腺瘤含有 > 20% 管状结构和 25%～75% 绒毛组织成分。

绒毛状腺瘤至少含 80% 以上绒毛状形态，绒毛长度是正常腺隐窝的 2 倍以上，绒毛结构中央为固有层轴心表面被覆腺瘤样上皮（此处腺瘤样上皮主要是指有一定的异型性）。胃肠道癌前病变的息肉大小较少有小于 1 cm。约 60% 的直径 > 2 cm 的腺瘤为绒毛状腺瘤；所有大的扁平腺瘤都为绒毛状腺瘤。

临床表现如下。

大多数腺瘤是无症状的，仅在结肠镜筛查时被发现。有症状的患者可出现便血、排便习惯改变或非特异性腹痛。分泌性腹泻综合征极罕见，可见于大的绒毛状直肠肿瘤。腺瘤表面光滑但比相邻的黏膜更红，随腺瘤不断增大其表面可能会出现结节。若腺瘤轮廓不规则、溃疡、易碎、质硬、基底部增厚和非隆起性向黏膜下浸润性病变，需警惕存在腺瘤恶变的可能。这些病变的大小可以从 1 mm 到几厘米不等（图 15-3）。

腺瘤可并发出血、梗阻、肠扭转和恶变。

检查

• 全血计数。

• 铁测定。

• 粪便隐血试验：阳性率在 20%～40%，通常发生在远端大腺瘤。5%～10% 粪便隐血试验阳性的患者患有结肠癌。

• 气钡双重对比造影：检出率为 30%～50%，取决于腺瘤大小。

• CT 结肠成像（虚拟结肠镜检查）：检出率为 39%～93%，取决于腺瘤的大小。它没有内镜检查灵敏，但在不全结肠镜检查的患者中是有用的。

• 内镜与内镜活检：无论是诊断还是治疗，内镜评估是最有用、最敏感的。全结肠镜检查可排除同时存在的近端结肠病变。

治疗

（1）医疗护理

1）息肉圈套电切术：除癌症外，大多

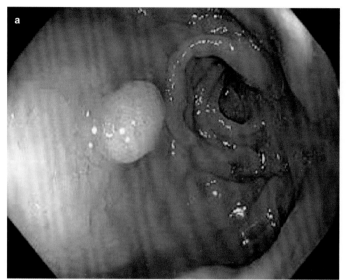
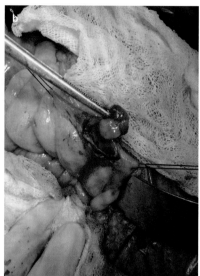

图 15-3　a、b. 管状息肉的内镜及术中照片

数患者可采用息肉圈套切除术治疗。息肉切除的部位应用亚甲蓝或墨水予以标记。如果息肉只有 3～10 枚，结肠镜随访可在息肉切除后 3 年完成；但如果有 10 个以上的病灶并为绒毛状腺瘤并伴重度不典型增生者，应在 3 年以内完成结肠镜随访。低风险患者［息肉（＜ 1 cm）少于 3 枚伴轻度异型增生］，可在 5 年完成内镜随访。早期结肠镜检查应在特定的患者中进行，如多发小息肉合并大的无蒂腺瘤（＞ 2 cm）、息肉切除不全者。也就是说，第一年，每 3～6 个月进行 1 次肠镜检查；第二年，每 6～12 个月进行 1 次肠镜检查；第 2～5 年，每年进行 1 次肠镜检查。

小的直肠增生性息肉应视为正常，可在术后 10 年行内镜检查随访。对于完全切除的恶性腺瘤，若分化良好、切缘阴性、无血管和淋巴管浸润者无须额外的治疗（美国胃肠病学学院指南）。

2）非甾体抗炎药和 COX-2 抑制剂：能抑制前列腺素和环氧合酶的活性，从而降低息肉的发生率。低剂量阿司匹林能使家族性

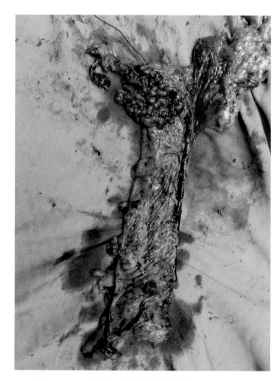

图 15-4　手术切除的多发性息肉及受累部位

腺瘤性息肉病患者的息肉消退。低剂量阿司匹林（81 mg）在减少腺瘤复发上可能具有一定的作用。舒林酸（NSAID）具有诱导细

胞凋亡的活性，能导致结肠息肉消退（Luis 等，2001）。

（2）手术治疗

1）适应证

- 2～3 cm 及以上的无蒂息肉。

- 多发息肉累及两个结肠区域（图 15-4）。

- 可疑恶性肿瘤，如淋巴血管浸润、切除边缘 < 2 mm、无蒂息肉零碎切除等。

直肠下半部的病变可经肛门途径切除。近端直肠病变可行经肛门内镜显微手术（TEM）。有时直肠前切除术或经腹会阴联合切除术被用于环周、多发的浸润性肿瘤（Casdesus，2009）。

对于恶性息肉，下列情形推荐行经典的恶性肿瘤根治术：① 带蒂息肉侵及黏膜下层或淋巴血管浸润。② 无蒂息肉侵犯深度超过 1/3 黏膜下层，浸润深度是淋巴结转移的主要决定因素。③ 恶性息肉切缘 < 2 mm。④ 无蒂息肉被零碎切除。

2）组织学：切除的标本应进行组织学评估，了解不典型增生的程度和是否存在原位癌。对于带蒂腺瘤的瘤蒂和无蒂腺瘤的基底部，应认真仔细评估以确保切除的完整性。

在显微镜下，腺瘤细胞可见不同程度的增生并伴有浓染的细胞核。腺瘤异型增生分为低级和高级。随着异型增生不断进展，核异型性增加，核分裂增多、细胞极性消失以及卵圆形柱位于基底部的高柱状细胞内的黏液减少。

预防措施

- 摄入低脂食物和红色肉类。

- 多食水果和膳食纤维。纤维素能抑制有害细菌，防止其有害的影响。每天应摄入 20～30 g 的纤维素。

- 补充钙、维生素和矿物质能阻碍肿瘤的发生。

- 保持正常体重。

- 日常锻炼。

- 避免吸烟和过量饮酒。

特殊腺瘤

锯齿状息肉和腺瘤

锯齿状息肉为苍白色、结节状的小病灶，与增生性息肉极为相似（图 15-5）。有些学者认为，锯齿状息肉是增生性息肉或腺瘤性息肉的一个亚型，而其他学者却认为增生性息肉是锯齿状息肉的一个亚型。锯齿状息肉可以是锯齿状息肉综合征的一部分，具有恶性转化潜能。锯齿状息肉镜下典型的特征：可见隐窝腺体呈锯齿状，有时由于平切的原因可见扩张的腺体，这些扩张的腺体伴有分支，一直延伸至基底部。这些腺体的细胞核小，位于基底部，有时可见增大深染的细胞核。锯齿状息肉局部可含有大量的黏液（Torlakovic 和 Snover，1996）。同时，也可能存在不同程度的异型性和不典型增生（Lu 等，2010）。正常黏膜增生层位于隐窝基底部，锯齿状息肉增生层位于中部或上部

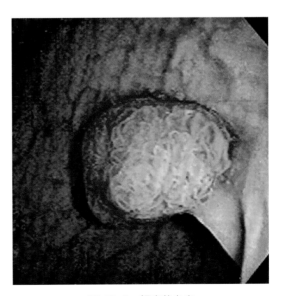

图 15-5 锯齿状息肉

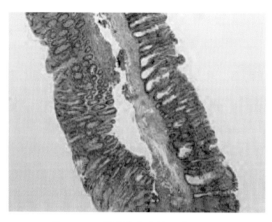

图 15-6　锯齿状息肉的显微镜照片

隐窝（Torlakovic 和 Snover，1996），见图 15-6。

锯齿状息肉可分为传统锯齿状腺瘤、混合性息肉和无蒂锯齿状腺瘤（Bauer 和 Papaconstantinou，2008）。三种亚型存在细微的结构差异，均具有恶变潜能（Longacre 和 Fenoglio-Preiser，1990）。无蒂锯齿状腺瘤被认为是异型性锯齿状腺瘤和腺癌的前体（Goldstein 等，2003）。这种恶性转变是通过锯齿状腺瘤途径发生的，而与大肠癌中的腺瘤-癌途径有明显不同，它涉及 *BRAF* 基因和 *KRAS* 基因的突变（Chan 等，2003）。

传统锯齿状腺瘤是非常罕见的，占结直肠息肉的 0.5%～1.3%，呈带蒂生长。在显微镜下，有特征性的上皮异常增生，腺腔表面呈锯齿状。细胞核瘦长并位于中央，可出现细胞核假复层化和胞质嗜酸性改变。混合性息肉混合了锯齿状结构与无蒂锯齿状腺瘤的不典型增生特征（Harvey 和 Ruszkiewicz，2007）。无蒂锯齿状腺瘤最常见，约占锯齿状腺瘤的 15%～20%，呈苍白、大而无蒂的病变，通常位于黏膜褶皱的顶部。微观特征同时具有增生性息肉和传统锯齿状息肉的特点，如扩张的隐窝和增殖区的变化等（Torlakovic 等，2003）。它们长得比其他类型更大，并可扩展至黏膜肌层或穿过黏膜肌层。

内镜可视技术，如靛胭脂染色法色素内镜检查和窄带成像放大内镜，有助于鉴别增生性息肉和无蒂锯齿状腺瘤，同时也有助于鉴别异型无蒂锯齿状腺瘤、传统锯齿状腺瘤和混合性息肉。增生性息肉有别于腺瘤，前者具有星形样模式分布的腺隐窝和蜂窝状的毛细血管，而后者常伴有扩张的不规则分布的腺隐窝与狭长的毛细血管。虽然切除后复发率和疾病进展情况不详，但是鉴于其存在恶性转化的风险，切除这些病变是可取的。大多数病变可通过内镜切除，无蒂病变可采用生理盐水注射抬举技术；带蒂病变可采用圈套切除术。偶尔，无蒂病变深达黏膜肌层可能导致切除不完全，这些患者短期内需密切监测。大息肉不适合内镜切除，应该选择外科手术切除（Bauer 和 Papaconstantinou，2008）。

扁平型及凹陷型腺瘤

扁平型及凹陷型腺瘤不是真正的息肉，但是采用靛蓝胭脂红染料染色的色素内镜检查可发现。这些腺瘤的发生率为 20%，含癌的概率高于息肉样腺瘤。＞1 cm 的扁平腺瘤、重度不典型增生和癌变的概率为 29%。治疗包括内镜下息肉切除术和外科手术切除。

非肿瘤性腺瘤

增生性息肉

增生性息肉来源于上皮细胞成熟缺陷和凋亡失败。虽然它们被认为是非异型性增生和非恶性，但仍可转化为腺瘤性息肉、混合增生性锯齿状息肉或锯齿状息肉（Estrada 和 Spjut，1980）。锯齿状息肉被认为是一种增生性息肉，具有恶变潜能。增生性息肉出现在息肉综合征中预示恶变概率增加。

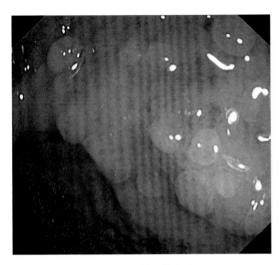

图 15-7 增生性息肉

增生性息肉往往多发，好发于直肠和乙状结肠（图15-7）。病变小，小于5 mm，呈结节样，广基底，与邻近正常黏膜相比显得苍白（Estrada和Spjut，1980）。显微镜下，其特征为增生的黏膜隐窝细长，无分支，无异型性，含有成熟的杯状细胞。靛胭脂染色和放大内镜检查可见星形腺管开口，这可用于与腺瘤性息肉的鉴别。通过窄带成像可见典型的蜂窝模式（Kudo等，1994）。需内镜下或经肛门切除一个息肉用于明确诊断。对于增生性息肉的患者，建议定期行结肠镜检查。

炎症性息肉

炎症性息肉发生于慢性炎症的背景。炎症性息肉是假息肉，往往见于溃疡性结肠炎，也可见于克罗恩病和感染性结肠炎。本病呈多病灶，病灶基底到头部的宽度一致，包含发炎的再生黏膜，邻近溃疡区域。炎症性息肉不需要做任何特殊的治疗，但潜在的炎症性疾病应治疗。对于邻近黏膜处应评估不典型增生的程度。

错构瘤性息肉

错构瘤性息肉又称为幼年性息肉或潴

留性息肉，定位于正常增生的肠上皮细胞和成熟的肠上皮细胞之间。本病通常好发于儿童，其发病率男性高于女性。它可散发或作为息肉综合征的一部分。散发的错构瘤性息肉被认为是非恶性的，除非组织学检查发现腺瘤成分（Mesiya，2005）。当超过3个以上的病灶被发现时，应考虑息肉综合征。幼年性息肉综合征是一种罕见的常染色体显性遗传性病变，整个胃肠道可发现多发的幼年性息肉。20%～50%的患者有家族史（Rickert，1979）。

患者可出现腹痛，若伴有溃疡，可出血，偶见腹泻。息肉可经肛门脱垂。当黏膜炎症或溃疡堵塞结肠腺，导致腺体扩张和增生并伴肉芽组织和结缔组织增生时，可形成错构瘤性息肉。错构瘤性息肉典型的显微镜表现：腺腔不同程度扩张，形成囊腔状，部分囊状扩张腺腔内充满黏液，周围为丰富的纤维血管间质。虽然这些息肉不是癌前病变，但是幼年性息肉综合征被认为是一种潜在的癌前病变状态（Longo等，1990）。治疗可采用内镜下切除术，术后需行彻底的组织学检查。

淋巴样增生和淋巴性息肉

淋巴性息肉是淋巴来源的良性肿瘤。淋巴样增生是一种不常见的良性状态，由于淋巴滤泡的存在，它可发生于直肠，偶见于肛管（Cornes，1961）。确切病因不清楚，但可能与炎症反应有关，可能具有遗传倾向。在儿童，它可表现为对感染产生的急性炎症反应。自1865年首次报道这种疾病以来，不断有零星的报道出现。肿瘤可发生于任何年龄，但好发于20～40岁，在儿童中好发于1～3岁，男孩的发病率是女孩的2倍。因少数报道了在双胞胎和兄弟姐妹中本病的发生情况，以及其与家族性息肉病存在相关性，因此本病被认为具有遗传倾向。如果肿瘤位于直肠，可能无任何症状；若位于肛管，会出现疼痛，尤其是在排便时（Alvear，1984）。

肿瘤可为局灶性结节，或弥漫性生长，或息肉状，最常见于直肠远端。结节通常较小，质硬，无蒂，但偶尔也会大而有蒂。在结节的顶部或者中央可能会有一个凹陷，此凹陷有助于诊断。组织学上，表面可见完整黏膜被覆，其下可见分化良好的淋巴组织，淋巴组织内有白色淋巴滤泡，间有纤维间隔。这种淋巴样息肉的淋巴滤泡有界限清晰的生发中心。其宏观和微观的表现可类似恶性淋巴瘤（Symmers，1948），可通过内镜检查和活检进行评估并明确诊断。因它与其他恶性肿瘤相似，因此病灶切除和组织学检查是必要的。此病需同多发性息肉病相鉴别。局部切除是治疗首选，复发极为罕见。

良性间质肿瘤

脂肪瘤

直肠脂肪瘤非常罕见，而更常见的部位是肛周区。它们通常是单发病灶，而结肠脂肪瘤往往为多发病灶。大多数（90%）脂肪瘤起源于黏膜下层，仅一小部分（10%）可起源于浆膜下。患者可无症状，当其位于直肠远端时，可能有下坠感。有时，大的脂肪瘤可引起梗阻症状。它们极少引起直肠出血或肠套叠。带蒂病变可通过肛管脱垂（Zurkirchen 和 Leutenegger，1998）。

肿瘤质地柔软，界限清楚；通过直肠镜或可视化内镜可见黏膜下淡黄色病变。脂肪瘤为可压缩的黏膜下病变，表面被覆黏膜（Rodriguez 等，1990）。直肠脂肪瘤

的治疗可选择经肛门切除术或者摘除术，若带蒂可行内镜下切除术（Nijhawan 等，1993）。大的直肠脂肪瘤可能需经腹腔手术切除。

纤维瘤

直肠肛门区的纤维瘤极其罕见。它可来源于肛乳头肥大或脱垂的内痔的纤维性浸润，与黏膜下反复发作的血栓形成和坏死有关。它通常是单发的，但也可多发。一般尺寸小，可逐年缓慢地增大。苍白、表面光滑、椭圆形、质硬、活动度小。它可能位于远端直肠壁，也可能成为息肉状并突入直肠腔（图 15-8）。表面可能有溃疡，导致出血，类似恶性病变的表现（Yadoo 和 Nathan，1971）。

患者主诉直肠下坠和沉重感。偶尔，由于病变表面溃疡，可能出现直肠出血。通过直肠指检和直肠镜检评估病情。组织学诊断需确认，尤其是伴有溃疡和出血的患者。治疗选择经肛门切除术。

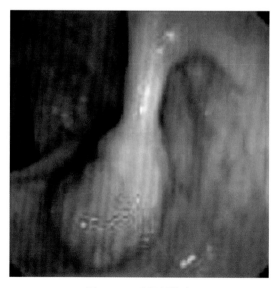

图 15-8 直肠纤维瘤

炎性纤维性息肉及嗜酸性肉芽肿

炎性纤维性息肉是由 Helwig 和 Ranier 提出的术语，用于描述黏膜下嗜酸性粒细胞浸润现象，Vanek 最初描述了该现象（Vanek，1949；Helwig 和 Ranier，1953）。这种肿瘤很少发生在直肠，表现为息肉样病变。它是反应性炎症改变和梭形细胞增生的良性肿瘤代表，是真正意义上的良性间质肿瘤（Schildhaus 等，2010）。这些梭形细胞表达血小板源生长因子 α 和活化的血小板衍生生长因子 α 突变体（Daum 等，2010）。它们是孤立的肿瘤，2～5 cm，来源于黏膜或黏膜下层，可有蒂或无蒂，见图 15-9（Hasegawa，1997）。在显微镜下可见小血管增生、成纤维细胞样的梭形细胞、水肿的结缔组织伴有嗜酸性粒细胞、浆细胞、巨噬细胞和肥大细胞浸润（Kim，1988；Eslami-Varzaneh 等，2004）。恶性转化未知。

患者可出现直肠出血、里急后重、大便习惯改变、肠梗阻（Park，2007）。大的肿瘤可侵犯邻近结构如骶骨，与直肠恶性肿瘤相似（Jin，2013）。肿瘤可经肛门切除或内镜下切除，较大病变需外科手术切除。

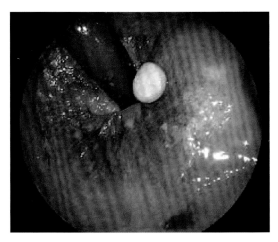

图 15-9　炎性纤维性息肉

平滑肌瘤

直肠平滑肌瘤少见（Serra，1989）。女性比男性多见。小的直肠平滑肌瘤通常无症状，有时在直肠指检时被发现。较大的平滑肌瘤可产生里急后重感、直肠饱胀感、频繁便意感和阻碍排便。直肠平滑肌瘤可引起肠梗阻症状，并可发生恶性转化。

直肠平滑肌瘤常来源于肛门内括约肌（Vorobyov 等，1992）。磁共振成像和直肠腔内超声成像可用于评估该肿瘤。直肠腔内超声，肿瘤表现为均质的低回声病灶，无直肠周围组织侵犯（Serra 等，1989）。若出现肿瘤伴溃疡、出血和直肠周围组织固定僵硬提示有恶变可能。小的平滑肌瘤可以经肛门切除。如果病变侵及直肠外，最好选择直肠外途径。大的直肠平滑肌瘤可局部切除，但局部复发率高。

神经纤维瘤

神经纤维瘤是来源于神经鞘的良性肿瘤。它们极少发生于直肠肛门区。Von Recklinghausen 于 1882 年首次报道了皮下多发性神经纤维瘤，多发性神经纤维瘤的播散和内脏受累于 1930 年被报道。胃肠道受累的发生率在 11%～25%（Pinsk 等，2003）。神经纤维瘤可以单发或多发。文献仅报道 3 例孤立性神经纤维瘤来源于肛管，无其他系统受累。对于多发性神经纤维瘤，如出现胃肠道出血和梗阻症状，需考虑胃肠道神经纤维瘤的可能（Manley 和 Skyring，1961）。

胃肠道神经纤维瘤通常起源于黏膜下或肌层，通常无蒂；肿瘤生长缓慢，随肿瘤生长，肿瘤表面的黏膜逐渐扭曲变薄，可致溃疡和出血（Kim，1988）。切除活检可用于诊断和治疗。

神经鞘瘤

神经鞘瘤非常罕见，来源于雪旺细胞，极少发生在直肠，表现为腔内息肉样病变。偶尔，上覆黏膜形成溃疡（Miettinen 等，2001）。其可表现为来源于骶前间隙的肿瘤，直肠指检可触及。计算机断层扫描成像是评估此肿瘤的最好方法（Kovalcik 等，1978）。治疗采用局部切除，可经尾骨入路途径或者联合经腹腔和经肛门途径完成切除。虽然这种肿瘤是良性的，但术后可复发（Maciejewski 等，2000）。

血管瘤

只有约 200 例直肠血管瘤被报道（Hervías 等，2004）。血管瘤是先天性因素造成，与中胚层组织残留有关。然而，有些学者认为它本质上是一种肿瘤，可分为毛细血管瘤和海绵状血管瘤（图 15-10）。

毛细血管瘤由小口径、薄壁的毛细血管网构成，内衬分化良好的内皮细胞，通常来源于黏膜下血管丛。海绵状血管瘤由口径

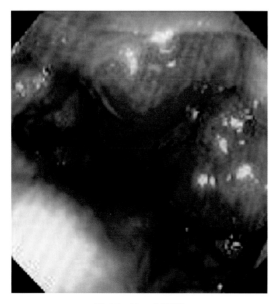

图 15-10　血管瘤

大、薄壁血管和支持的基质成分（如结缔组织和平滑肌纤维等）构成（Amarapurkar 等，1998）。它可分为网状静脉型（多发直径 < 1 cm 病灶）、息肉状型和弥漫扩张型（大小和范围不一，涉及的肠道长、多节段）。血管瘤的症状通常是胃肠道出血。海绵状血管瘤往往比毛细血管瘤出血量更大、更频繁。血管瘤也可长大，产生肠梗阻症状（Tan 等，1998）。直肠肛门血管瘤的患者体格检查也可能发现皮肤或黏膜血管瘤。

血管瘤可累及直肠周围和臀部区，可选择增强 CT 或磁共振成像进行疾病评估。治疗方法包括硬化剂注射、出血血管套扎、病变局部手术切除（Richardson，1991）。虽然经腹会阴联合切除术在过去一直在临床应用，但如果出血可控制，建议行保留肛门括约肌的手术（Wang 等，2010）。远端直肠周围血管瘤也可采用放射治疗（Chaimoff 和 Lurie，1978）。

淋巴管瘤

淋巴管瘤极少发生在直肠，结肠相对多见。1932 年首例病变被报道（Chisholm 和 Hillkowitz，1932）。病变被认为来源于绒毛引流区的黏膜下淋巴管丛。也有人认为，病变是由于肠系膜淋巴管阻塞所致（Dodd 等，1970）。直肠镜检查显示，多发黏膜外囊性肿块，从直肠肛门交界处向近端延伸。显微镜检查显示，病变位于黏膜下层，无包膜、边界不清，可见薄壁、不规则的血管样腔隙以及扩张的淋巴管从黏膜下层延伸到固有层。管腔内充满类似于淋巴的液体，其中含有大量的淋巴细胞，管腔中间有纤维分隔（Corman 和 Haggitt，1973）。< 2 cm 的淋巴管瘤可经内镜切除，但较大的病灶可能需经肛门切除（Poulos 等，1997）。

良性的外源性肿瘤和其他肿瘤

钡肉芽肿

钡肉芽肿呈白色或黄色小斑块，为黏膜下质硬结节。它通常位于直肠远端，往往发生在距肛缘 4～8 cm 处的直肠前壁或后壁。患者通常无症状，直肠指检时病变可触及（Gowda 等，2014），见图 15-11。钡剂灌肠的导管尖端或钡剂检查前的治疗干预（如息肉切除术）可引起直肠黏膜破损，这样在钡剂检查时，钡可残留在黏膜下层。显微镜检查可见异物肉芽肿性反应（Lewis 等，1975）。未见恶性转化报道。经肛门切除可明确诊断，同时也起到治疗作用。

子宫内膜异位症

子宫内膜异位症仅发生在女性，很少累及直肠肛管或会阴。虽然直肠肛门和会阴部子宫内膜异位症的案例很少有文献报道，但子宫内膜异位症患者胃肠道受累的发生率约为 5.4%（Prystowsky 等，1988）。有报道直肠子宫内膜异位症恶变为直肠腺癌，但十分罕见（Magtibay 等，2001）。患者通常表现为周期性顿痛，疼痛可放射至盆腔、直肠、

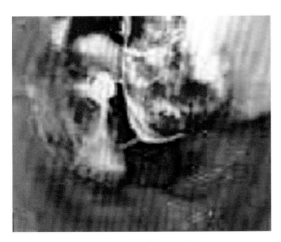

图 15-11 钡肉芽肿

阴道或会阴，也可能有里急后重、周期性胃肠功能紊乱伴排便痛、性交痛、肠梗阻、偶见直肠出血。一小部分患者无症状。直肠阴道双合诊可扪及质韧、硬、小结节。多数患者可根据病史和体格检查做出临床诊断。

组织学检查通常显示子宫内膜异位症的特征，如子宫内膜腺体、子宫内膜间质伴有红细胞和含铁血黄素（新鲜出血）或含铁血黄素巨噬细胞（陈旧性出血）。若通过体格检查无法明确诊断，需行诊断性腹腔镜检查或陷凹镜检查以明确诊断。所有患者均需彻底仔细评估子宫、卵巢和骨盆状况。磁共振成像是理想的评估盆腔结构和疾病严重程度的方法，它也可用于评估怀疑有肛门括约肌受累的患者（Siegelman 和 Oliver，2012）。CT 成像对于评估近端小肠和输尿管是非常有用的。若怀疑膀胱受累，可行膀胱镜检查（Hsu 等，2010）。在评估会阴是否受累、直肠壁受累、直肠壁受累深度方面，直肠腔内超声检查是非常有用的，特别是用于术前评估（Rossini 等，2012）。

治疗方案取决于患者症状的严重程度、激素状况、年龄和生育需求。药物治疗可选醋酸甲羟孕酮、丹那唑和促性腺激素释放激素（GnRH）激动剂（Küpker 等，2002）。对于广泛性肠壁受累患者及肠梗阻患者，需外科干预；需依据直肠受累程度，选择直肠切除术或低位直肠前切除术等（Bailey 等，1994；Urbach 等，1998）。会阴和肛门病变可采用广泛切除术，若肛门括约肌受累，可同时行括约肌成形术（Minvielle 和 De La Cruz，1968；Dougherty 和 Hull，2000）。

油肿、油肉芽肿和石蜡瘤

这些肿瘤可以被描述为因异物反应而产生的壁内炎性假瘤。异物多见于采用矿物油（石蜡）注射治疗痔或灌肠治疗便秘时灌肠剂

残留。其通常发生于肛管、齿状线近端和远端直肠。患者可无症状或表现为突发的不适和疼痛症状。在注射部位可触及单发或者多发质硬结节。上覆黏膜和肛周皮肤可能会出现充血炎症等。病变也可能有囊性感，被称为"脂囊"。

低倍显微镜检查显示，病灶界限清晰，结节状；其中可见大量单核吞噬细胞、上皮样细胞、嗜酸性粒细胞和异物反应性多核巨细胞，这在大体上呈瑞士奶酪或海绵状外观。采用油红 O 染色可确认脂质的存在。异物反应通常仅限于黏膜下层，但有时可扩散到黏膜固有层或直肠周围脂肪组织（Mazier等，1978）。治疗可通过肛门切除病灶。

结节病

结节病可表现为直肠黏膜下结节。患者也可以具有结节病的其他临床特点，但胃肠道症状如恶心、呕吐、腹痛和直肠出血较少见（Konda 等，1980；Tobi 等，1982）。直肠指检可及质硬黏膜下结节，直肠镜检查可见轻度黏膜炎症反应。必须行切除活检以明确诊断，同时与结核病和克罗恩病进行鉴别。组织学检查显示典型的非干酪性肉芽肿，含组织细胞（Gould 等，1973）。

结核病

直肠肛门结核罕见，但胃肠道结核受累相对较常见。临床表现与普通直肠肛门疾病类似，易造成诊断延误（Chung 等，1997）。临床症状表现各异，常见的症状包括肛周疼痛、肛周脓性分泌物、里急后重、大便习惯改变、肠梗阻、直肠出血和腹痛（Candela等，1999）。直肠肛门表现包括：① 肛瘘伴脓性分泌物。② 浅溃疡伴边缘破坏。③ 多发性黏膜溃疡。④ 疣状赘生物。⑤ 狼疮样黏膜下结节和黏膜溃疡。⑥ 肛门环形狭窄伴

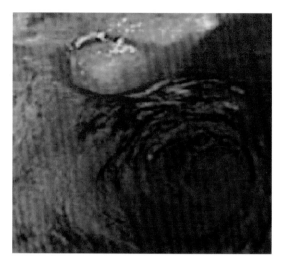

图 15-12　直肠结核

表面结节状（Ibn 等，2012），见图 15-12。

若临床表现为黏膜下结节性肿块或狭窄，则很难与恶性肿瘤鉴别，必须行组织学检查与恶性肿瘤、克罗恩病鉴别，同时明确诊断（Gupta，2005）。一旦诊断确认，抗结核治疗即可开始。当常规组织病理学无法完全排除恶性肿瘤时，需行手术治疗（Yanagida 等，1997）。经严格抗结核治疗后，肛门狭窄持续存在，需要外科干预。

小　结

直肠肛门良性肿瘤的诊断具有挑战性，治疗存在困惑。临床表现为炎症性的病变，在治疗前需与直肠肛门区的其他炎症疾病鉴别。有些肿瘤当时是良性的，但可能随着时间推移发生恶性转变。有些易误诊为恶性肿瘤而行过度切除手术。对于直肠肛门肿物，我们必须具有高度怀疑其良性性质的警觉性，对其常规的临床表现和变异具备广泛深入的认识，同时必须进行细致的病理评估，对其做出正确诊断和治疗。

（徐　彬　译）

参考文献

［1］ Alvear DT. Localized lymphoid hyperplasia: an unusual cause of rectal bleeding. Contemp Surg. 1984; 25: 29.

［2］ Amarapurkar D, Jadliwala M, Punamiya S, et al. Cavernous hemangiomas of the rectum: report of three cases. Am J Gastroenterol. 1998; 93: 1357−1359.

［3］ Bailey HR, Ott MT, Hartendorp P. Aggressive surgical management for advanced colorectal endometriosis. Dis Colon Rectum. 1994; 37: 747−753.

［4］ Bauer VP, Papaconstantinou HT. Management of serrated adenomas and hyperplastic polyps. Clin Colon Rectal Surg. 2008; 21: 273−279.

［5］ Candela F, Serrano P, Arriero JM, et al. Perianal disease of tuberculous origin: report of a case and review of the literature. Dis Colon Rectum. 1999; 42: 110−112.

［6］ Casdesus D. Surgical resection of rectal adenoma: a rapid review. World J Gastroenterol. 2009; 15(31): 3851−3854.

［7］ Chaimoff C, Lurie H. Hemangioma of the rectum: clinical appearance and treatment. Dis Colon Rectum. 1978; 21: 295−296.

［8］ Chan TL, Zhao W, Leung SY, et al. BRAF and KRAS mutations in colorectal hyperplastic polyps and serrated adenomas. Cancer Res. 2003; 63: 4878−4881.

［9］ Chisholm AJ, Hillkowitz P. Lymphangioma of the rectum. Am J Surg. 1932; 17: 281−282.

［10］ Cho SD, Herzig DO, Douthit MA. Treatment strategies and outcome of rectal villous adenoma from a single centre experience. Arch Surg. 2008; 143(9): 866−872.

［11］ Chung CC, Choi CL, Kwok SP, et al. Anal and perianal tuberculosis: a report of three cases in 10 years. J R Coll Surg Edinb. 1997; 42: 189−190.

［12］ Corman ML, Haggitt RC. Lymphangioma of the rectum: report of a case. Dis Colon Rectum. 1973; 16: 524−529.

［13］ Cornes JS. Multiple lymphomatous polyposis of the gastrointestinal tract. Cancer. 1961; 14: 249−257.

［14］ Daum O, Hatlova J, Mandys V, et al. Comparison of morphological, immunohistochemical, and molecular genetic features of inflammatory fibroid polyps (Vanek's tumors). Virchows Arch. 2010; 456: 491−497.

［15］ Dodd GD, Rutledge R, Wallace S. Postoperative pelvic lymphocysts. Am J Roentgenol Radium Ther Nucl Med. 1970; 108: 312−323.

［16］ Dougherty LS, Hull T. Perineal endometriosis with anal sphincter involvement: report of a case. Dis Colon Rectum. 2000; 43: 1157−1160.

［17］ Eslami-Varzaneh F, Washington K, Robert ME, et al. Benign fibroblastic polyps of the colon: a histologic, immunohistochemical, and ultrastructural study. Am J Surg Pathol. 2004; 28: 374−378.

［18］ Estrada RG, Spjut HJ. Hyperplastic polyps of the large bowel. Am J Surg Pathol. 1980; 4: 127−133.

［19］ Gillespie PE, Chambers TJ, Chan KW, et al. Colonic adenomas-a colonoscopy survey. Gut. 1979 Mar; 20(3): 240−245.

［20］ Goldstein NS, Bhanot P, Odish E, et al. Hyperplastic-like colon polyps that preceded microsatellite-unstable adenocarcinomas. Am J Clin Pathol. 2003; 119: 778−796.

［21］ Gould SR, Handley AJ, Barnardo DE. Rectal and gastric involvement in a case of sarcoidosis. Gut. 1973; 14: 971−973.

［22］ Gowda KK, Sinha SK, Chhabra P, et al. Barium granuloma mimicking carcinoma rectum: an unusual presentation. Indian J Pathol Microbiol. 2014; 57: 506−507.

［23］ Gupta PJ. Ano-perianal tuberculosis-solving a clinical dilemma. Afr Health Sci. 2005; 5: 345−347.

［24］ Hanson IM, Armstrong GR. Anal intraepithelial neoplasia in an inflammatory cloacogenic polyp. J Clin Pathol. 1999; 52: 393−394.

［25］ Harvey NT, Ruszkiewicz A. Serrated neoplasia of the colorectum. World J Gastroenterol. 2007; 13: 3792−3798.

［26］ Hasegawa T, Yang P, Kagawa N, et al. CD34 expression by inflammatory fibroid polyps of the stomach. Mod Pathol. 1997; 10: 451−456.

［27］ Helwig EB, Ranier A. Inflammatory fibroid polyps of the stomach. Surg Gynecol Obstet. 1953; 96: 335−367.

［28］ Hervías D, Turrión JP, Herrera M, et al. Diffuse cavernous hemangioma of the rectum: an atypical cause of rectal bleeding. Rev Esp Enferm Dig. 2004; 96: 346−352.

［29］ Hsu A, Khachikyan I, Stratton P. Invasive and Noninvasive Methods for the Diagnosis of Endometriosis. Clinical Obstetrics and Gynecology. 2010; 53(2): 413−419.

［30］ Ibn MHK, Ait LS, Toughrai I, et al. Perianal tuberculosis: a case report and a review of the literature. Case Rep Infect Dis. 2012; 2012: 852763.

［31］ Jensen SL, Sjølin KE. Kerato acanthoma of the anus. Report of three cases. Dis Colon Rectum. 1985; 28: 743−745.

［32］ Jin JS, Wu CS, Yeh CH, et al. Inflammatory fibroid polyp of rectum mimicking rectal cancer. Kaohsiung J Med Sci. 2013; 29: 460−463.

［33］ Kim Y, Kim WH. Inflammatory fibroid polyps of gastrointestinal tract. Evolution of histologic patterns. Am J ClinPathol. 1988; 89(6): 721−727.

［34］ Konda J, Ruth M, Sassaris M, et al. Sarcoidosis of the stomach and rectum. Am J Gastroenterol. 1980; 73: 516−518.

［35］ Kovalcik PJ, Simstein NL, Cross GH. Benign neurilemmoma manifesting as a presacral (retrorectal) mass: report of a case. Dis Colon Rectum. 1978; 21: 199−202.

［36］ Kudo S, Hirota S, Nakajima T, et al. Colorectal tumours and pit pattern. J Clin Pathol. 1994; 47: 880−885.

[37] Küpker W, Felberbaum RE, Krapp M, et al. Use of GnRH antagonists in the treatment of endometriosis. Reprod Biomed Online. 2002; 5: 12−16.

[38] Lewis Jr JW, Kerstein MD, Koss N. Barium granuloma of the rectum: an uncommon complication of barium enema. Ann Surg. 1975; 181: 418−423.

[39] Lobert PF, Appelman HD. Inflammatory cloacogenic polyp. A unique inflammatory lesion of the anal transitional zone. Am J Surg Pathol. 1981; 5: 761−766.

[40] Longacre TA, Fenoglio-Preiser CM. Mixed hyperplastic adenomatous polyps/serrated adenomas. A distinct form of colorectal neoplasia. Am J Surg Pathol. 1990; 14: 524−537.

[41] Longo WE, Touloukian RJ, West AB, et al. Malignant potential of juvenile polyposis coli. Report of a case and review of the literature. Dis Colon Rectum. 1990; 33: 980−984.

[42] Lu FI, van Niekerk de W, Owen D, et al. Longitudinal outcome study of sessile serrated adenomas of the colorectum: an increased risk for subsequent right-sided colorectal carcinoma. Am J Surg Pathol. 2010; 34: 927−934.

[43] Luis A, Rodriguiz G, Alvarez CH. Reduced risk of colorectal cancer among long term users of Aspirin and Nonaspirin Nonsteroidal anti inflammatory drugs. Epidemiology. 2001; 12(1): 88−93.

[44] Maciejewski A, Lange D, Włoch J. Case report of schwannoma of the rectum — clinical and pathological contribution. Med Sci Monit. 2000; 6: 779−782.

[45] Magtibay PM, Heppell J, Leslie KO. Endometriosis-associated invasive adenocarcinoma involving the rectum in a postmenopausal female: report of a case. Dis Colon Rectum. 2001; 44: 1530−1533.

[46] Manley KA, Skyring AP. Some heritable causes of gastrointestinal disease. Special reference to hemorrhage. Arch Intern Med. 1961; 107: 182−203.

[47] Mathialagan R, Turner MJ, Gorard DA. Inflammatory cloacogenic polyp mimicking anorectal malignancy. Eur J Gastroenterol Hepatol. 2000; 12: 247−250.

[48] Mazier WP, Sun KM, Robertson WG. Oil-induced granuloma (eleoma) of the rectum: report of four cases. Dis Colon Rectum. 1978; 21: 291−294.

[49] Mesiya S, Ancha HB, Ancha H, et al. Sporadic colonic hamartomas in adults: a retrospective study. Gastrointest Endosc. 2005; 62: 886−891.

[50] Miettinen M, Shekitka KM, Sobin LH. Schwannomas in the colon and rectum: a clinicopathologic and immunohistochemical study of 20 cases. Am J Surg Pathol. 2001; 25: 846−855.

[51] Minvielle L, Luis M, Vargas de la Cruz J. Endometriosis of the anal canal: Presentation of a case. Diseases of the Colon & Rectum 1968; 11(1): 32−35.

[52] Nijhawan S, Rai RR, Mathur A, et al. Rectal lipoma treated by endoscopic polypectomy. Indian J Gastroenterol. 1993; 12: 23.

[53] O'Brien MJ, Winawer SJ, Zauber AG, et al. Patient and polyp characteristics associated with high-grade dysplasia in colorectal adenomas. Gastroenterology. 1990; 98: 371−379.

[54] Parfitt JR, Shepherd NA. Polypoid mucosal prolapse complicating low rectal adenomas: beware the inflammatory cloacogenic polyp! Histopathology. 2008; 53: 91−96.

[55] Park YB, Cheung DY, Kim JI, et al. A large inflammatory fibroid polyp in the sigmoid colon treated by endoscopic resection. Intern Med. 2007; 46: 1647−1649.

[56] Pinsk I, Dukhno O, Ovnat A, et al. Gastrointestinal complications of von Recklinghausen's disease: two case reports and a review of the literature. Scand J Gastroenterol. 2003; 38: 1275−1278.

[57] Poulos JE, Presti ME, Phillips N, et al. Presentation and management of lymphatic cyst of the colon: report of a case. Dis Colon Rectum. 1997; 40: 366−369.

[58] Prystowsky JB, Stryker SJ, Ujiki GT, et al. Gastrointestinal endometriosis. Incidence and indications for resection. Arch Surg. 1988; 123: 855−858.

[59] Richardson JD. Vascular lesions of the intestines. Am J Surg. 1991; 161: 284−293.

[60] Rickert RR, Auerbach O, Garfinkel L, et al. Adenomatous lesions of the large bowel: an autopsy survey. Cancer. 1979; 43: 1847−1857.

[61] Rodriguez DI, Drehner DM, Beck DE, et al. Colonic lipoma as a source of massive hemorrhage. Report of a case. Dis Colon Rectum. 1990; 33: 977−979.

[62] Rossini L, Ribeiro P, Rodrigues F, et al. Transrectal ultrasound−Techniques and outcomes in the management of intestinal endometriosis. Endoscopic Ultrasound. 2012; 1(1): 23.

[63] Schildhaus HU, Merkelbach-Bruse S, Binot E, et al. Inflammatory fibroid polyp: from Vanek's "submucosal granuloma" to the concept of submucosal mesenchymal neoplasia. Pathologe. 2010; 31: 109−114.

[64] Serra J, Ruiz M, Lloveras B, et al. Surgical outlook regarding leiomyoma of the rectum: report of three cases. Dis Colon Rectum. 1989; 32: 884−887.

[65] Siegelman ES, Oliver ER. MR imaging of endometriosis: ten imaging pearls. Radiographics. 2012; 32: 1675−1691.

[66] Symmers D. Lymphoid disease: Hodgkin's granuloma, giant follicular lymphadenopathy, lymphoid leukemia, lymphosarcoma and gastrointestinal pseudoleukemia. Arch Pathol (Chic). 1948; 45: 73−131.

[67] Tan TCF, Wang JY, Cheung YC, et al. Diffuse cavernous hemangioma of the rectum complicated by invasion of pelvic structure. Report of two cases. Dis Colon Rectum. 1998; 41: 1062−1066.

[68] Tobi M, Kobrin I, Ariel I. Rectal involvement in sarcoidosis. Dis Colon Rectum. 1982; 25: 491−493.

[69] Torlakovic E, Snover DC. Serrated adenomatous polyposis in humans. Gastroenterology. 1996; 110: 748−755.

[70] Torlakovic E, Skovlund E, Snover DC, et al. Morphologic reappraisal of serrated colorectal polyps. Am J Surg Pathol. 2003; 27: 65−81.

[71] Urbach DR, Reedijk M, Richard CS, et al. Bowel resection for intestinal endometriosis. Dis Colon Rectum. 1998; 41: 1158－1164.

[72] Vanek J. Gastric submucosal granuloma with eosinophilic infiltration. Am J Pathol. 1949; 25: 397－411.

[73] Vorobyov GI, Odaryuk TS, Kapuller LL, et al. Surgical treatment of benign myomatous rectal tumors. Dis Colon Rectum. 1992; 35: 328－331.

[74] Wang HT, Gao XH, Fu CG, et al. Diagnosis and treatment of diffuse cavernous hemangioma of the rectum: report of 17 cases. World J Surg. 2010; 34: 2477－2486.

[75] Yadoo S, Nathan P. Fibroma of rectum simulating malignant tumor. Case report. Am J Proctol. 1971; 22: 105－107.

[76] Yanagida T, Oya M, Iwase N, et al. Rectal submucosal tumor-like lesion originating from intestinal tuberculosis. J Gastroenterol. 1997; 32: 822－825.

[77] Zurkirchen MA, Leutenegger A. Submucous lipoma of the colon-report of 2 cases. Swiss Surg. 1998; 4: 156－157.